# Cariologia
da Base à Clínica

# Cariologia
## da Base à Clínica

EDITORAS
Ana Carolina Magalhães
Daniela Rios
Linda Wang
Marília Afonso Rabelo Buzalaf

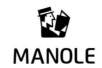

Copyright © Editora Manole Ltda., 2021, por meio de contrato com as editoras.

Editora gestora: Sônia Midori Fujiyoshi
Editora: Cristiana Souto Corrêa
Projeto gráfico: Departamento Editorial da Editora Manole
Editoração eletrônica: 3Pontos Apoio Editorial Ltda
Ilustrações: Margarete Baldissara, 3Pontos Apoio Editorial Ltda
Capa: Ricardo Y. Nitta Rodrigues
Figuras do miolo: gentilmente cedidas pelos autores

CIP-BRASIL. CATALOGAÇÃO NA PUBLICAÇÃO
SINDICATO NACIONAL DOS EDITORES DE LIVROS, RJ

C277

Cariologia : da base à clínica / [Alberto Carlos Botazzo Delbem ... [et al.]] ; editoras Ana
Carolina Magalhães ... [et al.]. - 1. ed. - Barueri [SP] : Manole, 2021.
    il.

   Inclui bibliografia
   ISBN 9786555761078

   1. Odontologia. 2. Cárie dentária. 3. Cárie dentária - Diagnóstico. 4. Cárie dentária - Tratamento. I. Delbem, Alberto Carlos Botazzo. II. Magalhães, Ana Carolina.

20-66763                            CDD: 617.67
                                          CDU: 616.314-002

Camila Donis Hartmann - Bibliotecária - CRB-7/6472
28/09/2020 30/09/2020

Todos os direitos reservados.
Nenhuma parte deste livro poderá ser reproduzida, por qualquer processo, sem a permissão expressa dos editores.
É proibida a reprodução por xerox.

1ª Edição – 2021
Direitos adquiridos pela:
Editora Manole Ltda.
Avenida Ceci, 672 – Tamboré
06460-120 – Barueri – SP – Brasil
Tel.: (11) 4196-6000
www.manole.com.br | https://atendimento.manole.com.br

Impresso no Brasil | *Printed in Brazil*

# Sobre as editoras

**Ana Carolina Magalhães**
Professora-Associada da Disciplina de Bioquímica do Departamento de Ciências Biológicas da Faculdade de Odontologia de Bauru – Universidade de São Paulo (FOB-USP), Bauru – SP.

**Daniela Rios**
Professora-Associada da Disciplina de Odontopediatria do Departamento de Odontopediatria, Ortodontia e Saúde Coletiva da Faculdade de Odontologia de Bauru – Universidade de São Paulo (FOB-USP), Bauru – SP.

**Linda Wang**
Professora Titular da Disciplina de Dentística do Departamento de Dentística, Endodontia e Materiais Odontológicos da Faculdade de Odontologia de Bauru – Universidade de São Paulo (FOB-USP), Bauru – SP.

**Marília Afonso Rabelo Buzalaf**
Professora Titular da Disciplina de Bioquímica do Departamento de Ciências Biológicas da Faculdade de Odontologia de Bauru – Universidade de São Paulo (FOB-USP), Bauru – SP.

# Sobre os autores

### Alberto Carlos Botazzo Delbem
Professor Titular da Disciplina de Odontopediatria do Departamento de Odontologia Preventiva e Restauradora da Faculdade de Odontologia de Araçatuba – Universidade Estadual Paulista (FOA-UNESP), Araçatuba – SP.

### Beatriz Martines de Souza
Pós-doutoranda da Disciplina de Bioquímica do Departamento de Ciências Biológicas da Faculdade de Odontologia de Bauru – Universidade de São Paulo (FOB-USP), Bauru – SP.

### Carla Renata Sipert
Professora Doutora da Disciplina de Endodontia do Departamento de Dentística da Faculdade de Odontologia de São Paulo – Universidade de São Paulo (FO-USP), São Paulo – SP.

### Cassia Maria Fischer Rubira
Professora Doutora da Disciplina de Radiologia e Estomatologia do Departamento de Cirurgia, Estomatologia, Patologia e Radiologia da Faculdade de Odontologia de Bauru – Universidade de São Paulo (FOB-USP), Bauru – SP.

### Catarina Ribeiro Barros de Alencar
Professora Visitante da Disciplina de Odontopediatria do Curso de Odontologia do Centro de Saúde e Tecnologia Rural da Universidade Federal de Campina Grande (UFCG), Patos – PB.

### Cristiane de Almeida Baldini Cardoso
Professora Adjunta da Disciplina de Odontopediatria do Departamento de Odontologia da Universidade Cruzeiro do Sul (UNICSUL), São Paulo – SP.

### Eduardo Bresciani
Professor-Associado da Disciplina de Dentística do Departamento de Odontologia Restauradora do Instituto de Ciência e Tecnologia de São José dos Campos, Universidade Estadual Paulista (UNESP), São José dos Campos – SP.

### Fernanda Lyrio Mendonça
Doutoranda da Disciplina de Odontopediatria do Departamento de Odontopediatria, Ortodontia e Saúde Coletiva da Faculdade de Odontologia de Bauru – Universidade de São Paulo (FOB-USP), Bauru – SP.

### Flaviana Bombarda de Andrade
Professora-Associada da Disciplina de Endodontia do Departamento de Dentística, Endodontia e Materiais Odontológicos da Faculdade de Odontologia de Bauru – Universidade de São Paulo (FOB-USP), Bauru – SP.

### Franciny Querobim Ionta
Professora Doutora Adjunta I da Disciplina de Odontopediatria do Departamento de Odontologia da Universidade de Sorocaba (UNISO), Sorocaba – SP e Professora Doutora Associada da Disciplina Odontopediatria do Departamento de Odontologia da Universidade de Marília (UNIMAR), Marília – SP.

### Gerson Aparecido Foratori-Junior
Doutorando na Disciplina de Saúde Coletiva do Departamento de Odontopediatria, Ortodontia e Saúde Coletiva da Faculdade de Odontologia de Bauru – Universidade de São Paulo (FOB-USP), Bauru – SP.

### Gustavo Chab Pistelli
Doutorando da Disciplina de Saúde Coletiva do Departamento de Odontopediatria, Ortodontia e Saúde Coletiva da Faculdade de Odontologia de Bauru – Universidade de São Paulo (FOB-USP), Bauru – SP.

### Jonas Almeida Rodrigues
Professor-Associado da Disciplina de Clínica Infantojuvenil do Departamento de Cirurgia e Ortopedia da Faculdade de Odontologia – Universidade Federal do Rio Grande do Sul (FO-UFRGS), Porto Alegre – RS.

### José Carlos Pettorossi Imparato
Professor-Associado da Disciplina de Odontopediatria do Departamento de Ortodontia e Odontopediatria da Faculdade de Odontologia – Universidade de São Paulo (FO-USP), São Paulo – SP.

**Juliana Carvalho Jacomine**
Doutoranda da Disciplina de Dentística do Departamento de Dentística, Endodontia e Materiais Odontológicos da Faculdade de Odontologia de Bauru – Universidade de São Paulo (FOB-USP), Bauru – SP.

**Juliano Pelim Pessan**
Professor-Associado da Disciplina de Odontopediatria do Departamento de Odontologia Preventiva e Restauradora da Faculdade de Odontologia de Araçatuba – Universidade Estadual Paulista (FOA-UNESP), Araçatuba – SP.

**Kelly Maria Silva Moreira**
Doutoranda da Disciplina de Odontopediatria do Departamento de Odontologia Infantil da Faculdade de Odontologia de Piracicaba – Universidade Estadual de Campinas (FOP-Unicamp), Piracicaba – SP.

**Leandro Augusto Hilgert**
Professor-Associado do Departamento de Odontologia da Universidade de Brasília, (UnB), Brasília – DF.

**Luciana Fávaro Francisconi-dos-Rios**
Professora Doutora da Disciplina de Dentística do Departamento de Dentística da Faculdade de Odontologia de São Paulo – Universidade de São Paulo (FO-USP), São Paulo – SP.

**Luciana Lourenço Ribeiro Vitor**
Professora Assistente I da Disciplina de Odontopediatria do Departamento Odontopediatria do Curso de Odontologia do Centro de Ciências da Saúde – Centro Universitário Sagrado Coração (UNISAGRADO), Bauru – SP.

**Maria Fidela de Lima Navarro**
Professora Titular da Disciplina de Dentística do Departamento de Dentística, Endodontia e Materiais Odontológicos da Faculdade de Odontologia de Bauru – Universidade de São Paulo (FOB-USP), Bauru – SP.

**Mariana Minatel Braga**
Professora-Associada da Disciplina de Odontopediatria do Departamento de Ortodontia e Odontopediatria da Faculdade de Odontologia da Universidade de São Paulo (FO-USP), São Paulo – SP.

**Marina Ciccone Giacomini**
Pós-Doutoranda da Disciplina de Dentística do Departamento de Dentística, Endodontia e Materiais Odontológicos da Faculdade de Odontologia de Bauru – Universidade de São Paulo (FOB-USP), Bauru – SP.

**Matheus Lotto**
Doutorando da Disciplina de Odontopediatria do Departamento de Odontopediatria, Ortodontia e Saúde Coletiva da Faculdade de Odontologia de Bauru – Universidade de São Paulo (FOB-USP), Bauru – SP.

**Maximiliano Sérgio Cenci**
Professor-Associado do Núcleo de Cariologia do Departamento de Odontologia Restauradora da Faculdade de Odontologia – Universidade Federal de Pelotas (FO-UFPel), Pelotas – RS.

**Melissa Thiemi Kato**
Professora das Disciplinas de Odontologia Social e Preventiva e de Cariologia do Departamento de Odontologia da Faculdade do Centro Oeste Paulista (FACOP), Bauru – SP.

**Michele Baffi Diniz**
Professora Adjunta I da Disciplina de Odontopediatria do Programa de Pós-graduação em Odontologia da Universidade Cruzeiro do Sul (UNICSUL), São Paulo – SP.

**Paula Andery Naves**
Mestranda da Disciplina Odontopediatria no Programa Clínicas Odontológicas do Departamento de Odontologia da Universidade Cruzeiro do Sul (UNICSUL), São Paulo – SP.

**Paula Lanza Montanher**
Mestranda da Disciplina de Saúde Coletiva do Departamento de Odontopediatria, Ortodontia e Saúde Coletiva da Faculdade de Odontologia de Bauru – Universidade de São Paulo (FOB-USP), Bauru – SP.

**Rafael Ratto de Moraes**
Professor-Associado da Disciplina de Materiais Odontológicos do Departamento de Odontologia Restauradora da Universidade Federal de Pelotas (UFPel), Pelotas – RS.

**Roosevelt da Silva Bastos**
Professor-Associado da Disciplina de Saúde Coletiva do Departamento de Odontopediatria, Ortodontia e Saúde Coletiva da Faculdade de Odontologia de Bauru – Universidade de São Paulo (FOB-USP), Bauru – SP.

**Silvia Helena de Carvalho Sales-Peres**
Professora-Associada da Disciplina de Saúde Coletiva do Departamento de Odontopediatria, Ortodontia e Saúde Coletiva da Faculdade de Odontologia de Bauru – Universidade de São Paulo (FOB-USP), Bauru – SP.

**Soraya Coelho Leal**
Professora-Associada da Disciplina de Odontopediatria do Departamento de Odontologia da Universidade de Brasília (UnB), Brasília – DF.

**Thiago Cruvinel**
Professor Doutor da Disciplina de Odontopediatria do Departamento de Odontopediatria, Ortodontia e Saúde Coletiva da Faculdade de Odontologia de Bauru – Universidade de São Paulo (FOB-USP), Bauru – SP.

**Thiago Machado Ardenghi**
Professor-Associado da Disciplina de Odontopediatria do Departamento de Estomatologia do Centro de Ciências da Saúde – Universidade Federal de Santa Maria (UFSM), Santa Maria – RS.

**Victor Feliz Pedrinha**
Doutorando da Disciplina de Endodontia do Departamento de Dentística, Endodontia e Materiais Odontológicos da Faculdade de Odontologia de Bauru – Universidade de São Paulo (FOB-USP), Bauru – SP.

**Victor Mosquim**
Doutorando da Disciplina de Dentística do Departamento de Dentística, Endodontia e Materiais Odontológicos da Faculdade de Odontologia de Bauru – Universidade de São Paulo (FOB-USP), Bauru – SP.

A Odontologia é uma área do conhecimento em constante evolução. Os protocolos de segurança devem ser seguidos, porém novas pesquisas e testes clínicos podem merecer análises e revisões, inclusive de regulação, normas técnicas e regras do órgão de classe, como códigos de ética, aplicáveis à matéria. Alterações em tratamentos medicamentosos ou decorrentes de procedimentos tornam-se necessárias e adequadas. Os leitores, profissionais da saúde que se sirvam desta obra como apoio ao conhecimento, são aconselhados a conferir as informações fornecidas pelo fabricante de cada medicamento a ser administrado, verificando as condições clínicas e de saúde do paciente, dose recomendada, o modo e a duração da administração, bem como as contraindicações e os efeitos adversos. Da mesma forma, são aconselhados a verificar também as informações fornecidas sobre a utilização de equipamentos odontológicos e/ou a interpretação de seus resultados em respectivos manuais do fabricante. É responsabilidade do dentista, com base na sua experiência e na avaliação clínica do paciente e de suas condições de saúde e de eventuais comorbidades, determinar as dosagens e o melhor tratamento aplicável a cada situação. As linhas de pesquisa ou de argumentação do autor, assim como suas opiniões, não são necessariamente as da Editora.

Esta obra serve apenas de apoio complementar a estudantes e à prática odontológica, mas não substitui a avaliação clínica e de saúde de pacientes, sendo do leitor – estudante ou profissional da saúde – a responsabilidade pelo uso da obra como instrumento complementar à sua experiência e ao seu conhecimento próprio e individual.

Do mesmo modo, foram empregados todos os esforços para garantir a proteção dos direitos de autor envolvidos na obra, inclusive quanto às obras de terceiros e imagens e ilustrações aqui reproduzidas. Caso algum autor se sinta prejudicado, favor entrar em contato com a Editora.

Finalmente, cabe orientar o leitor que a citação de passagens desta obra com o objetivo de debate ou exemplificação ou ainda a reprodução de pequenos trechos desta obra para uso privado, sem intuito comercial e desde que não prejudique a normal exploração da obra, são, por um lado, permitidas pela Lei de Direitos Autorais, art. 46, incisos II e III. Por outro, a mesma Lei de Direitos Autorais, no art. 29, incisos I, VI e VII, proíbe a reprodução parcial ou integral desta obra, sem prévia autorização, para uso coletivo, bem como o compartilhamento indiscriminado de cópias não autorizadas, inclusive em grupos de grande audiência em redes sociais e aplicativos de mensagens instantâneas. Essa prática prejudica a normal exploração da obra pelo seu autor, ameaçando a edição técnica e universitária de livros científicos e didáticos e a produção de novas obras de qualquer autor.

# Sumário

1. **Desenvolvimento da lesão de cárie do ponto de vista bioquímico** ................... 1
   Ana Carolina Magalhães | Beatriz Martines de Souza | Melissa Thiemi Kato | Marília Afonso Rabelo Buzalaf

2. **Epidemiologia da cárie dentária no Brasil e no exterior e impacto na qualidade de vida** ........................................ 16
   Silvia Helena de Carvalho Sales-Peres | Roosevelt da Silva Bastos | Gerson Aparecido Foratori-Junior | Gustavo Chab Pistelli | Beatriz Martines de Souza | Ana Carolina Magalhães

3. **Diagnóstico clínico e diferencial das lesões cariosas** ........................................... 37
   Mariana Minatel Braga | Catarina Ribeiro Barros de Alencar | Luciana Lourenço Ribeiro Vitor | Maximiliano Sérgio Cenci | Daniela Rios

4. **Uso de radiografia e outros métodos complementares para a detecção de lesões cariosas** ............................................ 56
   Jonas Almeida Rodrigues | Franciny Querobim Ionta | Cassia Maria Fischer Rubira | Michele Baffi Diniz | Daniela Rios

5. **Avaliação do risco à cárie dentária** ........ 76
   Thiago Cruvinel | Matheus Lotto | Linda Wang | Thiago Machado Ardenghi | Marina Ciccone Giacomini | Maria Fidela de Lima Navarro

6. **Consequências da lesão de cárie para o endodonto e parendodonto** ....... 91
   Flaviana Bombarda de Andrade | Carla Renata Sipert | Linda Wang | Victor Mosquim | Victor Feliz Pedrinha | Eduardo Bresciani

7. **Métodos de controle da cárie dentária: abordagem pública e privada** ............... 110
   Roosevelt da Silva Bastos | Cristiane de Almeida Baldini Cardoso | Paula Andery Naves | Paula Lanza Montanher | Ana Carolina Magalhães | Marília Afonso Rabelo Buzalaf

8. **Uso racional do fluoreto para controle da lesão de cárie** ...................... 134
   Marília Afonso Rabelo Buzalaf | Alberto Carlos Botazzo Delbem | Juliano Pelim Pessan

9. **Tratamento conservador da lesão de cárie em esmalte e dentina de dentes decíduos e permanentes em crianças** .. 158
   Daniela Rios | Fernanda Lyrio Mendonça | Catarina Ribeiro Barros de Alencar | Kelly Maria Silva Moreira | José Carlos Pettorossi Imparato | Soraya Coelho Leal

10. **Abordagem conservadora de lesões cariosas em dentes permanentes e na longevidade de restaurações** .......... 183
    Linda Wang | Leandro Augusto Hilgert | Rafael Ratto de Moraes | Luciana Fávaro Francisconi-dos-Rios | Juliana Carvalho Jacomine | Gerson Aparecido Foratori-Junior

# Dedicatórias

Dedico este trabalho à minha família, especialmente às minhas filhas Ana Luisa e Ana Laura, e a todos os meus queridos alunos que são os filhos científicos que a Universidade de São Paulo me proporcionou.

*Carol Magalhães*

Dedico esse livro à minha família, em especial à Marina e ao Heitor e a todos aqueles que abrem a mente a novas ideias e conhecimentos, tendo em vista o objetivo maior que é amar e cuidar do ser humano, promovendo saúde bucal.

*Daniela Rios*

Dedico este trabalho aos alunos de graduação, que nos impulsionam a melhorar diariamente, para que possam se tornar profissionais que abraçam com amor a profissão escolhida para que o sorriso seja possível a todos.

*Linda Wang*

Dedico este livro aos meus filhos, Nathalia, Gabriel e Rafael, que me estimulam constantemente a progredir, tanto no campo pessoal quanto no profissional. Livres de cárie, são exemplos de que vale a pena seguir os ensinamentos deste livro!

*Marília Buzalaf*

# Agradecimentos

Agradeço à Universidade de São Paulo que, por meio de seus estudantes, nos proporcionou a vivência da docência e a oportunidade de conhecer pessoas, de ensinar com amor e de amar o aprender. Especial agradecimento também a todos que colaboraram para que esta obra pudesse ser produzida.

*Carol Magalhães*

Agradeço aos que foram nossos mestres, aos alunos que passaram pela disciplina de Cariologia e a todos os pacientes que nos motivam na busca de soluções que propiciem sorrisos verdadeiramente felizes pela presença de saúde bucal. Agradeço também a todos que fizeram parte desta obra, dividindo suas experiências e seus conhecimentos.

*Daniela Rios*

Agradeço a todos que inspiraram a reflexão e a construção deste trabalho a fim de compartilhar o conhecimento e promover benefícios reais à população para uma vida saudável e com qualidade. Nossa existência alcança sentido quando encontramos pessoas e propósitos nesta jornada. Por isso, em especial, agradeço a todos os colegas envolvidos.

*Linda Wang*

Agradeço à Profa. Dra. Odila Pereira da Silva Rosa, por ter concebido a disciplina de Cariologia da FOB da maneira integrada como ainda hoje ela é, em uma época em que poucos lugares do mundo ensinavam a Cariologia com essa filosofia. Sua dedicação na coordenação e sua paixão no ensino dessa disciplina sempre nos encantaram e estimularam a trilhar este caminho.

*Marília Buzalaf*

# Preface

This is a new book about an old, but ever-changing discipline – CARIOLOGY.

Dental caries, which is not known in animals in their natural habitat, has been a companion of mankind for thousands of years. Carious teeth were not ubiquitous among hunter-gatherers, but found e.g. in skulls of hunter-gatherers 15,000 years ago (Grotte des Pigeons, Morocco). This was attributed to a special diet, comprising sweet acorn from the Holm Oak, which is rich in starch. Although the very first incidence of dental caries is not exactly known, it is intriguing that the most important events in human history were accompanied by an increase in caries prevalence. A landmark of this kind was the Neolithic Revolution, beginning in the fertile crescent in 9500 BC, in Europe in 5000 BC, and in South America and Mexico in 3000 BC. At that time humans founded settlements, which are directly linked to development of agriculture and farming, as well as to an explosion of cultural achievements like writing, new governmental structures and state-building, division of labour, diverse craftmanship and so many more. This led not only to population explosion, but also to a dramatic shift in nutrition. All of a sudden, high caloric and starch-based food was available year-round. Human remnants from archaeological excavations from those times show not only massive abrasion due to abrasive particles from quern-stones, but also an increase in dental caries.

The next development, resulting in an increase in dental caries prevalence is related to the ancient advanced civilizations, e.g. in Egypt, where an upper-class society could afford any kind of luxury, including refined food, e.g. sweetened with honey. Here, we find completely destroyed dentitions in almost all members of this social class suffering from all sequelae thereof, which were not only a heavy burden on quality of life but often deadly. Remarkably, the lower social strata were better off in this respect, at least.

The third major historic event that led to further increase in dental caries prevalence was the establishment of colonies, starting with modern age, involving slavery for cultivation of sugar cane. This led to an availability of refined sugar for the majority of the population in Europe, resulting in a remarkable increase in caries prevalence in all social strata.

Many of the principles addressed above are still in place, i.e. availability of nutrition rich in starch and sugar, but our understanding of dental caries as a disease, its causes and how to prevent the disease and treat the affected dentition has changed considerably.

As long as mankind has suffered from caries, they have also searched both for the cause as well as a cure. Bacteria were not known before the 16th century (and even later), so the reasons for the disease were attributed to all kinds of circumstances. In antiquity, famous physicians, e.g. Hippocrates of Kos (460-370 BC), claimed that diseases were not a goddess' revenge, but a natural occurrence that may be a result of lifestyle and could be cured. At that time, knowledge of human anatomy and physiology was limited, and therefore Hippocrates and many others applied the humoral theory to dental caries.

Much older was the belief that worms caused dental caries and tooth loss, which was documented e.g. by the plate of Nippur (Sumer, 1800 BC). As a consequence, the treatment recommendations were not very effective. Interestingly, the worm theory, which most likely was much older than the Nippur plate, persisted for more than 3,000 years. It was Pierre Fauchard (1678-1761 AD), a French dentist, who clearly refused the worm theory and believed nutrition and poor oral hygiene were important for dental caries development.

Still the existence of bacteria was not known. A Dutchman, Antoni van Leeuwenhoek (1632-1723), was gifted in grinding lenses and produced the first simple, yet effective microscopes. He also thoroughly investigated many objects and materials, among them, dental plaque. Herein he found and described "small living animals" from which we know today that they were bacteria. But it took a long time until this knowledge was rediscovered and put into a context that dominates our understanding about the aetiology of dental caries until today. Eventually, Willoughby Dayton Miller (1853-1907), an American Dentist who studied bacteriology under Robert Koch in Berlin, described the interrelation between carbohydrates, bacteria, organic acids and enamel in his "chemo parasitic theory". These findings were confirmed by many experiments, including those on gnotobiotic rats by Orland and co-workers in the 1950's, who demonstrated that without bacteria, a sugar-rich diet does not cause dental caries. These basic principles still hold true today, together with our understanding of dental caries as a multi-factorial disease. A more refined view of the disease sees dental plaque as a biofilm which is not pathological in nature, but it becomes so in the sense of a dysbiosis.

Many factors are known today which drive or impede the caries process. Among them, is the individual immune response, with a genetic predisposition that is influenced by present co-factors (e.g. diet, stress) that might have a greater impact than previously presumed. The difficulty today is to know exactly, for any person at any time, which factors are the most influential and how the factors influence each other.

Our knowledge about dental caries aetiology has improved dramatically in the last 150 years, but there are other milestones alongside this discipline. One of the most important steps forward was the discovery, investigation and systematic introduction of fluoride for caries prevention starting in the 1940's. There is hardly any equivalent discovery within the entire medical field concerning disease prevention. In the practice of cariology there were other important milestones, such as the introduction of dental X-rays in 1896 by Friedrich Otto Walkhoff, a few days only after Wilhelm Conrad Röntgen published the discovery of X-rays. Quite essential for restorative cariology was the introduction of safe and effective anaesthesia, enabling more complicated procedures to be performed with higher quality.

There are many others, of course, but two restorative procedures are worth highlighting, one of which was the introduction of dental amalgam in the 19th century, because it enabled the restoration of carious teeth for a vast part of the population which was not possible before. The other more recent milestone was the introduction of dental composite in combination with effective adhesive systems. The development in this area is still ongoing and enables daily restorative cariology to solve many problems in a manner that is conservative to tooth structure, safer for the dental pulp compared to crown preparation and long lasting.

The cariology practiced today comprises a whole spectrum of disciplines, from prevention to restauration, in an efficient manner. But why is dental caries still among us? There is room for improvement and it is our duty today and, in the future, to reduce caries prevalence based on individual and community efforts, and to reduce the sequelae of dental caries, among them pulpitis, pain, re-dentistry and many more. Where will cariology be in 20 or 50 years from now? I have no idea, but I have the feeling that, most importantly, the oral biofilm and how we influence its constitution from dysbiosis to health will play a major role. Secondly, as long as dental caries prevention is not fully successful, restorative strategies are needed, which are safe for the dental pulp and ensure life-long tooth survival and oral health and – particularly important – seeking solutions that will also work for an elderly population.

When reading this book, you will see that Cariology is highly interesting, ever changing, interlinked with all dental disciplines, many medical subjects (think of oral health affecting tumour therapy, and patients affected by poly-pharmacy) and natural science disciplines, such as physics, biology (including cell-biology and microbiology), chemistry, as well as material sciences, engineering and behavioural sciences. The possibilities are endless!

*Regensburg, August 2020*
*Wolfgang Buchalla*
*Professor for Conservative Dentistry*
*and Periodontology*
*University Clinic Regensburg, Germany*

# Prefácio

Esta obra surgiu como uma oportunidade de registrar todo o conhecimento adquirido ao longo de anos de experiência na organização da disciplina de Cariologia, que atualmente é ministrada ao final do segundo semestre do curso de graduação em Odontologia da Faculdade de Odontologia de Bauru da Universidade de São Paulo (FOB/USP). Dessa forma, a organização dos capítulos deste livro apresenta a sequência didática aplicada na referida disciplina que, no decorrer dos últimos 10 anos, vem sendo constantemente renovada, visando oportunizar aos alunos as informações mais atualizadas e integradas a respeito dessa doença bucal altamente impactante na vida das pessoas. Este livro conta com a participação de professores da disciplina, assim como de amigos de profissão, oriundos de diferentes regiões do país, com experiência no tema e uma visão integrada da doença, aos quais somos muito gratas pela valiosa contribuição.

O livro se inicia com a base bioquímica da cárie dentária, destacando o papel do biofilme dentário e da exposição ao açúcar na modulação desse microambiente ácido causador da doença, fortemente influenciado por fatores comportamentais, os quais, por sua vez, estão intrinsecamente associados a questões socioeconômico-culturais. O conhecimento da prevalência e do impacto negativo dessa doença na qualidade de vida reforça a importância de entender a sua etiologia e que a doença tem como sinal clínico a lesão cariosa. A lesão, por sua vez, pode ser precocemente diagnosticada no estágio de mancha branca, a partir do método visual-tátil, que é a principal ferramenta que deve ser utilizada para tal, podendo ser complementada por outras, como as radiografias, quando indicadas.

É importante destacar aqui que a lesão por si não é necessariamente sinônimo de que a doença esteja presente, em especial nos casos em que a lesão está inativa e não há fatores predisponentes, mas pode ser considerada uma "cicatriz", mostrando que a doença esteve presente em algum momento na vida do indivíduo. Este é o primeiro paradigma que deve ser quebrado: cárie dentária e lesão cariosa, apesar de intimamente relacionadas, não têm o mesmo significado! Dessa forma, entender que a cárie dentária é uma doença dinâmica e que o risco de a desenvolver é mutável reforça a importância do acompanhamento periódico do paciente. Portanto, utilizar parâmetros confiáveis para avaliação do risco de desenvolvimento da doença no futuro é imprescindível para a definição da conduta de acompanhamento do paciente e de estratégias preventivas para controlar a doença. Nesse sentido, o segundo paradigma que deve ser transposto é que as estratégias aplicadas no controle da doença são as mais importantes e, por definição, se pautam em ações sobre os fatores causais da cárie dentária. Desse modo, diferem conceitualmente daquelas estratégias aplicadas à superfície dentária, como o fluoreto, que são utilizadas para reduzir o desenvolvimento ou a progressão das lesões cariosas.

Sobre as lesões cariosas em seus diferentes estágios de desenvolvimento e progressão, houve um grande avanço no conhecimento de que a "intervenção não invasiva" é sempre desejável, com exceção dos casos em que há comprometimento estético e/ou funcional. Dessa forma, quando indicados, os tratamentos microinvasivos e invasivos conservadores devem ser aplicados de maneira a preservar ao máximo o tecido dentário, permitindo que o complexo dentino-pulpar responda aos estímulos de forma positiva, postergando assim o ciclo restaurador, evitando-se o comprometimento pulpar e, em última instância, a perda do elemento dentário.

Com o avanço do conhecimento clínico sobre o manejo da cárie dentária e das lesões cariosas, finalizamos o livro e convidamos você, aluno e profissional, para desfrutar desta obra atualizada sobre o assunto, contendo várias imagens ilustrativas e esquemas didáticos, preparada com a única finalidade de facilitar o entendimento dessa complexa, mas controlável, doença bucal.

Com carinho,

*As Editoras*

# Desenvolvimento da lesão de cárie do ponto de vista bioquímico

**1**

Ana Carolina Magalhães | Beatriz Martines de Souza | Melissa Thiemi Kato | Marília Afonso Rabelo Buzalaf

## INTRODUÇÃO

A cárie dentária é uma das principais doenças bucais que acometem diferentes populações ao longo da vida, com cunho comportamental e sob grande influência das condições socioeconômico-culturais das populações. Conforme será visto no Capítulo 2, apesar de muito se ter trabalhado na prevenção da doença, ainda é altamente prevalente e impactante, em especial naquelas populações socialmente menos favorecidas, e pode ter efeitos negativos na qualidade de vida das pessoas, devido a perda de função, comprometimento estético, presença de dor e alto custo de tratamento.

Para que estratégias preventivas possam ser devidamente implementadas, é imprescindível que se conheça a etiologia e os sinais microscópicos e clínicos dessa doença que acomete a estrutura dentária. O primeiro relato caracterizando a cárie dentária como doença multifatorial é de 1962, por Keys[1], que definiu como fatores para o desenvolvimento da doença: o hospedeiro (presença de dentes), os microrganismos (organizados na forma de biofilme dentário) e a dieta (especificamente o açúcar). Posteriormente, Newbrun[2] incluiu o tempo como fator importante para o desenvolvimento do primeiro sinal da doença, a lesão cariosa.

No passado, entendia-se que a doença cárie dentária era infecciosa e transmissível, devido ao envolvimento de microrganismos e à possibilidade de estes serem transferidos via saliva de um indivíduo ao outro. Atualmente, entende-se que os microrganismos podem ser transferidos, mas isso não é sinônimo de transferência da doença, uma vez que, como já citado neste texto, a cárie dentária tem um forte cunho comportamental, o qual é influenciado por questões sociais, conforme demonstrado na **Figura 1**.

Como definido por Pitts *et al.*,[3] a cárie dentária é uma doença dinâmica, multifatorial e mediada por biofilme, que resulta em processos de desmineralização e remineralização dos tecidos dentários, culminando com o sinal clínico – a lesão cariosa. Além disso, a doença cárie é influenciada por outros fatores de risco, como genética, estilo de vida e aspectos socioeconômico-culturais[4] **(Figura 1)**.

O biofilme dentário nada mais é que um aglomerado de microrganismos que colonizam a superfície dentária, incorporados em uma matriz rica em polímeros de carboidratos produzidos pelos próprios microrganismos, além de proteínas, DNAe, íons e água, também conhecido como placa dentária. Quando em simbiose (equilíbrio) com o hospedeiro, esse biofilme traz poucas consequências às estruturas dentárias ou aos tecidos de suporte, pois tem, predominantemente, espécies inócuas ao hospedeiro como *Streptococcus salivarius* e *S. oralis* (teoria da placa ecológica de Marsh, 1994)[5]. No entanto, mediante mudanças nas condições ambientais locais, por exemplo, pelo consumo frequente de açúcar (em especial a sacaro-

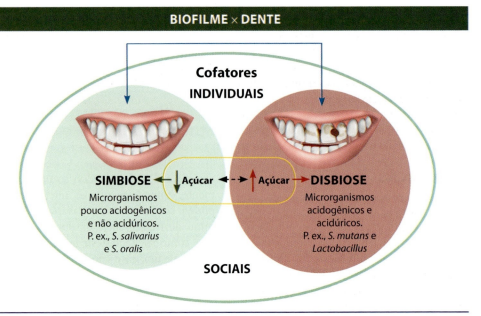

**FIGURA 1** Etiologia multifatorial da cárie dentária, envolvendo prioritariamente a influência da dieta (ingestão frequente de sacarose) na mudança ambiental que induz à disbiose na relação entre biofilme e dente, com o consequente aumento das espécies acidogênicas e acidúricas que causam a doença, cujos cofatores envolvem variáveis individuais e aspectos sociais.

Fonte: Acervo dos autores.

se), há alteração no balanço da microbiota residente no biofilme supragengival, processo chamado disbiose (desequilíbrio), o que pode levar ao desenvolvimento da doença – a cárie dentária[5] **(Figura 1)**.

Essa disbiose do biofilme dentário vem acompanhada pelo domínio de bactérias acidogênicas (produtoras de ácidos a partir do metabolismo anaeróbico do açúcar), acidúricas (vivem bem em ambiente ácido) e produtoras de polissacarídios extracelulares (PECs). Os PECs aumentam o potencial de aderência entre bactérias, servem como reserva energética, protegem as bactérias contra agentes antimicrobianos e dificultam a sua remoção mecânica pela escovação. Com as técnicas microbiológicas existentes, bem como com os avanços nas técnicas moleculares (microbioma), algumas espécies já têm sido associadas com o desenvolvimento da cárie dentária, entre elas *Streptococcus mutans*, *Scardovia wiggsiae*, *Slackia exigua*, *Bifidobacteriaceae*, algumas espécies de Lactobacilos e *Candida albicans*[6,7]. Os ácidos são os principais produtos metabólicos dessas espécies (como ácido lático, ácido acético, ácido propiônico, ácido fórmico), sendo esse produto metabólico causador dos danos ao tecido dentário.

Para entender os danos causados pelo ácido microbiano sobre o dente, é importante conhecer a estrutura dentária (formada por mineral, hidroxiapatita, e por conteúdo orgânico, que varia conforme o tipo de tecido dentário) e o conceito de equilíbrio mineral, que é a capacidade de os minerais (hidroxiapatita) manterem sua estrutura inalterada em função do ambiente que os circunda. No esmalte, os minerais em equilíbrio são mantidos na forma de cristais organizados em prismas e, na dentina, são mantidos estabilizados pela matriz orgânica (colágeno). A saliva e o fluido tanto do tecido como do biofilme dentário representam o ambiente que circunda os cristais de apatita[8]. O equilíbrio não é um fenômeno estático, mas sim determinado por dois eventos importantes que acontecem de forma alternada: desmineralização (perda de minerais do tecido dentário para o ambiente circulante) e remineralização (ganho de minerais oriundos do ambiente circulante pelo tecido dentário).

Em condições fisiológicas, as concentrações de cálcio e fosfato, precursores de hidroxiapatita, (lembrando que sua fórmula é: $Ca_{10}(PO_4)_6OH_2$, podendo haver substituições iônicas que conferem maior coesão ou não ao cristal), estão dentro de valores em torno de 1 a 3 mM $Ca^{2+}$ e 3 a 8 mM $PO_4^{3-}$ na saliva (podendo essas concentrações ser 2 a 3 vezes maiores no biofilme dentário). Nessas condições, o processo de remineralização é favorecido, porém, em condições em que o ambiente tem pH reduzido, devido à presença de ácidos microbianos por exemplo, a desmineralização pode acontecer.

Para entender melhor os eventos bioquímicos que regem o desenvolvimento das lesões cariosas, em especial da lesão inicial que é caracterizada como mancha branca no esmalte (1º sinal clínico da doença), deve-se definir dois conceitos importantes:[9]

- **Produto de solubilidade (Kps)**: refere-se às concentrações de $Ca^{2+}$, $PO_4^{3-}$, $OH^-$ presentes em solução saturada, elevadas às respectivas potências, necessárias para a formação da hidroxiapatita (HA), cujo valor é específico para uma dada temperatura e valor de pH. Para a HA pura, o cálculo simplificado é feito da seguinte forma: $(Ca^{2+})^5 \times ([PO_4]^{3-})^3 \times ([OH]^{1-})^1 = 7,41 \times 10^{-60}$ $mol^9/L^9$ (pH 7,0). Esse valor pode variar conforme as trocas iônicas que ocorrem na hidroxiapatita: $Kps_{HA} = 7,41 \times 10^{-60}$ $mol^9/L^9$; $Kps_{FA(fluorapatita)} = 3,2 \times 10^{-61}$ $mol^9/L^9$; $Kps_{HAc(hidroxiapatita\ carbonatada)} = 5,5 \times 10^{-55}$ $mol^9/L^9$. Em outras palavras, o valor de Kps para fluorapatita é o menor, isto é, a concentração de íons necessários para a sua formação é menor comparada às outras apatitas (hidroxiapatita pura ou carbonatada). Isso se deve à grande afinidade que o $F^-$ tem pelo $Ca^{2+}$. Por outro lado, para a formação da hidroxiapatita carbonatada (HAc), precisa-se de uma maior quantidade de íons que para hidroxiapatita pura (HA). Dessa forma, a susceptibilidade à dissolução segue este padrão: HAc > HA > FA.

- **Produto de atividade iônica (PAI)**: é a quantidade de íons presentes de fato no meio aquoso, que pode ser saliva e/ou biofilme (fluido), potencialmente capaz de formar as apatitas. O valor pode variar conforme o valor de pH do meio. Quanto menor o valor de pH, menor tende a ser quantidade de cálcio e fosfato disponíveis para a formação das apatitas (PAI = $9,31 \times 10^{-67}$ $mol^9/L^9$ pH 5,0; PAI = $1,35 \times 10^{-53}$ $mol^9/L^9$ pH 7,0).

Desse modo, para alcançar o equilíbrio mineral, o Kps deve ser igual ao PAI, isto é, a quantidade de íons necessários para formar a HA tem que ser igual à quantidade de íons presentes no meio (saliva ou fluido do biofilme) que circunda o tecido dentário. No caso da hidroxiapatita dentária, essa situação só é encontrada quando o pH do meio é em torno de 5,5. Daí vem o conceito de **pH crítico**, que é o valor de pH do meio (saliva, biofilme) em que este está exatamente saturado em relação ao mineral em questão. Esse valor pode ser estabelecido, uma vez que as concentrações de $Ca^{2+}$ e $PO_4^{3-}$ oriundas da saliva e que fazem parte do biofilme são conhecidas e relativamente constantes.

Quando o pH do biofilme é igual ao pH crítico, o Kps é igual ao PAI, isto é, não há nem ganho nem perda mineral – há o equilíbrio mineral. Como a quantidade de íons para formar a fluorapatita (FA) é menor (Kps é menor), o pH crítico também é menor comparado ao valor para a HA (pH crítico da FA: 4,5), o que caracteriza esse mineral como mais ácido-resistente que a HA pura (pH crítico: 5,5). Por outro lado, o pH crítico para apatita carbonatada (HAc) é ao redor de 6,2, por isso esse cristal é perdido mais facilmente mediante situações de queda de pH, que ocorrem como consequência do metabolismo do açúcar pelas bactérias. A **Figura 2** mostra a [$Ca^{2+}$] encontrada na saliva (no eixo *y*) e os respectivos valores de pH crítico para as diferentes apatitas (eixo *x*) e a relação com a desmineralização e remineralização.

O meio que circunda os cristais de hidroxiapatita dentários refere-se ao fluido do próprio tecido e ao fluido externo. No caso da cárie dentária, o fluido externo é o do biofilme, já, para outra lesão não abordada aqui (desgaste dentário erosivo), a saliva é o meio que deve ser considerado. Em linhas gerais, quando o meio circundante (fluido do biofilme) tem valor de pH correspondente ao valor de pH crítico para determinada apatita, tem-se que o meio está saturado em relação à referida apatita. Portanto, há equilíbrio mineral, como explicado anteriormente. Quando o pH do meio está acima do valor de pH crítico para determinada apatita, este se encontra supersaturado, favorecendo o processo de remineralização dentária (ganho do respectivo mineral). Já, quando a situação é oposta, ou seja, o pH do meio se encontra abaixo do valor de pH crítico, há o processo de desmineralização dentária (perda do respectivo mineral ao meio).[8,10,11]

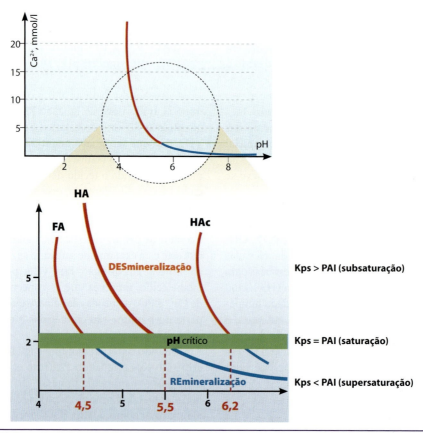

**FIGURA 2** Relação entre a [$Ca^{2+}$] na saliva, o Kps e pH crítico para as respectivas apatitas e os processos de desmineralização (DES) e remineralização (RE). FA = fluorapatita; HA = hidroxiapatita; HAc = hidroxiapatita carbonatada.

Fonte: Adaptada de Buzalaf *et al.*[10]

No caso da cárie dentária, o valor de pH do biofilme, após a produção de ácido pelos microrganismos, fica em torno de 4,5 e 5,0, isto é, abaixo do pH crítico para a hidroxiapatita pura (pH crítico 5,5) ocorrendo a desmineralização **(Figura 3)**. Quanto maior a frequência de consumo do açúcar, mais frequentes são as quedas de pH, o que tem consequências mais danosas à estrutura dentária, pois o desenvolvimento da lesão cariosa é consequência do efeito cumulativo dos episódios de desmineralização (perda da HA dentária devido ao pH do biofilme < pH crítico para HA, isto é, PAI < Kps) (Figura 3). Outro fator, além da frequência de ingestão do açúcar, que afeta o tempo em que o pH do biofilme fica abaixo do crítico, é a presença de PECs. Os PECs reduzem o efeito tampão da saliva, por impedirem a penetração de componentes salivares no interior do biofilme. Os PECs são formados a partir da ação de algumas espécies, em especial S. mutans, que expressam glicosiltransferases na membrana, as quais polimerizam glicose especialmente a partir de sacarose, formando polímeros insolúveis como o mutano, que conferem adesão e proteção aos microrganismos do biofilme.[12] Algumas espécies podem ainda produzir polímeros extracelulares solúveis de glicose e frutose, assim como intracelulares de glicose,

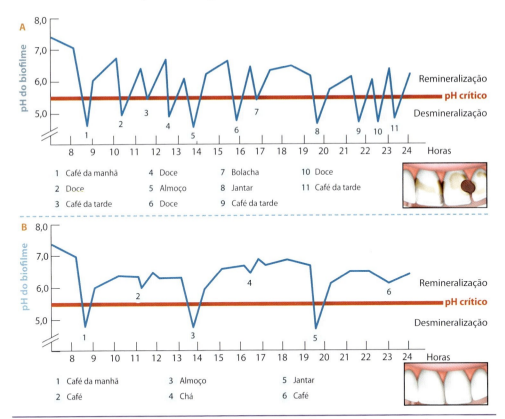

**FIGURA 3** Duas situações distintas que demonstram que a frequência de consumo do açúcar é determinante das quedas de pH do biofilme (A) alta frequência e (B) baixa frequência e, consequentemente, dos danos à estrutura dentária pelo efeito cumulativo dos processos de desmineralização. Conforme discutido no Capítulo 6, frequente ingestão do açúcar (> 6 vezes ao dia) é um fator de risco para o desenvolvimento da cárie dentária.

Fonte: Acervo dos autores.

que servem como reserva extracelular e intracelular, respectivamente.

Quando o consumo de açúcar é frequente, o pH do biofilme dentário (pH entre 4,5 e 5,5) fica geralmente abaixo do pH crítico para hidroxiapatita pura (HA) e carbonatada (HAc), mas igual ou acima do crítico para fluorapatita (FA), isto é, há perda de HA e HAc dentária para o meio. Por outro lado, há o equilíbrio ou favorecimento do ganho de FA dependendo do valor exato de pH **(Figura 4A)**. As reações químicas que ocorrem entre a HA e o H$^+$ oriundo dos ácidos microbianos (entre eles o ácido lático, acético, fórmico e propiônico, a depender das condições atmosféricas, da concentração de açúcar e espécie microbiana), responsáveis pela queda de pH, estão representadas na **Figura 4B**. O H$^+$ liberado pela dissociação do ácido reage com a HA, liberando ao meio Ca$^{2+}$, fosfato nas suas diferentes fases (HPO$_4^{2-}$, H$_2$PO$_4^-$ e H$_3$PO$_4$) e água, o que pode induzir à perda de mineral do dente até que a ação do H$^+$ seja neutralizada, especialmente pelo HCO$_3^-$ (bicarbonato – responsável pelo efeito tampão salivar), mediante contato da saliva com o biofilme.

Como consequência das frequentes quedas do pH (entre 4,5 e 5,0), os cristais de HA e HAc são perdidos, ao passo que os cristais de FA são depositados sobre a superfície da estrutura dentária, devido à rápida reação que o fluoreto tem com os cristais parcialmente desmineralizados na superfície dentária, o que gera, como sinal clínico inicial, alterações de cor e textura do tecido (mancha branca evidente para o esmalte dentário) e,

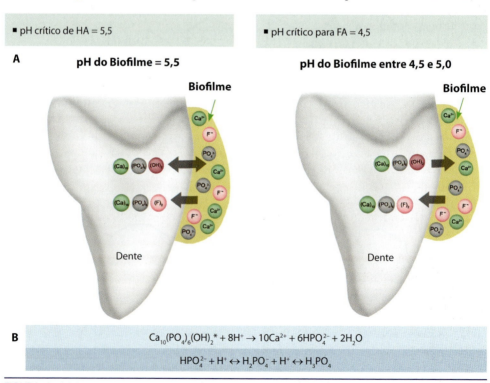

**FIGURA 4** (A) Representa as reações que ocorrem na superfície do esmalte em função das variações de pH do biofilme (pH = 5,5: equilíbrio para a HA e ganho de FA; pH 4,5-5,5: perda de HA e ganho de FA). (B) Reação simplificada da HA pura com o H$^+$ oriundo da dissociação do ácido microbiano.

* A apatita apresenta substituições que podem ter implicação na reação anteriormente descrita.
Fonte: Acervo dos autores.

microscopicamente, uma lesão de subsuperfície, conforme demonstra a **Figura 5**, obtida a partir do equipamento denominado microrradiografia transversal.

## Particularidades da formação da lesão cariosa em esmalte

Os cristais de HA têm um formato hexagonal, com os íons cálcio ocupando os vértices dos hexágonos e o interior dos cristais, enquanto os fosfatos ocupam as laterais dos hexágonos. As hidroxilas ocupam o centro dos hexágonos. Os cristais de HA apresentam impurezas, sendo, por isso, conhecidos como bioapatitas, nas quais pode haver trocas de íons. No caso dos dentes, chamam-se de apatitas dentárias. Os íons $Ca^{2+}$ podem ser substituídos por outros cátions, como $Mg^{2+}$, $Na^+$ ou $Sr^{+2}$, enquanto os íons $(PO_4)^{3-}$ podem ser substituídos por outros ânions, como $(CO_3)^{2-}$, $(HCO_3)^-$ ou $(HPO_4)^{2-}$. Já os íons $OH^-$ podem ser substituídos por $(HCO_3)^-$, $Cl^-$ ou $F^-$.[13,14] Com essas substituições, há alteração na cristalinidade e na solubilidade do cristal, como discutido anteriormente em relação aos valores de pH crítico.

Os cristais de apatita do esmalte são finos (cerca de 50 μm) e longos (cerca de 100 μm), e estão altamente empacotados, constituindo os prismas de esmalte, divididos em regiões prismáticas e interprismáticas. O esmalte apresenta mais fluoreto incorporado à superfície em comparação ao limite amelodentinário. O espaço entre os cristais é ocupado por água (cerca de 11% em volume) e material orgânico (2% em volume). Por conta do alto conteúdo mineral (87% em volume), o esmalte é considerado o tecido mais mineralizado do nosso corpo, tendo propriedades similares às da HA pura (densidade = 2,95 g/cm³). O esmalte é translúcido por conta da diferença no índice de refração da HA (1,62) e da água que circunda os cristais (1,33).[8,14]

Na presença dos ácidos microbianos, estes entram no esmalte pelas porosidades preenchidas com água, havendo destruição dos cristais. Conforme a porosidade aumenta, eleva-se também a penetrabilidade ao ácido, permitindo a dissolução de HAc primeiramente e, na sequência, de HA. Como o centro do prisma possui bastante HAc, é a região mais afetada inicialmente. O espaço interprismático também é bastante afetado devido à porosidade,[15] o que dá uma aparência mais escura à região no microscópio eletrônico de varredura **(Figura 6)**. Na presença do fluoreto, os íons perdidos do esmalte são redepositados na superfície dentária, na forma de fluorapatita ou flúor-hidroxiapatita, permitindo a criação de uma lesão de subsuperfície **(Figura 5)**, uma vez que o valor de pH do biofilme está acima do pH crítico para FA. Os íons perdidos do esmalte ficam retidos no biofilme, favorecendo a remineralização quando o

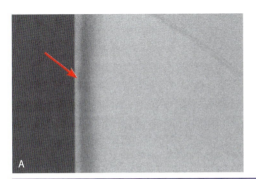 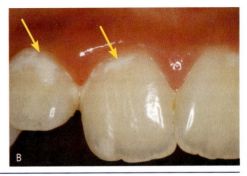

**FIGURA 5** (A) Perfil subsuperficial da lesão cariosa inicial em esmalte (seta vermelha – camada superficial). (B) Lesão cariosa inicial vista clinicamente (setas amarelas – mancha branca).

Fonte: Acervo dos autores.

**FIGURA 6** Visão microscópica da lesão de cárie mostrando a interface entre prismas e interprismas mais escurecida (aparência de "favos de mel").

Fonte: Acervo dos autores.

pH do biofilme retorna aos níveis iniciais (> 5,5). Além dos íons, algumas proteínas salivares presentes no biofilme (proteínas ricas em prolina, estaterina e histatina, que interagem com o cálcio) ajudam na manutenção desses íons no biofilme e eventuais interações com o dente. Essa lesão microscópica em esmalte caracteristicamente subsuperficial, conforme progressão, começa a aparecer clinicamente como lesão de mancha branca **(Figura 7)**.

A lesão de subsuperfície, em um corte longitudinal e vista em microscópio, apresenta quatro zonas distintas: 1) a camada superficial pseudointacta, rica em fluoreto, com um volume de poros menor que 1% (profundidade de 20 a 50 µm); 2) corpo da lesão, em que há maior perda mineral com volume de poros maior que 5% (profundidade de 30 a 110 µm); 3) zona escura, que recebe esse nome, pois apresenta-se escurecida quando examinada em microscopia de luz transmitida com embebição em quinolina e contém 2 a 4% de volume de poros, alguns maiores e outros menores (microporos), formada em consequência do acúmulo de processos de desmineralização e remineralização; e 4) zona translúcida, mais interna, com poucos poros grandes e conteúdo reduzido de carbonato e magnésio em virtude da remineralização **(Figura 8)**.[8,16]

Lesões subsuperficiais rasas podem não ser vistas clinicamente. Conforme há a progressão da desmineralização, manchas brancas podem surgir visualmente, devido às mudanças nas propriedades ópticas do tecido que ocorrem pelo aumento da porosidade do esmalte, conforme **Figuras 5 e 7**. Com o aumento da porosidade, o ar ocupa os poros no tecido, dando o aspecto esbranquiçado após a secagem da superfície, em razão da diferença do índice de refração (IR 1,66) entre a HA e o ar (IR 1,00). Nessas situações, provavelmente a lesão está mais

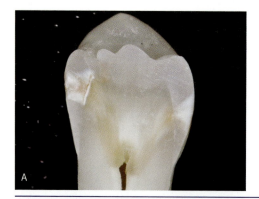
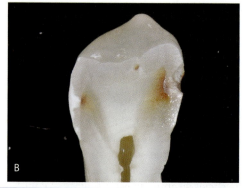

**FIGURA 7** Visão da progressão clínica da lesão cariosa na superfície proximal de pré-molares. Notam-se lesões de mancha branca – (A) sem e (B) com cavitação e envolvimento da dentina (especialmente na lesão cavitada).

Fonte: Imagens gentilmente cedida por Annette Wiegand – University of Göttingen – Germany.

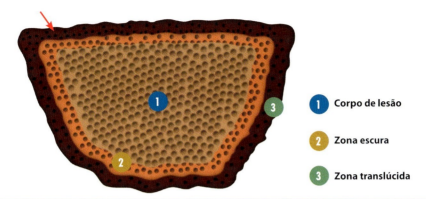

FIGURA 8 Divisão microscópica das camadas da lesão cariosa inicial de subsuperfície no esmalte. Seta vermelha aponta para a camada superficial.

Fonte: Acervo dos autores.

superficial. Se a mancha branca for visível em ambiente úmido, isso reflete maior desmineralização em profundidade (maior quantidade de poros), já que a diferença entre o IR da água (IR 1,33) e da HA não é tão grande quanto a do IR da HA em relação ao valor para o ar. Mais informações sobre o diagnóstico e a determinação da gravidade/progressão das lesões cariosas podem ser encontradas no Capítulo 3. Se o processo de desmineralização superar o de remineralização, a lesão inicial em esmalte pode progredir apresentando alterações de seu aspecto e textura (mancha branca sem brilho e rugosa, podendo ter microcavitações) até a cavitação propriamente dita e o avanço da lesão para a dentina (Figura 7).

A lesão de mancha branca é passível de remineralização e reversibilidade, como reportado por Backer Dirks em 1966.[17] Nesse trabalho, foram examinadas 184 superfícies vestibulares de primeiros molares permanentes superiores quando as crianças tinham 8 anos, dividindo-as em três categorias: superfícies sadias, com lesão de mancha branca ou com cavitação. Nesse primeiro exame, 93 superfícies se apresentavam sadias, 72 com lesões de mancha branca e 19 com cavitação. Quando as mesmas superfícies foram novamente examinadas após sete anos, sem ter sido feito nenhum tipo de tratamento, das 72 superfícies que anteriormente apresentavam manchas brancas, 37 tinham se tornado sadias.[17] Para o entendimento desses resultados, deve-se lembrar que, aos oito anos, os molares podem não se encontrar totalmente irrompidos, assim a coroa clínica deles pode ter aumentado no período entre 8 e 15 anos. Isso significa que a região da mancha branca pode ter sido melhor higienizada conforme a coroa do molar foi exposta. Para a remineralização dos cristais parcialmente desmineralizados, é necessário o aumento do pH do meio (favorecido pela presença de $HCO_3^-$) e que este esteja supersaturado em relação à HA ($[Ca^{2+}]$ e $[PO_4^{3-}]$). A **Figura 9** representa como ocorre a transformação do sal mais simples de fosfato de cálcio em hidroxiapatita.[11] A presença de fluoreto no ambiente pode acelerar o processo de remineralização, con-

$$CaHPO_4 \cdot 2H_2O + 9Ca^{2+} + 5PO_4^{3-} + 12HCO_3^- \rightarrow$$
$$Ca_8H_2(PO_4)_6 \cdot 5H_2O + 2Ca^{2+} + 2H_2O + 12CO_2 +$$
$$3O_2 + OH^- \rightarrow Ca_{10}(PO_4)_6(OH)_2^* + 7H_2O +$$
$$12CO_2 + 2O_2 + OH^-$$

FIGURA 9 Processo de formação da hidroxiapatita a partir de sais de fosfato (fosfato de cálcio monobásico e fosfato octacálcio), em condições de supersaturação de cálcio e fosfato (pH > 5,5).

* Na presença de fluoreto, pode ocorrer a substituição no grupo hidroxila.

forme será abordado no Capítulo 8. Também foi demonstrado no trabalho citado que algumas lesões de mancha branca progrediram, o que pode ao longo do tempo comprometer o complexo dentino-pulpar, como abordado na sequência deste capítulo.

## Particularidades da formação da lesão cariosa em dentina (complexo dentino-pulpar)

Enquanto o esmalte é composto por 87% de mineral em volume, com um pequeno conteúdo orgânico, a dentina tem cerca de 50% em volume de mineral (principalmente HAc) e um conteúdo orgânico maior (30% em volume), constituído principalmente por colágeno do tipo I (também contém outras moléculas, como proteoglicanas e fosfoproteínas), além da água (20% em volume).[14] Devido às diferentes composições percentuais entre o esmalte e a dentina em termos de conteúdos minerais e orgânicos, a progressão da lesão de cárie nesses dois tipos de tecidos é distinta. No esmalte, ocorre um processo puramente químico, caracterizado pela dissolução dos cristais de apatita por ácidos, como mencionado anteriormente. Já a dentina, por ter cristais menores e um conteúdo maior de HAc, cujo pH crítico é 6,2, tem um processo de desmineralização mais acelerado mediante pequenas variações de pH. Enquanto os microrganismos não conseguem penetrar no esmalte e na dentina coronária, a não ser após a cavitação, as superfícies radiculares já são invadidas por bactérias no estágio inicial do processo de formação da lesão de cárie.

A desmineralização da dentina expõe a matriz orgânica e, ao mesmo tempo, ativa proteases, que degradam a matriz orgânica desmineralizada.[18] Assim, a progressão da lesão de cárie em dentina não é um processo puramente químico, mas bioquímico, no qual a desmineralização expõe a matriz orgânica à degradação enzimática **(Figura 10)**. As principais fontes de proteases presentes na cavidade bucal são as bactérias e o hospedeiro. As enzimas bacterianas não são capazes de degradar o colágeno intacto,[19] havendo, portanto, falta de evidências em relação ao papel de enzimas bacterianas na progressão da cárie dentinária. Por outro lado, há evidências suficientes acerca do papel de enzimas derivadas do hospedeiro, tanto da saliva quanto da própria dentina, nesse processo.[20] As enzimas derivadas do hospedeiro pertencem a classes distintas, destacando-se duas: as metaloproteinases da matriz (MMPs) e as cisteíno-catepsinas (CCs).[21] Métodos analíticos de alta *performance* indicam que enzimas de ambas as famílias podem ser secretadas por odontoblastos[22-24] e/ou por outros tipos celulares do tecido pulpar.

Em 1983, Dayan et al.[25] demonstraram que a dentina intacta, em especial a dentina cariada, tinha atividade de colagenase contra um peptídeo sintético. Naquela época, esse achado foi praticamente ignorado porque se acreditava que a dentina cariada tivesse colagenase bacteriana e também porque o conhecimento sobre as MMPs ainda era bastante limitado. Na verdade, o artigo de Dayan et al.[25] foi publicado dois anos antes de a própria nomenclatura "MMPs" ser introduzida na literatura. Foi apenas em 1998 que Tjäderhane et al.[18] identificaram, pela primeira vez, MMP-2, MMP-8 e MMP-9 em extratos de dentina cariada, sugerindo que a atividade gelatinolítica desse tecido poderia estar, pelo menos em parte, relacionada à presença dessas enzimas. Nesse mesmo trabalho, a cultura celular de microrganismos isolados do biofilme de indivíduos com atividade de cárie não detectou qualquer espécie que apresentasse o mesmo nível de atividade gelatinolítica, indicando que essa atividade seria provavelmente devida a uma resposta do próprio hospedeiro.

Um aspecto muito importante em relação às MMPs é que elas são sintetizadas como proenzimas, as quais, nessa condição, não estão ativas. Na cavidade bucal, a queda de pH em virtude do metabolismo de açúcares pelas bactérias do biofilme, com consequente produção de ácidos, não só promove desmineralização como também ativa essas

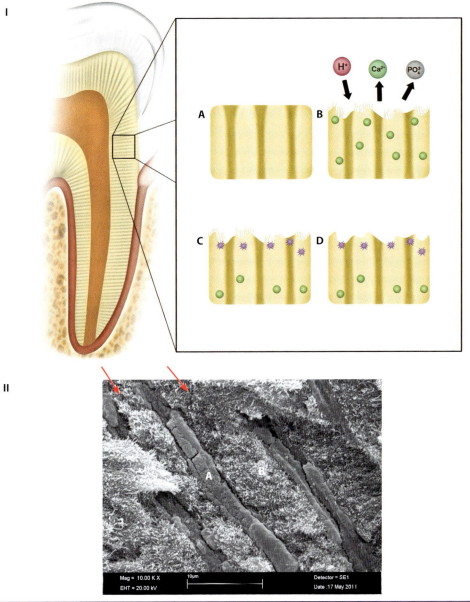

FIGURA 10 I. Progressão da lesão cariosa em dentina. (A) Dentina sadia. (B) Quando as bactérias do biofilme produzem ácido, ocorre desmineralização, expondo a matriz orgânica e, ao mesmo tempo, ativando as MMPs – metaloproteinases de matriz (verde). Entretanto, em pH ácido, as MMPs não possuem atividade catalítica. (C) Quando o pH volta à neutralidade, pela ação dos tampões salivares, as MMPs tornam-se ativas (roxo) e (D) degradam a matriz orgânica desmineralizada. II. Imagem de microscopia eletrônica de varredura (MEV em corte transversal), mostrando a dentina coronária desmineralizada, com áreas de exposição das fibrilas próximas à superfície externa da amostra (seta). (A) dentina intratubular, (B) dentina intertubular.

Fonte: Imagem II gentilmente cedida por Marcela Calabria e José Carlos Pereira – FOB-USP.

enzimas pela clivagem do domínio pró delas, processo chamado de ativação ácida. Entretanto, as MMPs não exercem atividade colagenolítica enquanto o pH do ambiente estiver baixo, ou seja, só degradam o colágeno exposto pela desmineralização quando o pH retorna à neutralidade, devido à ação dos tampões salivares[18] **(Figura 11)**. Em adição, as MMPs latentes também podem ser ativadas por CCs (estas últimas podem estar funcionalmente ativas em pH ácido).[26] Assim, os eventos necessários para a ativação das MMPs e a atividade funcional tanto das MMPs e CCs ocorrem no processo carioso, no qual há queda do pH devido ao influxo de ácidos bacterianos que provoca desmineralização, expondo as fibrilas de colágeno e, ao mesmo tempo, ativando as MMPs dentinárias e salivares, as quais degradam o colágeno desmineralizado **(Figura 10)**. Considerando

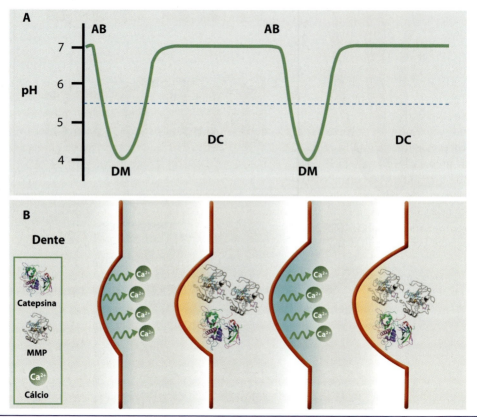

FIGURA 11 Apresentação esquemática das sequências alternadas de desmineralização e degradação da matriz orgânica em uma lesão de cárie em dentina, demonstrando as mudanças no pH (A) e mudanças correspondentes na lesão cariosa (B). Imediatamente depois da produção de ácidos pelas bactérias (AB), o pH diminui abaixo do nível no qual a desmineralização ocorre (pH < 5,5 para HA, linha pontilhada). Nesses valores de pH, as MMPs latentes são convertidas nas formas ativas. Em função do tampão salivar, o pH aumenta lentamente, mas a desmineralização continua até o pH 5,5 (DM = período de desmineralização). Durante a desmineralização, as fibrilas de colágeno da matriz orgânica ficam expostas. Durante o pH baixo, a atividade das MMPs é baixa. Com o aumento do pH, a atividade das MMPs aumenta e, então, a matriz de colágeno desmineralizada é hidrolisada (DC = degradação das fibrilas de colágeno). A sequência é repetida a cada desafio ácido.

Fonte: Ilustração modificada de Tjäderhane et al.[20]

que as CCs podem degradar diretamente o colágeno em pH ácido e que também podem ativar as MMPs, as quais agem em pH neutro, a ação conjunta dessas duas classes enzimáticas orquestra a degradação da matriz orgânica dentinária após a desmineralização, levando à rápida progressão do processo carioso. Várias isoformas de MMPs, como −2, −3, −8 e −9,[18,27] bem como de CCs B e K,[28,29] já foram identificadas em lesões cariosas de dentina. As MMPs −2, −8 e −9, bem como as CCs B e D também foram encontradas na saliva.[21]

A degradação do colágeno tipo I da dentina ocorre pela ação conhecida de colagenases (MMP-8 e CC K) e gelatinases (MMP-2 e −9). O colágeno tipo I contém uma hélice tríplice e, nas extremidades – os telopeptídios –, onde acontecem as ligações cruzadas entre as hélices tríplices. A CC K e as MMP-2 e −9 clivam o colágeno nas regiões dos telopeptídios, gerando monômeros de colágeno tipo I (ainda hélices tríplices), que são então clivados pela CC K em regiões diversas e pelas colagenases intersticiais (MMP-2 e −8) em uma região específica originando os fragmentos.[30]

Essa ação proteolítica foi adicionada à hipótese da placa ecológica[6] a fim de se aplicar à etiologia da cárie de dentina coronária e radicular, ao que se chamou de hipótese da placa ecológica estendida.[31] De acordo com essa hipótese, os ácidos bacterianos desmineralizam a dentina, expõem a matriz orgânica dentinária e ativam proteases (MMPs e CCs) derivadas do hospedeiro, as quais promovem a degradação inicial da matriz orgânica dentinária, ao mesmo tempo que promovem desnaturação ácida. Na sequência, bactérias proteolíticas estabelecem-se nesse tecido modificado junto com as bactérias acidogênicas (Figura 12). As bactérias proteolíticas, apesar de não participarem dos estágios iniciais de degradação do colágeno, podem metabolizar as proteínas já parcialmente degradadas e estar envolvidas em uma fase mais avançada da degradação da matriz orgânica da dentina.

A microbiota da cárie dentinária consiste em bactérias acidogênicas/acidúricas, como *Streptococcus mutans*, *Lactobacillus* e *Bifidobacterium*, já citadas anteriormente, e bactérias proteolíticas, como espécies *Prevotella* e

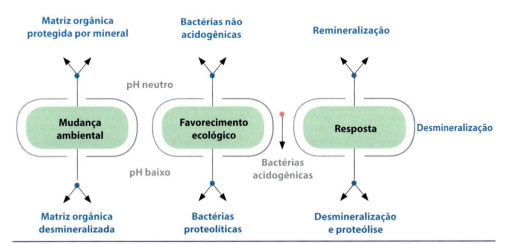

FIGURA 12 Teoria da hipótese da "placa ecológica estendida" para a dentina, demonstrando que a mudança ambiental (presença da matriz orgânica desmineralizada) pode proporcionar favorecimento ecológico, induzindo à disbiose (maior proporção de bactérias proteolíticas) e, consequentemente, a um aumento da proteólise e progressão da lesão cariosa.

Fonte: Ilustração modificada de Takahashi & Nyvad.[31]

*Propionibacterium*, apresentando variações entre a superfície oclusal e radicular devido à influência da saliva e/ou do fluido gengival. A invasão polimicrobiana da dentina e sua degradação disparam respostas inflamatórias na polpa resultando em diferentes tipos de pulpite e, em lesões muito profundas, ocorre infecção polimicrobiana na polpa dentária e risco de morte pulpar,[31] como poderá ser visto no Capítulo 6.

## CONSIDERAÇÕES FINAIS

Conforme se discutiu inicialmente, a doença cárie dentária tem impacto negativo na qualidade de vida das pessoas, especialmente quando atinge o complexo dentino-pulpar, pois pode causar dor, perda de função/estética e necessidade de tratamento. Dessa forma, conhecer a sua etiologia multifatorial e a influência de indicadores sociais, bem como o seu desenvolvimento do ponto de vista bioquímico e microscópico, pode possibilitar ao cirurgião-dentista um melhor preparo para o diagnóstico clínico precoce, quando os sinais ainda envolvem esmalte apenas, assim como para a aplicação de medidas preventivas e interceptativas que realmente tenham potencial para controlar não somente a progressão da lesão cariosa mas também a doença em si.

## REFERÊNCIAS BIBLIOGRÁFICAS

1. Keyes PH. Recent advances in dental research: bacteriology. Int Dent J. 1962;12(4):443-64.
2. Newbrun E. Cariology. 2nd ed. Baltimore: Williams & Wilkins, 1983.
3. Pitts NB, Zero DT, Marsh PD, Ekstrand K, Weintraub JA, Ramos-Gomez F, et al. Dental caries. Nat Rev Dis Primers. 2017;3:17030.
4. Lingström P, Simark Mattsson C. Chapter 2: Oral conditions. Monogr Oral Sci. 2020;28:14-21.
5. Marsh PD. Microbial ecology of dental plaque and its significance in health and disease. Adv Dent Res. 1994;8(2):263-71.
6. Takahashi N, Nyvad B. The role of bacteria in the caries process: ecological perspectives. J Dent Res. 2011;90(3):294-303.
7. Marsh PD, Zaura E. Dental biofilm: ecological interactions in health and disease. J Clin Periodontol. 2017;44(Suppl 18):S12-S22.
8. Fejerskov O, Kidd E. Dental caries: The disease and its clinical management. Oxford: Blackwell Mukksgaard; 2008.
9. Ten Cate JM, Featherstone JD. Mechanistic aspects of the interactions between fluoride and dental enamel. Crit Rev Oral Biol Med. 1991;2:283-96.
10. Buzalaf MAR, Pessan JP, Honório HM, Ten Cate JM. Mechanisms of action of fluoride for caries control. Monogr Oral Sci. 2011;22:97-114.
11. Aoba T. Solubility properties of human tooth mineral and pathogenesis of dental caries. Oral Dis. 2004;10(5):249-57.
12. Koo H, Falsetta ML, Klein MI. The exopolysaccharide matrix: a virulence determinant of cariogenic biofilm. J Dent Res. 2013;92(12):1065-73.
13. LeGeros RZ. Calcium phosphates in oral biology and medicine. Monogr Oral Sci. 1991;15:1-201.
14. Magalhães AC, Oliveira RC, Buzalaf MAR. Bioquímica básica e bucal. Rio de Janeiro: Guanabara Koogan, 2017.
15. Frank RM. Structural events in the caries process in enamel, cementum, and dentin. J Dent Res. 1990;69:559-66; 634-556 .
16. Deyhle H, White SN, Bunk O, Beckmann F, Müller B. Nanostructure of carious tooth enamel lesion. Acta Biomater. 2014;10(1):355-64.
17. Backer Dirks O. Posteruptive changes in dental enamel. J Dent Res. 1966;45:503-11.
18. Tjäderhane L, Larjava H, Sorsa T, Uitto VJ, Larmas M, Salo T. The activation and function of host matrix metalloproteinases in dentin matrix breakdown in caries lesions. J Dent Res. 1998;77(8):1622-9.
19. van Strijp AJ, van Steenbergen TJ, Ten Cate JM. Bacterial colonization of mineralized and completely demineralized dentine in situ. Caries Res. 1997;31(5):349-55.
20. Tjäderhane L, Buzalaf MAR, Carrilho M, Chaussain C. Matrix metalloproteinases and other matrix proteinases in relation to cariology: the era of "dentin degradomics". Caries Res. 2015;49(3):193-208.
21. Buzalaf MAR, Charone S, Tjäderhane L. Role of host-derived proteinases in dentine caries and erosion. Caries Res. 2015;49(Suppl 1):30-7.
22. Palosaari H, Pennington CJ, Larmas M, Edwards DR, Tjäderhane L, Salo T. Expression profile of matrix metalloproteinases (MMPs) and tissue inhibitors of MMPs in mature human odontoblasts and pulp tissue. Eur J Oral Sci. 2003;111(2):117-27.
23. Palosaari H, Wahlgren J, Larmas M, Rönkä H, Sorsa T, Salo T, et al. The expression of MMP-8 in human odontoblasts and dental pulp cells is down-regulated by TGF-beta1. J Dent Res. 2000;79(1):77-84.

24. Tersariol IL, Geraldeli S, Minciotti CL, Nascimento FD, Pääkkönen V, Martins MT, et al. Cysteine cathepsins in human dentin-pulp complex. J Endod. 2010;36(3):475-81.
25. Dayan D, Binderman I, Mechanic GL. A preliminary study of activation of collagenase in carious human dentine matrix. Arch Oral Biol. 1983;28(2):185-7.
26. Nagase H. Activation mechanisms of matrix metalloproteinases. Biol Chem. 1997; 378(3-4):151-60.
27. Mazzoni A, Papa V, Nato F, Carrilho M, Tjäderhane L, Ruggeri A Jr, et al. Immunohistochemical and biochemical assay of MMP-3 in human dentine. J Dent. 2011;39(3):231-7.
28. Nascimento FD, Minciotti CL, Geraldeli S, Carrilho MR, Pashley DH, Tay FR, et al. Cysteine cathepsins in human carious dentin. J Dent Res. 2011;90(4):506-11.
29. Vidal CM, Tjäderhane L, Scaffa PM, Tersariol IL, Pashley D, Nader HB, et al. Abundance of MMPs and cysteine cathepsins in caries-affected dentin. J Dent Res. 2014;93(3):269-74.
30. Garnero P, Borel O, Byrjalsen I, Ferreras M, Drake FH, McQueney MS, et al. The collagenolytic activity of cathepsin K is unique among mammalian proteinases. J Biol Chem. 1998;273(48):32347-52.
31. Takahashi N, Nyvad B. Ecological hypothesis of dentin and root caries. Caries Res. 2016;50(4):422-31.

# Epidemiologia da cárie dentária no Brasil e no exterior e impacto na qualidade de vida

Silvia Helena de Carvalho Sales-Peres* | Roosevelt da Silva Bastos* | Gerson Aparecido Foratori-Junior | Gustavo Chab Pistelli | Beatriz Martines de Souza | Ana Carolina Magalhães

## INTRODUÇÃO

A saúde é um bem-estar indispensável à vida humana e um recurso imprescindível para a reprodução social. É possível identificar dimensões diferentes sem as quais não há saúde. Uma delas é a saúde bucal enquanto um conjunto de condições objetivas (biológicas) e subjetivas (psicológicas), que permitem ao ser humano exercer várias funções, desenvolver a autoestima e relacionar-se socialmente sem inibição ou constrangimento.[1]

Compreender a situação epidemiológica da população é de suma importância não apenas para o planejamento em saúde, mas também para o adequado diagnóstico e correta execução dos serviços odontológicos. O conceito de epidemiologia está diretamente relacionado à evolução do processo de saúde e de doença na história da humanidade, o qual pode ser caracterizado, didaticamente, em quatro fases distintas: 1) Primeira fase, acreditava-se que os fatores determinantes da doença provinham de forças sobrenaturais, atribuídos aos deuses ou demônios; 2) Segunda fase ficou marcada pela teoria miasmática que acreditava que as doenças eram resultantes das emanações do solo ou do ar, supostamente nocivos, como o chorume dos lixos e sujeiras; 3) Terceira fase foi denominada fase biológica ou microbiológica, baseada no conceito de unicausalidade dominante para a compreensão da ocorrência das doenças; 4) Por fim, a quarta fase foi caracterizada pela abordagem multicausal. Sendo assim, considerou-se que diversos fatores determinantes, sejam eles biológicos, químicos, físicos e sociais, poderiam estar relacionados com o surgimento das doenças. Atualmente, existem diversos conceitos de "epidemiologia" e, de modo simplista, é uma disciplina básica da saúde pública e pragmática voltada para a compreensão do processo saúde-doença no âmbito de populações. Para Last (1988) a Epidemiologia compreende o "estudo da distribuição e dos determinantes relacionados com a saúde em populações específicas e sua aplicação no controle dos problemas de saúde".[2] O conhecimento desta ciência impacta tanto na maneira como tomamos decisões pessoais sobre nossas vidas quanto nas formas como os governos, agências de saúde pública e organizações de saúde formulam políticas e tomam decisões que afetam o modo como a população vive. Dessa forma, preocupa-se com o desenvolvimento de estratégias voltadas para a proteção e a promoção da saúde da comunidade, embasadas em evidências científicas.

Diversos são os exemplos da aplicação da epidemiologia. No século XX, a aplicação da epidemiologia estendeu-se para as doenças não infecciosas; afinal, descrever as condições de saúde em grupos de pessoas e a história natural das doenças, investigar os fatores determinantes e avaliar os impactos das intervenções destinadas a melhorar a situação constituem alguns dos mais notórios campos de aplicação dessa ciência.[3]

*Os dois autores devem ser considerados como primeiros autores, por terem contribuído similarmente neste capítulo.

# EPIDEMIOLOGIA DA CÁRIE DENTÁRIA

A epidemiologia bucal colabora na implantação de políticas adaptadas às necessidades específicas da comunidade, direcionando-as para uma prática de saúde bucal mais abrangente, que leva em consideração a transição epidemiológica decorrente do envelhecimento da população, o declínio da cárie dentária em populações jovens e a maior prevalência de condições crônicas e comorbidades em adultos e idosos.

Para melhor compreensão do conceito da epidemiologia da cárie dentária é importante nos habituarmos aos termos: coeficiente de incidência e de prevalência. O coeficiente de incidência da doença representa o risco de ocorrência (casos novos) de uma doença na população. Enquanto o coeficiente de prevalência da doença representa o número de casos presentes (novos + antigos) em uma determinada comunidade num período de tempo especificado.[2]

As taxas de incidência e prevalência da cárie dentária são, usualmente, avaliadas em estudos epidemiológicos a partir do emprego do índice CPO-D (dentadura permanente) e ceo-d (dentadura decídua), composto pela soma dos dentes acometidos por lesões de cárie cavitadas, restaurados ("obturados") ou extraídos (perdidos) devido à cárie dentária. Devido ao seu caráter cumulativo ao longo dos anos, o CPO-D é sempre referido em relação à idade. Um indicador utilizado internacionalmente é o CPO-D aos 12 anos de idade, uma vez que se considera que a dentadura permanente esteja completa nessa idade.

Apesar da redução na prevalência da cárie dentária nas últimas décadas ao redor do mundo, a doença ainda é considerada um dos maiores desafios de saúde pública. Dados de 2015 mostram que aproximadamente 2,5 bilhões de pessoas nos diversos países do mundo apresentam lesões de cárie dentária não tratadas na dentadura permanente.[4] Frente a isso, o entendimento dos fatores associados à cárie dentária se faz necessário para o desenvolvimento de abordagens efetivas com o objetivo de reduzir os níveis da doença no mundo.

Uma boa teoria de determinação do processo saúde-doença no âmbito odontológico exige a superação do clássico modelo da "tríade de Keyes", da década de 1960, que destaca a presença do hospedeiro, do agente causador (microrganismo) e do meio ambiente (açúcar), ou dos componentes clássicos no diagrama da história natural da cárie dentária (ver Capítulo 1). É importante considerar a clássica inter-relação entre hospedeiro, agente, substrato e tempo, desde que um modelo interpretativo, tanto etiológico como epidemiológico, acrescente também elementos da esfera da determinação social do processo saúde-doença bucal e das iniquidades/gradientes presentes nos problemas bucais.[5,6]

## Epidemiologia da cárie dentária no mundo

Diversos países ao redor do mundo, até mesmo os países desenvolvidos, tiveram a cárie dentária como um dos maiores problemas de saúde durante muito tempo. Desde o início do século 20 até os anos 70, praticamente todas as crianças apresentavam vários dentes com lesões cariosas, o que era considerado normal, sendo esse acometimento esperado para todos os indivíduos.[5]

No entanto, a partir da década de 70, a prevalência da cárie dentária começou a reduzir em diversos países desenvolvidos e, posteriormente, em países em desenvolvimento. Em países desenvolvidos, os anos 70 e 80 foram marcados pelo declínio da cárie dentária e aumento na quantidade de crianças que nunca apresentaram nem mesmo uma lesão cariosa. Como caráter comparativo, apresentamos a **Tabela 1** abaixo mostrando o índice CPO-D para indivíduos aos 12 anos em dois momentos distintos (décadas de 70 e 90, respectivamente) em alguns países ao redor do mundo.[7]

Diversas discussões foram levantadas acerca das causas desse declínio da cárie dentária. Entretanto, a abordagem desse tópico

| TABELA 1 | Comparação do índice CPO-D para indivíduos aos 12 anos de idade em diferentes países nas décadas de 70 e 90. ||
|---|---|---|
| País | CPO-D (Década de 1970) | CPO-D (Década de 1990) |
| Inglaterra e País de Gales | 4,8 (1973) | 1,1 (1993) |
| Finlândia | 6,9 (1975) | 1,2 (1991) |
| Noruega | 9,2 (1972) | 2,2 (1991) |
| Suécia | 6,2 (1967) | 1,6 (1991) |
| Bélgica | 7,4 (1967) | 2,7 (1990) |
| Suíça | 5,4 (1969) | 1,1 (1992) |
| Australia | 4,8 (1975) | 1,2 (1992) |

Fonte: Nadanovsky.[7]

deve ser cautelosa, visto que os dados disponíveis não possibilitam uma estimativa confiável da distribuição de todos os fatores plausíveis. Por exemplo, existe uma falta de informação com relação à mudança no consumo do açúcar e, da mesma forma, há uma dificuldade em precisar quando o declínio da doença de fato começou.[7] Apesar dessas incertezas, neste capítulo compreenderemos melhor sobre o declínio da cárie dentária.

Um estudo de 2012, que analisou diversos levantamentos epidemiológicos com relação ao índice CPO-D (12 anos) em 190 países entre os anos de 1973 e 2008, mostrou que a média mundial do índice avaliado foi 2,11 (± 1,32) em meados de 1997, sendo que metade dos países tiveram CPO-D 1,8.[8] No entanto, devemos interpretar com cautela esse estudo, devido à divergência no período em que os dados foram obtidos nos diferentes países avaliados.

No continente africano foram avaliados os dados do CPO-D em 40 países entre os anos de 1977 e 2004. A média do índice de cárie dentária do continente foi 1,7 (± 1,3) e, portanto, foi possível observar que o continente alcançou as metas estabelecidas pela Organização Mundial de Saúde (OMS) de um valor de CPO-D = 3 para o ano 2000 para as crianças aos 12 anos de idade, antes mesmo do prazo final estabelecido. Dessa forma, pelo menos em relação a gravidade da cárie dentária, a região não apresentou um cenário precário. O índice variou de 0,3 a 5,5, sendo que metade dos países tinha um índice de 1,3. Ao analisar o Risco Relativo (RR)* de cada país em relação à média regional verificou-se que Moçambique apresentava um risco 3,2 vezes maior que a média.[8]

Já na região das Américas, 40 países foram avaliados com relação ao índice de cárie aos 12 anos de idade. Os dados variaram entre os períodos de 1987 e 2008. A média do índice CPO-D nesse continente foi de 2,4 (± 1,4), sendo que metade dos países apresentou o valor de 2,1.[8] Equador e Martinica apresentaram os maiores valores (6,3 e 5,2, respectivamente), enquanto Belize e Haiti apresentam os menores (0,60 e 0,65, respectivamente) **(Figura 1)**. Ressalta-se que, nesse levantamento, o Brasil apresentou o índice CPO-D para crianças aos 12 anos de 2,8 (2003), entretanto, em 2010, no último inquérito nacional, o índice baixou para 2,1. Uma abordagem mais aprofundada do perfil epidemiológico da cárie dentária será realizada no próximo item deste capítulo: Epidemiologia da cárie dentária no Brasil.

A região do sudeste asiático é composta por 11 países e apenas o Timor Leste não tinha dados sobre cárie dentária aos 12 anos

---

*Risco relativo é uma relação da probabilidade que o grupo exposto tem de desenvolver a doença dividido pela probabilidade do grupo controle (não exposto) de desenvolver a mesma doença.

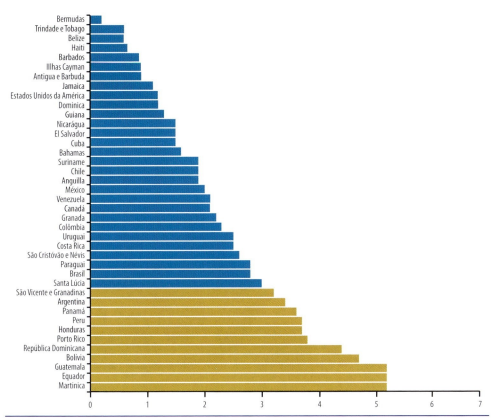

**FIGURA 1**  Índices CPO-D em diversos países das Américas.

Valores em azul estão abaixo do valor de CPO-D estipulado pela OMS aos 12 anos, já os valores em dourado indicam locais onde o valor de CPO-D está acima do recomendado pela OMS.
Fonte: Ilustração adaptada de Da Silveira Moreira.[8]

de idade. Os dados obtidos correspondiam ao período entre 1984 e 2008 e a média do índice CPO-D foi de 1,95 (±1,24) e os valores mínimo e máximo foram 0,50 e 3,94, respectivamente.[8] A distribuição espacial do CPO-D no sudeste asiático é representada na **Figura 2**.

Na Europa foram obtidos os dados relativos à cárie dentária de crianças em idade escolar de 12 anos em 51 países diferentes. Os dados correspondiam ao período entre 1973 e 2008 e a média do CPO-D foi de 2,3 (± 1,3), sendo que a metade dos países da região europeia apresentava CPO-D em torno de 2,2.[8] A variação mínima e máxima do CPO-D neste continente foi de 0,7 e 7,8, respectivamente. Da Silveira Moreira[8] também apontou que a maioria dos países da Europa Ocidental tinha um menor risco relativo (RR) para cárie dentária em comparação com a média da região europeia, enquanto 24 países europeus tinham um valor de CPO-D superior à média do continente. Reino Unido, Alemanha e Dinamarca apresentaram os menores valores do risco relativo (0,3) **(Figura 3)**.

Em relação à região do Pacífico Ocidental foram obtidos dados de 24 países. Apesar de as pesquisas variarem entre os períodos de 1984 e 2007, os estudos, em média, ocorreram em meados de 1998 e metade deles foi desenvolvido em 1997. A média do CPO-D para a região foi de 1,93 (± 0,9), sendo que metade dos países apresentou um índice de 1,75. Os valores mínimo e máximo variaram entre 1 e 5, respectivamente.[8] A distribuição

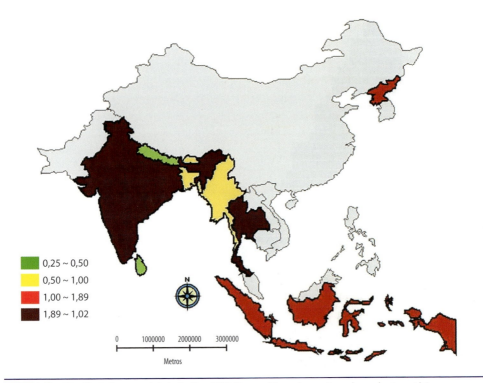

**FIGURA 2** Distribuição espacial do índice CPO-D em diferentes países do sudeste asiático.

Fonte: Ilustração adaptada de Da Silveira Moreira[8] (valores em verde e amarelo representam menores médias de CPO-D e valores nas cores vermelho/marrom, as piores condições).

espacial do CPO-D na região do Pacífico Ocidental é representada na **Figura 4**.

## Epidemiologia da cárie dentária no Brasil

Para melhor entendermos a epidemiologia da cárie dentária no Brasil é necessário conhecermos o processo histórico pelo qual o país passou no âmbito da saúde. Historicamente, a promulgação da Constituição em 1988 representou um marco na gestão da saúde no Brasil, a qual passou a ser considerada um direito de todos e um dever do Estado. Fato este que também refletiu nas práticas de saúde bucal.

Os anos antecessores à Constituição de 1988 foram marcados pelo modelo de práticas odontológicas caracterizado pelo traço iatrogênico e mutilador, além do caráter de monopólio, no qual as atividades eram centradas exclusivamente nos cirurgiões-dentistas com pouca participação do pessoal auxiliar. Ademais, a profissão apresentava uma tradição fortemente liberal-privatista, o que gerou discussão na época sobre a necessidade de alinhar um novo modelo de prática odontológica às propostas mais gerais do movimento da Reforma Sanitária que foram formuladas naquele período.[9]

Somente após os anos de 1950 que a Odontologia começou a ser questionada pelo seu caráter mecanicista, biologicista, individualista, especialista, curativista e pelo atendimento à livre demanda.[10] Surgiu então o Sistema Incremental em escolares, um modelo que, apesar do grande progresso que apresentou para a assistência odontológica, se mostrou já no início dos anos 70 como obsoleto, devido a sua baixa eficácia, abrangência e cobertura. Sua

**Capítulo 2** Epidemiologia da cárie dentária no Brasil e no exterior e impacto na qualidade de vida

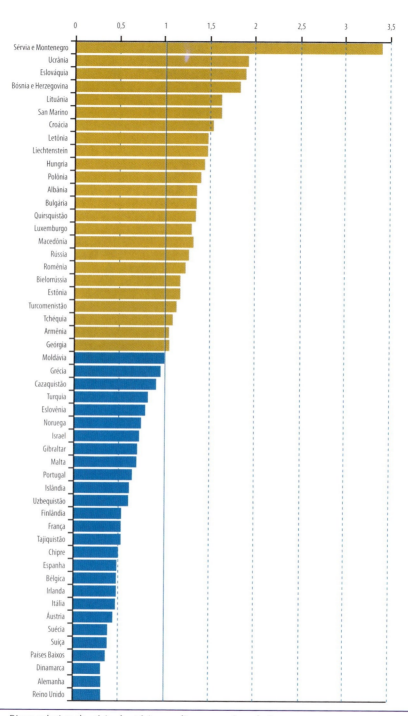

**FIGURA 3** Risco relativo de cárie dentária em diversos países da Europa.

Fonte: Ilustração adaptada de Da Silveira Moreira.[8] Valores em dourado representam RR > 1 (condição ruim) e valores em azul representam RR < 1 (condição favorável).

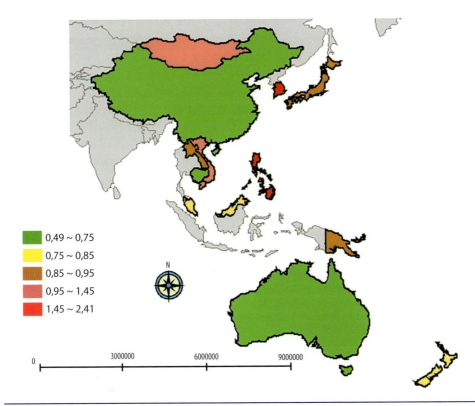

**FIGURA 4** Distribuição espacial do índice CPO-D em diferentes países da região do Pacífico Ocidental.

Fonte: Ilustração adaptada de Da Silveira Moreira.[8] Valores em verde e amarelo representam menores médias de CPO-D e valores nas cores vermelho/rosa, as piores condições.

eficácia foi questionada visto que se consolidou como um programa curativo-reparador e, diferentemente do que é preconizado em programas curativo-preventivos, teve como resultado o aumento no número de dentes restaurados, mas sem eficácia na redução da prevalência da doença, uma vez que os demais fatores associados à cárie dentária eram negligenciados. Ademais, era um programa excludente, sendo direcionado apenas aos escolares de 6 a 14 anos. Pensava-se que, realizando o atendimento daquelas crianças em idade escolar, quando estas chegassem à idade adulta, já não mais apresentariam problemas de saúde bucal. No entanto, apesar de aumentar o número de dentes restaurados das crianças atendidas pelo programa, o Sistema Incremental não teve sucesso quanto à redução do índice CPO-D em nível populacional no que tange o parâmetro cariado.[10]

Apesar das limitações do Sistema Incremental, ele foi hegemônico por mais de 40 anos, até o fim dos anos de 1980, e foi adotado na época por grande parte dos municípios brasileiros. Frente às práticas preventivas (ainda que incipientes) de fluoretação da água de abastecimento a partir de 1953, associadas à ampliação na comercialização de dentifrícios com fluoreto (final dos anos 1980) e aplicação tópica de fluoreto nas crianças escolares, o Sistema Incremental foi um marco para o desenvolvimento da saúde bucal pública no país.[10]

Em 1986 ocorreu a 1ª Conferência Nacional de Saúde Bucal, em que foram aprovadas deliberações que tinham como proposta a inserção da saúde bucal em um sistema de saúde por meio de um Programa Nacional de Saúde Bucal com base nas diretrizes da área, entre elas: a universalidade, hierarquização, regionalização e descentralização da gestão, fortalecendo o poder decisório municipal. Apesar dos debates no Congresso Nacional, os governos subsequentes não colocaram em prática tais deliberações.

Posteriormente, a partir do ano de 1990, não houve a explicitação de uma política nacional voltada à saúde bucal. Foram registradas apenas metas voltadas ao câncer de orofaringe, cárie dentária e doença periodontal. Nesse contexto, surgiram modelos de atenção à saúde bucal que valorizavam a quantidade de procedimentos executados, resultando em superposição de ações, desperdícios de recursos e precário atendimento à população. Os governos subsequentes também não deram prioridade ao estabelecimento de uma política nacional de saúde bucal. Entretanto, o avanço da descentralização do Sistema Único de Saúde ampliou positivamente a organização e a capacidade de respostas aos problemas de saúde bucal na esfera municipal.

Em 2000, o IBGE publicou os dados da PNAD-1988 (Pesquisa Nacional por Amostra de Domicílios), no qual indicava que quase 20% da população brasileira nunca havia ido ao dentista. Frente ao longo processo de discussões que envolvia as entidades odontológicas e aos preocupantes dados da PNAD-1988, o governo da época possibilitou a inserção da equipe de saúde bucal no Programa de Saúde da Família, com base na Portaria 1.444/2000.[11]

Resultante dos debates da 3ª Conferência Nacional de Saúde Bucal foi criada, em 2004, a Política Nacional de Saúde Bucal conhecida como "Brasil Sorridente", a qual teve como as principais linhas de ação: a reorganização da atenção primária em saúde bucal, com a implementação e ampliação das equipes de saúde bucal na Estratégia Saúde da Família; e ampliação e qualificação da Atenção Especializada.[11]

A reorganização da prática odontológica e a criação da Política Nacional de Saúde Bucal - Brasil Sorridente foi uma resposta do Sistema Único de Saúde às elevadas taxas de incidência e prevalência da cárie dentária, cenário ainda de práticas extracionistas, de baixa prevenção e promoção de saúde e acesso aquém do necessário aos serviços secundários e terciários.

No Brasil, quatro inquéritos em nível nacional foram realizados a fim de avaliar a condição bucal da população durante os anos de 1986, 1996, 2003 e 2010, respectivamente. Entretanto, eles apresentaram diversas divergências, principalmente metodológicas. A fim de estabelecer comparações, a **Tabela 2** apresenta as principais características e resultados encontrados nesses levantamentos epidemiológicos.

O primeiro inquérito nacional, realizado em 16 capitais no ano de 1986, mostrou CPO-D aos 12 anos de 6,7, ou seja, quase sete dentes acometidos por lesões cariosas, sendo a maioria destes ainda sem tratamento. Esse inquérito esteve ligado ao Programa Nacional de Prevenção da Cárie Dentária (PRECAD), que tinha como uma das principais linhas de atuação a aplicação do gel, na forma de flúor-fosfato-acidulado, com uma concentração de 1,23% de fluoreto, em crianças escolares. Apesar do método preventivo adotado, esse valor de CPO-D foi considerado muito alto, e observou-se neste levantamento que a condição de saúde bucal era melhor na população com renda superior a cinco salários mínimos. Os principais resultados encontrados nesse levantamento foram: CPO-D/ceo-d (6-9 anos, dentadura mista) = 2,68; CPO-D/ceo-d (10-12 anos, dentadura mista) = 5,56; CPO-D (15-19 anos) = 12,68; CPO-D (35-44 anos) = 22,50; CPO-D (50-59 anos) = 27,21. Foi alarmante o alto índice de edentulismo entre adultos de 35-44 anos e 50-59 anos, sendo que 72% desta última faixa etária havia realizado exodontia de todos os dentes em pelo menos uma das arcadas dentárias.[12]

Dez anos depois, em 1996, outro levantamento foi conduzido nas 27 capitais e no Distrito Federal, entretanto, avaliando somente a cárie dentária em crianças de 6-12 anos. Entre os principais resultados, evidenciaram-se: CPO-D/ceo-d (6-9 anos, dentadura mista) = 0,91; CPO-D/ceo-d (10-12 anos, dentadu-

| TABELA 2 | Principais características e resultados dos inquéritos nacionais em saúde bucal. |||||
|---|---|---|---|---|
| | **1986** | **1996** | **2003** | **2010** |
| Regiões | Norte, Nordeste, Centro-Oeste, Sudeste e Sul<br><br>16 capitais (zona urbana) | Norte, Nordeste, Centro-Oeste, Sudeste e Sul<br><br>27 capitais e DF (zona urbana) | Norte, Nordeste, Centro-Oeste, Sudeste e Sul<br><br>250 municípios de diferentes portes (zonas urbana e rural) | Norte, Nordeste, Centro-Oeste, Sudeste e Sul<br><br>30 municípios de diferentes portes de cada região do país (zonas urbana e rural) |
| Programa vinculado | Programa de Prevenção de Cárie (Precad) | Nenhum | Brasil Sorridente | Brasil Sorridente |
| | 5 grupos etários | 1 grupo etário | 6 grupos etários | 5 grupos etários |
| Público-alvo | Crianças, adolescentes, adultos e idosos<br><br>6-9 anos;<br>10-12 anos;<br>15-19 anos;<br>35-44 anos;<br>50-59 anos. | Crianças<br><br>6-12 anos | Crianças, adolescentes, adultos e idosos<br><br>18-36 meses;<br>5 anos;<br>12 anos;<br>15-19 anos;<br>35-44 anos;<br>65-74 anos. | Crianças, adolescentes, adultos e idosos<br><br>5 anos;<br>12 anos;<br>15-19 anos;<br>35-44 anos;<br>65-74 anos. |
| Fatores avaliados | Cárie dentária, doença periodontal, edentulismo e uso/necessidade de prótese | Cárie dentária | Cárie dentária, doença periodontal, edentulismo, oclusopatias e fluorose | Cárie dentária, doença periodontal, edentulismo, oclusopatias e fluorose |
| CPO-D aos 12 anos | 6,7 | 3,1 | 2,8 | 2,1 |

Fonte: Agnelli.[12]

ra mista) = 2,47; CPO-D (12 anos) = 3,1. A queda no índice CPO-D de 54% em relação ao de 1986 pode ser atribuída ao aumento na comercialização e no uso de dentifrício fluoretado e de aplicação tópica de fluoreto em crianças escolares pelo PRECAD, bem como ao aumento na porcentagem de cidades que adotaram a medida de incluir o fluoreto nas águas de abastecimento.[12]

Em 2003, foi realizado o primeiro inquérito de saúde bucal que incluiu, além das 27 capitais, zonas rurais das cinco regiões do país. Esse levantamento esteve relacionado ao programa Brasil Sorridente da Política Nacional de Saúde Bucal. Nesse inquérito, o CPO-D aos 12 anos foi igual a 2,8, portanto, quase três dentes afetados pela cárie, valor 59% menor do que o encontrado no primeiro levantamento, em 1986.[12] Dentre os principais resultados para os diferentes grupos etários, observaram-se: ceo-d (18-36 meses) = 1,1; ceo-d (5 anos) = 2,8; CPO-D (12 anos) = 2,8; CPO-D (15-19 anos) = 6,2; CPO-D (35-44 anos) = 20,1; CPO-D (65-74 anos) = 27,8.

As diferenças entre as regiões do Brasil foram consideradas alarmantes tanto nos levantamentos anteriores como neste de 2003 - regiões Norte, Nordeste e Centro-Oeste com maiores valores de CPO-D em relação aos índices das regiões Sul e Sudeste – corroborando com as desigualdades socioeconômica-culturais encontradas nas respectivas regiões. Além disso, a alta prevalência de pacientes idosos desdentados foi uma preocupação destacada pelos gestores, estudiosos e profissionais de saúde.

Em 2010, o levantamento epidemiológico em saúde bucal (SB Brasil 2010) apontou um CPO-D de 2,1, representando redução de 25% com relação ao ano de 2003. Pela classificação da Organização Mundial da Saúde - OMS, o Brasil saiu de uma condição de média gravidade de cárie, caracterizada pelo CPO-D entre 2,7 e 4,4, para uma condição de baixa gravidade (CPO-D entre 1,2 e 2,6). Observou-se na região Nordeste que o índice caiu de 3,1 para 2,7; na região Centro-Oeste, de 3,1 para 2,6; no Sudeste, o índice passou de 2,3 para 1,7, e no Sul, de 2,3 para 2. Na região Norte, todavia, não se verificou redução do índice. Ademais, as desigualdades regionais ainda foram marcantes nesse momento.[12]

O levantamento SB Brasil 2010 teve como principais resultados para cada grupo etário os seguintes índices: ceo-d (5 anos) = 2,3; CPO-D (12 anos) = 2,1; CPO-D (15-19 anos) = 4,2; CPO-D (35-44 anos) = 16,3; CPO-D (65-74 anos) = 27,1. Essa evolução do CPO-D entre 12 e 15-19 anos tem sido um achado comum em outros estudos no Brasil e no mundo. Comparando com 2003, contudo, a redução no componente "cariado" foi de quase 40%. Os resultados para o grupo de 35 a 44 anos mostraram uma queda de 19%, tendo uma redução significativa dos componentes "cariado" e "perdido", enquanto o componente "obturado" cresceu em termos relativos. Isso significa que a população adulta de 35 a 44 anos apresentou menor prevalência de lesão cariosa e também maior acesso a serviços odontológicos de caráter restaurador em detrimento aos procedimentos mutiladores. Entre os idosos de 65 e 74 anos, o CPO-D praticamente não se alterou e o maior componente foi o "extraído", apresentando grande necessidade de reabilitação protética.[12]

Em suma, o inquérito nacional de 2010 evidenciou a redução na prevalência de cárie dentária no Brasil. Ainda assim, existem grandes variações na gravidade da doença segundo a idade e entre as regiões do país. Ademais, é importante ressaltar que uma atenção especial deve ser dada à dentadura decídua, visto que os resultados apontaram para uma média prevalência de cárie em crianças de 5 anos, no entanto, a maioria delas (80%) apresentou dentes ainda não tratados.

## DECLÍNIO DA CÁRIE DENTÁRIA E SURGIMENTO DE UM OUTRO PROBLEMA: FLUOROSE DENTÁRIA

Como anteriormente descrito, desde a década de 1970 é evidente o declínio da cárie dentária no Brasil e no mundo, ainda que essa doença persista como um dos principais problemas de saúde bucal na atualidade. Por outro lado, na medida em que ocorreu o declínio na prevalência de lesões de cárie ao redor do mundo, devido especialmente ao uso do fluoreto (na água e em dentifrícios), tendência inversa de aumento das taxas de fluorose dentária tem sido evidenciada.

A fluorose dentária é um defeito qualitativo de desenvolvimento do esmalte que ocorre durante o período de formação dos dentes (mineralização) em decorrência da ingestão excessiva de fluoretos por tempo prolongado, provenientes de múltiplas fontes, geralmente sendo estas a água e dentifrício fluoretados.[13-15]

Apesar de sua alta prevalência, a fluorose não é considerada um problema de saúde pública, uma vez que os casos apontados na literatura indicam que sua predominância nos graus muito leve ou leve não impactam na estética ou na função dentária. Uma revisão sistemática de 21 estudos conduzidos em diversos países da África, América e Ásia encontrou uma variação da fluorose entre 10 e 100%, sendo que essa condição afetou todas as faixas etárias e todas as fases da infância, tendo a maior prevalência em pacientes menores de 11 anos de idade.[16]

O último inquérito nacional em saúde bucal (SB Brasil 2010) mostrou que 16,7% das crianças brasileiras aos 12 anos apresentaram fluorose, sendo que 15,1% foram representados pelos níveis de severidade muito leve (10,8%) e leve (4,3%). Fluorose moderada foi identificada em 1,5% das crianças e o nível "severo" foi considerado quase nulo. Tendo em vista que os estudos prévios que avaliaram essa prevalência consideraram apenas regiões com abastecimento de água fluoretada, Lima et al.[17] evidenciaram uma prevalência de 8,92% de fluorose dentária em municípios com água tratada sem suplementação com fluoreto e de 51,96% em municípios abastecidos por poços artesianos. É importante ressaltar que a prevalência encontrada por Lima et al.[17] foi maior do que reportada no inquérito nacional anteriormente citado, e isso ocorreu devido ao fato de ser um estudo mais recente, envolvendo a utilização de diferentes índices e diversas faixas etárias (não restrita apenas aos 12 anos).

O índice de fluorose dentária mais comumente utilizado nos levantamentos epidemiológicos é o índice de Dean,[18] o qual a categoriza nos seguintes níveis: questionável, muito leve; leve, moderado e severo. Os níveis "muito leve", "leve" e "moderado" de fluorose propostos por Dean estão representados na **Figura 5**.

Diante da mudança no panorama da cárie dentária *versus* fluorose dentária, o que se espera são práticas de saúde pública prudentes, ou seja, voltadas para o uso adequado e para o controle da ingestão de fluoreto, visando minimizar a condição de fluorose dentária, sem deixar de considerar os avanços e conquistas em relação aos métodos preventivos da cárie dentária (ver Capítulo 8).

## PERSPECTIVAS FUTURAS DA OMS A PARTIR DE 2020

No início dos anos 2000 a OMS, a FDI *World Dental Federation* (Federação Odontológica Internacional) e a IADR (Associação Internacional de Pesquisa Odontológica) se reuniram para estabelecer as metas do novo milênio para a saúde bucal.[19] A elaboração dessas metas tem como principal objetivo fornecer um instrumento para que os planejadores de saúde locais e nacionais possam realizar ações realistas para a saúde bucal a serem alcançadas até o ano 2020.

Considerando os resultados relacionados às metas anteriores e a heterogeneidade dessas metas nas diversas populações do mundo, as novas metas para 2020 sugerem adaptação em termos de percentuais de incremento na proporção de livres de cárie aos 6 anos, redução do CPO-D aos 12 anos, com especial ênfase ao componente "cariado", e reduções nos números de extrações devido às lesões cariosas aos 18, 35-44 e 65-74 anos.[19] Para o CPO-D de indivíduos aos 12 anos de idade, considerado padrão de comparação internacional, espera-se que os países atinjam o índice de 1,5.

Como relatado, as metas propostas pela OMS para o ano 2020 incluíram alguns parâmetros a serem alcançados por cada país. Muito se tem discutido a respeito do reforço nos métodos preventivos já amplamente conhecidos relacionados ao controle da cárie dentária. No entanto, as novas metas propostas pela OMS para 2020 discorrem acerca da melhoria no acesso aos serviços de saúde bucal e no uso

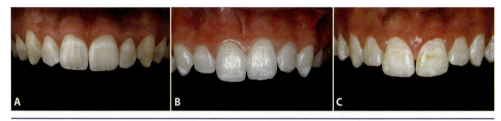

FIGURA 5  Níveis "muito leve" (A), "leve" (B) e "moderado" (C) de acordo com o índice proposto por Dean.[18] No caso moderado, há um início de ruptura da superfície do esmalte.

Fonte: Imagens gentilmente cedidas por Adriana Regina Cruz Grando de Góes, Letícia Brianezzi e Victor Mosquim.

de sistema de informação para serem pactuados em cada realidade regional, nacional e local.[19] Ademais, destacam-se as pontuações da OMS para um sistema que integre a promoção e cuidado em saúde bucal com os outros setores da saúde, dando especial atenção aos programas que empoderem as pessoas a fim de controlar os determinantes de saúde.

No Brasil está previsto que ocorra o levantamento nacional em saúde bucal SB Brasil 2021, com previsão de divulgação dos resultados em 2022. Esse inquérito tem como objetivo dar seguimento às análises realizadas anteriormente, proporcionando à gestão do SUS informações para o planejamento de políticas e programas de promoção, prevenção e assistência em saúde bucal, nas esferas nacional, estadual e municipal. E, por fim, avaliar o padrão nacional brasileiro em relação aos levantamentos anteriores, a outros países e às metas estabelecidas pela OMS para o ano 2020.

Diante do exposto, é evidente que o novo perfil epidemiológico da cárie dentária exige adaptações na forma de lidar com a doença e seu tratamento, deixando de focar meramente na lesão cariosa. Ampliar o campo de atuação considerando os diferentes determinantes de saúde relacionados à doença cárie é o caminho mais adequado para que seja obtido o sucesso em nível mundial no âmbito odontológico.

## QUALIDADE DE VIDA RELACIONADA À FLUOROSE DENTÁRIA E À CÁRIE DENTÁRIA

Há algumas décadas foi iniciada uma discussão em epidemiologia sobre a necessidade de se avaliar o impacto das necessidades em saúde bucal para além da condição normativa. Assim, os indicadores sócio odontológicos começaram a surgir na literatura especializada com objetivo de avaliar a percepção das pessoas sobre sua própria condição de saúde.[20] Isso ocorreu em razão da expansão na compreensão do conceito de saúde para além da simples ausência de doença como preconizado pela OMS no preâmbulo de sua constituição, em 1946. Saúde e doença são condições que coexistem no ser humano e são influenciadas por muitos fatores,[21] a exemplo dos aspectos físico, mental e social introduzidos pela OMS em sua definição de saúde, aflorando o conceito ainda preliminar de qualidade de vida.

Embora a saúde bucal tenha sido definida no passado com base em condições físicas de normalidade dos tecidos com lampejos psicossociais, a definição proposta pela Federação Dentária Internacional[22] é mais abrangente ao considerar a saúde bucal em um sentido amplo, adicionando às repercussões físicas, as condições mental e social, aproximando-se do conceito de qualidade de vida: *A saúde bucal é multifacetada e inclui a capacidade de falar, sorrir, cheirar, provar, tocar, mastigar, engolir e transmitir uma gama de emoções através de expressões faciais com confiança e sem dor, desconforto e doença do complexo craniofacial.*

Didaticamente, a saúde pode ser dividida em compartimentos, dentre eles a saúde bucal, facilitando a compreensão por meio de uma visão cartesiana em que a divisão em partes é realizada para compreender o todo. Assim, é necessário o entendimento de que a saúde bucal é parte da saúde geral e a sua condição positiva ou negativa causa impacto significativo na qualidade de vida das pessoas desde a tenra idade, passando por todas as fases do ciclo vital até a velhice.

Muitas dimensões podem compor o conceito de qualidade de vida, no entanto, em geral, os autores concordam que o autorrelato da experiência parece ser o mais adequado. Esse aspecto se apresenta claramente na declaração da OMS que define *qualidade de vida como percepção do indivíduo de sua posição na vida, no contexto da cultura e dos sistemas de valores em que vive e em relação aos seus objetivos, expectativas, padrões e preocupações.*[23] A qualidade de vida relacionada à saúde bucal pode ser definida como a percepção multidimensional pessoal da saúde bucal sobre a oclusão, a mastigação, a deglutição, a fala, o sorriso e outras expressões faciais, a interação social, a autoestima, as emoções, a dor ou desconforto, a incapacidade, as interações sociais e o acesso a serviços de saúde, sofrendo influência direta de determinantes sociais individuais e ambientais (Figura 6), assim como demonstra o modelo de Wilson e Cleary.[24]

Entre os problemas bucais envolvendo a Cariologia, a prevalência da fluorose dentária e da cárie dentária deve ser sempre acompanhada da sua gravidade para que o impacto na qualidade de vida seja melhor dimensionado. Também se faz importante salientar que estudos transversais (análise da prevalência) não são capazes de oferecer inferências causais, sendo, portanto, observadas apenas associações estatisticamente significativas ou não. A seguir, serão apresentados distintos impactos que a fluorose dentária, a cárie dentária, as restaurações e as perdas dentárias podem causar ou estar associadas à qualidade de vida.

## Fluorose dentária

A fluorose dentária pode se manifestar na dentadura decídua, mas é na permanente que há maior repercussão na qualidade de vida, provavelmente em razão da cor leitosa dos dentes decíduos tornando mais difícil a percepção das manchas esbranquiçadas de fluorose. Para efeito didático, serão apresentados os resultados de impacto da fluorose na qualidade de vida assumindo como critério a gravidade das manchas a partir da presença ou não de perda de estrutura de esmalte em dentes permanentes. Assim, o impacto será apresentado em relação aos casos em que a fluorose é de menor gravidade, de acordo com o Índice de Dean,[18] classificada em níveis muito leve e leve, e os de maior gravidade, com perda de estrutura relacionados à classificação moderada e grave.

Alguns estudos realizados no Brasil reportam baixa gravidade e ausência de impacto da fluorose na qualidade de vida, não importando o tipo de instrumento utilizado.[25,26] Estudo realizado na cidade de Pinheiro Preto – SC,[25] que apresenta água fluoretada com cobertura de 51% da população, em 513 escolares de 6 a 15 anos, regis-

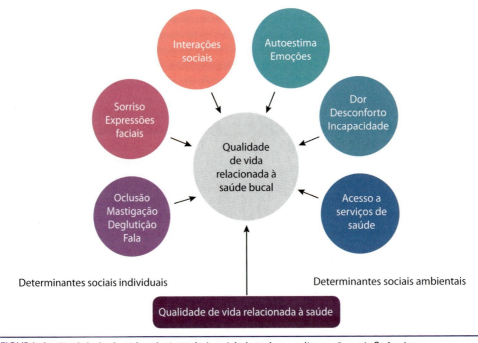

FIGURA 6   Qualidade de vida relacionada à saúde bucal, suas dimensões e influências.

trou prevalência geral de 14,2% de fluorose muito leve e 4,1% de leve a severa pelo índice de Dean, aumentando essa prevalência com o aumento da idade de 6 anos (23,3%) para os 15 anos (45,5%). Não houve associação estatisticamente significativa entre a prevalência de fluorose e o instrumento *Oral Impacts of Daily Performance* (OIDP)[*] utilizado para mensurar qualidade de vida, assim não houve associação significativa com as 8 atividades que compõem o OIDP.[3] Outra cidade brasileira com fluoretação de água de abastecimento público controlada foi palco de outro estudo transversal nesta temática com 496 crianças de 12 anos que viviam em Birigui- SP desde o nascimento.[26] A prevalência de fluorose muito leve foi de 44,4%, leve foi de 11,9%, e moderada de 2,4%; registrou-se um caso de fluorose grave (0,2%). O estudo demonstrou que havia um teor de fluoreto acima do recomendado na água de abastecimento público, sendo o principal responsável pela prevalência maior de fluorose do que a esperada com base em outros estudos nacionais. No entanto, 98,3% das crianças reportaram não saber o que significava a fluorose dentária, o que serviu de base para os autores concluírem que a prevalência de fluorose, na maioria dos casos de baixa gravidade, não afetava a qualidade de vida das crianças.

Em regiões endêmicas para fluorose há registro de um percentual maior de prevalência de fluorose moderada ou grave. É o caso da cidade mexicana de San Luis Potosí, em que a água continha 3,38 ppm de fluoreto, elevado teor para aquela região, em 2011.[27] Participaram 212 escolares de 8 a 10 anos de idade e foram avaliados os incisivos superiores permanentes, pelo índice de fluorose proposto por Thylstrup e Fejerskov[**]. Os autores dicotomizaram os resultados até a classificação 4, que corresponde a toda face vestibular marcadamente branca e opaca e, a partir da classificação 5, além do aparente aspecto calcáreo, há pequenos focos de perda de estrutura em esmalte. A prevalência de fluorose foi muito alta (91,7%), mas o código 5 ou superior correspondeu a 10,8% dos participantes, com importante impacto negativo na qualidade de vida mensurada pela versão espanhola do instrumento CPQ$_{8\text{-}10}$[***] (OR[****] = 5,1; IC 1,5:16,9; p = 0,007). Os pais que relataram o uso de água mineral, por considerarem mais seguro quanto ao risco de fluorose, foram aqueles cujas crianças apresentaram prevalência de fluorose de baixa gravidade.

Em regiões em que a água de abastecimento público é fluoretada nos padrões recomendados, com uso de dentifrício fluoretado controlado em termos de quantidade e frequência desde a tenra idade, a prevalência de fluorose é baixa (em geral menor que 20%) e não tem impacto significativo na qualidade de vida em nível comunitário.[28] Apesar de a percepção ser influenciada por aspectos socioeconômico-culturais, uma revisão de literatura mostrou que há trabalhos que, além de não apresentarem impacto negativo, contrariaram a norma apresentando impacto positivo da fluorose de baixa gravidade na qualidade de vida, inclusive, reportando sensação de maior atratividade pessoal na visão de crianças e de seus pais pelo aspecto esbranquiçado do esmalte.[29]

Tratamentos para reabilitação estética em dentes com fluorose têm sido frequentes; por esse motivo, um estudo de intervenção *quasi-experimental*[*****] foi realizado em dentes

---

[*]Mais informações sobre OIDP em Adulyanon S, Sheiham A. Oral impacts on daily perform-ances. In: Slade GD, editor. Measuring oral health and quality of life. Chapel Hill: University of North Carolina; 1997. p. 151-60.
[**]Mais informações sobre o índice de fluorose em Thylstrup A, Fejerskov O. Clinical appearance of dental fluorosis in permanent teeth in relation to histologic changes. Community Dent Oral Epidemiol. 1978;6:315-28.
[***]Para mais informações sobre CPQ 8-10 em Jokovic A, Locker D, Tompson B, Guyatt G. Questionnaire for measuring oral health-related quality of life in eight- to ten-year-old children. Pediatr Dent. 2004;26(6):512-8.
[****]OR = *odds ratio* (razão de chance), IC = intervalo de confiança (valor menor para o maior), p = valor de probabilidade de erro estatístico (significativo < 5%).
[*****]Tipo de estudo de intervenção sem grupo controle, portanto mais simples e sem randomização.

anteriores com fluorose por meio do uso de técnicas envolvendo microabrasão, restauração com resina composta ou pela combinação de ambas. O resultado do instrumento OHIP-14,* em 53 pessoas com 9 a 27 anos de idade, demonstrou impacto funcional e psicossocial positivo após o tratamento estético.[30]

### Cárie dentária em dentes decíduos

Nas últimas décadas, o declínio ocorrido na prevalência de cárie dentária em crianças e adolescentes brasileiros não foi observado em crianças na primeira infância (0 aos 5 anos de idade), com dentadura decídua. A cárie dentária nessas crianças provoca dor e desconforto, com repercussões na habilidade de mastigar, no receio de falar, no comportamento com repercussões no sono e irritabilidade. A cárie dentária está associada ao impacto negativo na qualidade de vida de crianças na primeira infância, afetando suas vidas e de suas famílias.

O instrumento Family Impact Scale (FIS)** permite avaliar o impacto negativo da cárie dentária na qualidade de vida da família da criança em quatro dimensões: atividades familiares ou dos pais, emoções dos pais, conflitos familiares e ônus em finanças. Com exceção dos conflitos familiares, as outras três dimensões apresentaram maior média nas respostas quando havia aumento na prevalência de cárie, demonstrando que há impacto negativo na qualidade de vida dos pais e da família de crianças com 5 ou 6 anos que apresentam cárie dentária.[31]

Foi observado que crianças com idade até 5 anos apresentaram impacto negativo na qualidade de vida na medida em que o número de dentes cariados aumentou de baixa experiência (ceo-d = 1 a 5) para alta experiência (ceo-d = 6 ou mais). Em todas as perguntas que compõem o instrumento SOHO-5 (Scale of Oral Health Outcomes)*** o impacto negativo foi estatisticamente maior na alta experiência, tanto na versão das crianças como de seus pais, portanto, apresentando impacto em relação à dificuldade de comer, beber, falar, brincar, dormir, ao evitar sorrir devido à aparência e à dor. Em crianças até 5 anos, a prevalência de ao menos um dente com lesão cariosa está associada ao impacto negativo na qualidade de vida e esse impacto indesejável aumenta significativamente quando a criança tem seis ou mais dentes decíduos com lesões cariosas.[32]

### Cárie dentária em dentes permanentes: impacto das lesões, restaurações e perdas dentárias

Apesar do declínio na prevalência de cárie dentária ter ocorrido nas populações mais jovens do Brasil e de outros países, ela ainda persiste como um importante problema de saúde pública, atingindo as camadas mais vulneráveis da sociedade.

A idade tem um papel importante para a prevalência de cárie dentária por se tratar de uma doença crônica que tem incidência positiva com o tempo. Na dentadura permanente de crianças e adolescentes, a cárie dentária manifesta impacto negativo em diversos aspectos relacionados ao bem-estar e à qualidade de vida. Na medida em que a idade aumenta para a adolescência, os aspectos sociais relacionados à interação entre as pessoas ou à atratividade pessoal e autoestima se agregam mais fortemente à limitação funcional e aos sintomas bucais, tais como a sensação de dor.

Em estudo brasileiro realizado no Distrito Federal com 618 crianças e adolescentes de 10 a 15 anos, foi observado que pouco mais de um terço da amostra (34,8%) reportaram so-

---

*Para mais informações sobre OHIP em Slade GD. Derivation and validation of a short-form oral health impact profile. Community Dent Oral Epidemiol. 1997;25(4):284-90.

**Mais informações sobre FIS em Goursand D, Paiva SM, Zarzar PM, Pordeus IA, Allison PJ. Family Impact Scale (FIS): psychometric properties of the Brazilian Portuguese language version. Eur J Paediatr Dent. 2009 Sep;10(3):141-6.

***Mais informações sobre SOHO em Tsakos G1, Blair YI, Yusuf H, Wright W, Watt RG, Macpherson LM. Developing a new self-reported scale of oral health outcomes for 5-year-old children (SOHO-5). Health Qual Life Outcomes. 2012 Jun;7(10):62.

frer algum tipo de impacto negativo, moderado ou severo, na qualidade de vida relacionada à saúde bucal no mínimo uma vez, nos três meses anteriores ao levantamento dos dados, podendo haver grave comprometimento das atividades diárias de adolescentes. Diversos impactos foram observados, principalmente relacionados ao domínio dor de dente, mau hálito e impacção de alimentos entre dentes.[28]

A cárie dentária sem tratamento, especialmente em dentes anteriores, causa impacto negativo na qualidade de vida. A prevalência e gravidade de cavitações em dentina (superficial, moderada ou profunda) foram estudadas junto a determinantes sociais e foram associadas à qualidade de vida mensurada pelo instrumento $CPQ_{11-14}$,* em crianças e adolescentes brasileiros de 11 a 15 anos de idade.[33] O número de lesões de dentina aumentou com a idade e as lesões moderadas e graves foram associadas ao impacto negativo na qualidade de vida (OR = 1,99; IC 1,31:3,02; p = 0,001) quando comparadas às superfícies livres de qualquer tipo de lesão de dentina. Os autores chamaram a atenção para a ausência de impacto na qualidade de vida das lesões rasas de dentina (p = 0,368), provavelmente devido ao fato de a sensação dolorosa ser fugaz quando pouca dentina é afetada.

Negligenciar os hábitos de higiene bucal também está associado ao impacto negativo em grupo etário de 11 a 15 anos, pois ter o hábito de escovar os dentes até uma vez ao dia apenas teve impacto negativo significativo em relação aos que relataram escovar os dentes duas vezes ou mais ao dia (OR = 2.12; IC 1,31:3,43; p = 0,002). Esse resultado reforça a necessidade de programas educativo-preventivos que incluam a escovação supervisionada em ambiente escolar com uso de dentifrícios fluoretados, assim como a educação profissional individual em ambiente de consultório odontológico, seja público ou privado.[33]

O impacto negativo da cárie dentária sem tratamento com sintomas bucais, como a dor, é universal em pessoas ou nos distintos grupos de dentes, podendo ser diferente na intensidade por razões pessoais ou culturais. Entretanto, outras dimensões podem estar relacionadas com grupos de dentes específicos, por exemplo, em dentes posteriores uma lesão de cárie pode provocar a perda da qualidade da mastigação ou, em casos mais graves, interferir na dimensão vertical da oclusão; em ambos os casos a limitação funcional é afetada e já foi associada ao impacto negativo da cárie em dentes posteriores.[34] Em dentes anteriores, a cárie dentária interfere esteticamente no sorriso e pode interferir na atratividade pessoal, na intimidade, na comunicação e nas interações pessoais; todas essas são características relacionadas à dimensão bem-estar social, a qual já foi associada ao impacto negativo da cárie dentária em dentes anteriores.[34] É razoável aceitar que lesões de cárie sem tratamento, especialmente cavidades que já alcançaram a dentina em maior profundidade ou agravadas em casos de envolvimento pulpar, impactam em sintomas bucais, tais como a dor e o desconforto físico ou em dimensões relacionadas à emoção e ao convívio social.

O tipo de tratamento das lesões de cárie dentária ainda carece de evidência científica, pois os trabalhos já publicados apresentaram resultados por vezes contraditórios, no entanto, é razoável que se aceite o impacto positivo das restaurações na qualidade de vida baseado em evidência científica mais recente.[34] Estudo brasileiro, em 2016, demonstrou que o tratamento da cárie dentária traz consigo benefícios à qualidade de vida das pessoas, pois foi demonstrado que o impacto positivo dos dentes restaurados foi semelhante ao de dentes livres de cárie dentária.[33]

O hábito das pessoas frente aos cuidados com sua própria saúde bucal já foi estudado e os resultados são distintos de acordo com o

---
*Mais informações sobre $CPQ_{11-14}$ em Page LAF, Thompson WT, Jokovic A, Locker D. Validation of the Child Perceptions Questionnaire ($CPQ_{11-14}$). J Dent Res. 84(7):649-52.

tipo de comportamento individual. Ao apresentar os resultados a seguir, não se deseja fazer juízo de valor sobre o comportamento das pessoas, ou em avaliação mais extremista no julgamento dos que são mais ou menos acometidos pela doença cárie dentária. O objetivo é salientar ao clínico e ao gestor em saúde bucal sobre a importância do planejamento de suas ações estratégicas para o estabelecimento de políticas públicas que promovam a saúde e o bem-estar. Assim, em relação aos que têm o hábito de buscar pelos tratamentos odontológicos eletivos, seja por atendimentos exclusivos em odontologia preventiva e realizados por meio de profilaxias profissionais, com ou sem raspagem e alisamento coronário e radicular, ou somando aplicações tópicas de fluoreto, ou seja, por demanda espontânea por acompanhamento odontológico, o impacto é positivo na qualidade de vida. Portanto, as pessoas que mantém comportamento preventivo apresentam impacto positivo na qualidade de vida relacionada à saúde bucal, enquanto as que apresentam receio aos atendimentos clínicos e postergam suas consultas ao ponto de frequentarem o serviço público ou privado em razão de urgências relacionadas ao envolvimento pulpar e à necessidade de extrações dentárias apresentam impacto negativo na qualidade de vida relacionada à saúde bucal.[35,36] Ressalta-se que o impacto econômico ao serviço público na segunda opção é muito maior, sendo mais interessante que se valorizem ações de Atenção Primária à Saúde, principalmente por meio da Estratégia de Saúde da Família.

Um estudo de coorte* foi realizado com 4.143 nascidos vivos em 1942 na Suécia examinados nos anos 1992, 1997, 2002 e 2007.[36] Nesta última data, os participantes tinham entre 50 e 65 anos de idade. Os aspectos relacionados à rotina de atendimento e à qualidade de vida relacionada à saúde bucal foram apresentados e discutidos. Somente no ano de 2007 foi utilizado o instrumento OIDP e os impactos negativos foram 30% menos significativos em quem manteve rotina de atendimento clínico (atendimento para *check up* e não por problema dentário); ainda as perdas dentárias foram 60% menos frequentes em quem mantinha rotina de atendimento. Esse estudo demonstrou a importância em se manter uma rotina de atendimento clínico em indivíduos adultos (50 a 65 anos) e que as perdas dentárias são menos frequentes, favorecendo a condição bucal e a saúde bucal relacionada à qualidade de vida.

Em 1979, foi publicado um estudo sobre qualidade de vida relacionada à saúde bucal realizado com idosos ingleses de baixa renda. Dentre os resultados observaram-se 59% de lesões de mucosa, 74% de edêntulos com próteses mal adaptadas, 32% com dores de origem bucal e 30% com dificuldades na mastigação, mas o impacto negativo registrado foi relacionado à vergonha sobre a aparência e à falta de estabilidade das próteses em uso. Portanto, aqueles idosos não registraram dimensões relacionadas a condições de saúde e doença.[20] Distintos instrumentos já foram apresentados na literatura, com metodologia aperfeiçoada e muitas vezes direcionados às condições de saúde específicas ou a grupos etários distintos, sendo capazes de auferir com maior precisão e qualidade os impactos na qualidade de vida, principalmente em modelos de estudo longitudinais. Os primeiros trabalhos sobre qualidade de vida relacionada à saúde bucal em idosos apresentavam controvérsia entre a percepção das desvantagens e as avaliações normativas,[20,37] por vezes parecendo que quanto mais edêntulo, mais satisfeito com a saúde bucal um idoso estaria. Na verdade, esse resultado se devia à eliminação de dentes remanescentes que causavam dor e desconforto estético e/ou repercussões nas interações sociais associados ao impac-

---

* Estudo epidemiológico de maior evidência científica entre os estudos observacionais. É realizado a partir de fatores de risco observados ao longo do tempo, sendo possível fazer associações causais entre o fator de exposição e o desfecho. Por exemplo, o comportamento preventivo (fator de exposição) e a qualidade de vida relacionada à saúde bucal (desfecho).

to negativo. Portanto, a extração dos dentes remanescentes, contrariando o que seria esperado, era associada ao impacto positivo em idosos, principalmente quando restavam poucos dentes remanescentes.

O impacto negativo da condição bucal na qualidade de vida foi investigado em 335 idosos domiciliados em Bauru, em 2015.[38] Entre os resultados mais relevantes concluiu-se que o impacto negativo observado na qualidade de vida relacionada à saúde bucal em geral diminuiu nas idades mais avançadas, acima dos 74 anos* e foi mais sensível no sexo feminino. A perda dentária e a necessidade de reabilitação bucal foram as condições normativas associadas ao impacto negativo, cuja percepção pelos idosos se manifestou no relato de dor de origem dentária e necessidade de tratamento odontológico.

A perda dentária parcial ou completa representa a última instância de recurso para frear a expansão de lesões de cárie dentária e suas consequências no parendodonto.** Tem ocorrência mais discreta em jovens, mas à medida em que a idade avança se torna cada vez mais frequente, levando parcela significativa dos idosos ao edentulismo. Em 2010, foi publicada uma revisão sistemática e metanálise a respeito de perdas dentárias e qualidade de vida relacionada à saúde bucal.[39] O objetivo foi investigar as perdas dentárias em número e localização na boca e seu impacto na qualidade de vida. A hipótese foi de que a perda dentária causa deficiência e que a localização e a distribuição dos dentes remanescentes têm um papel importante para saúde bucal relacionada à qualidade de vida.

Entre 1990 e 2009 foram observados 924 trabalhos, dos quais 35 foram elegíveis para revisão sistemática e 10 para metanálise.[39] Todos os estudos demonstraram que a perda dentária causava impacto negativo na qualidade de vida e que, quando envolviam dentes anteriores, o impacto era mais grave. Os autores concluíram que a perda dentária está associada à deficiência de função e estética e que a sua localização e distribuição afetam a gravidade do impacto negativo. Também concluíram que esse resultado é universal, ou seja, independe do instrumento utilizado ou da origem geográfica; a gravidade e a extensão do impacto parecem ser dependentes do contexto de vida. Ainda deixaram o alerta relativo à necessidade de se implementar políticas voltadas para a conservação dos dentes por meio de medidas preventivas, bem como de estratégias para reabilitação bucal.

## Perspectiva futura sobre estudos relacionados à qualidade de vida

A maioria dos estudos realizados sobre qualidade de vida é transversal (visão pontual relacionada à prevalência da doença/condição), havendo grande necessidade de estudos longitudinais observacionais e de intervenção para que os achados sejam melhor compreendidos. De forma geral, pode-se concluir pelas evidências atuais que a fluorose de baixa gravidade sem perda de estrutura dentária não causa impacto negativo significativo na qualidade de vida e é encontrada em regiões que fazem o uso racional do fluoreto (ver Capítulo 8). A fluorose de maior gravidade, situação em que há perda de estrutura dentária, causa impacto negativo na qualidade de vida e deve ser evitada. Os tratamentos estéticos, visando minimizar ou eliminar a aparência da fluorose de dentes anteriores, têm demonstrado impacto positivo na qualidade de vida.

Quanto à cárie dentária sem tratamento, o impacto negativo ocorre em dimensões físicas e psicossociais diversas quando envolvem dentina ou perdas dentárias, e essas reper-

---
*A condição bucal da pessoa idosa apresenta o resultado de riscos biológicos e sociais acumulados ao longo dos anos. Há expressiva perda dentária e não é incomum que os dentes remanescentes apresentem cárie dentária ou doença periodontal. Apesar dessa condição bucal desfavorável, quando o idoso envelhece, ou seja, acima dos 74 anos, o impacto na qualidade de vida perde força, principalmente em relação a condições estéticas, mas ainda pode ser observado impacto em relação à função e à dor.
**Região que envolve a porção radicular de um dente incluindo o ligamento periodontal e o osso alveolar.

**TABELA 3** Estudos citados que mostram relação entre diferentes condições bucais e qualidade de vida.

| Referências (primeiro autor, ano) | Condição dentária e comportamento relacionados à cariologia | Qualidade de vida relacionada à saúde bucal* |
|---|---|---|
| Michel-Crosato et al., 2005;[25] Chankanka et al., 2010;[29] Moimaz et al., 2015[26] | Fluorose dentária de baixa gravidade | Sem impacto relevante |
| Chankanka et al., 2010;[29] Aguilar-Díaz et al., 2011[27] | Fluorose dentária grave | -- |
| Santa-Rosa et al., 2014[30] | Restaurações em dentes anteriores com fluorose | ++ |
| Abanto et al., 2012;[31] Feldens et al., 2016;[33] Nora et al., 2018[32] | Cárie dentária sem tratamento | - |
| Alves et al., 2012[34] | Restaurações em dentes anteriores e posteriores com lesões cariosas | + |
| Gerritsen et al., 2010[39] | Perdas dentárias, região posterior, devido à cárie dentária | - |
| Gerritsen et al., 2010[39] | Perdas dentárias, região anterior, devido à cárie dentária | -- |
| Gerritsen et al., 2010[39] | Perda de um só dente anterior, ou quando resta somente um dente anterior, devido à cárie dentária | ---- |
| Gerritsen et al., 2010[39] | Perda de todos os dentes, devido à cárie dentária | ---- |
| Feldens et al., 2016[33] | Escovar os dentes duas ou mais vezes ao dia | + |
| Åstrøm et al., 2014[36] | Atendimentos frequentes de urgência | - |
| Åstrøm et al., 2014[36] | Atendimentos frequentes preventivos e eletivos | + |

* - negativo, + positivo. Quanto mais repetições de + e -, mais impactante é a condição.

cussões ocorrem desde a primeira infância até os idosos. As restaurações dentárias estão associadas ao impacto positivo, assim como os tratamentos protéticos para reabilitação bucal. A **Tabela 3** mostra um resumo das relações entre as condições bucais e o impacto na qualidade de vida.

## CONSIDERAÇÕES FINAIS

Em geral a prevalência da cárie dentária no Brasil e no mundo está abaixo da meta da OMS para o ano 2000 (CPO-D = 3, aos 12 anos), porém ainda é evidente que alguns países não alcançaram a meta e que há grandes disparidades no índice entre países e também entre regiões do Brasil, devido às desigualdades socioeconômico-culturais. Para 2020, a OMS tem como meta um CPO-D aos 12 anos de idade de 1,5. Para tal, ampliar o campo de atuação considerando os diferentes determinantes de saúde relacionados à doença cárie e o impacto na qualidade de vida é o caminho mais adequado para que seja obtido o sucesso em nível mundial na prevenção da doença. Além disso, a utilização racional do fluoreto e outras medidas relacionadas deverá ser estrategicamente planejada para se evitar a fluorose grave que, assim como a cárie dentária envolvendo cavitação, causa impacto negativo na qualidade de vida e perdas dentárias em indivíduos de todas as faixas etárias, incluindo a dentadura decídua e permanente.

## REFERÊNCIAS BIBLIOGRÁFICAS

1. Narvai PC, Frazão P. Epidemiologia, política e saúde bucal coletiva. In: Antunes JLF, Peres MA. Epidemiologia da saúde bucal. Rio de Janeiro: Guanabara Koogan; 2006. p. 346-62.
2. Last JM, editor. A dictionary of epidemiology. 2. ed. New York: Oxford University Press; 1988.
3. Rouquayrol MZ, Silva MGC. Epidemiologia & saúde. 7. ed. Rio de Janeiro: MedBook; 2013.
4. Kassebaum NJ, Smith AGC, Bernabé E, Fleming TD, Reynolds AE, Vos T, et al. Global, regional, and national prevalence, incidence, and disability-adjusted life years for oral conditions for 195 countries, 1990-2015: A systematic analysis for the global burden of diseases, injuries, and risk factors. J Dent Res. 2017;96(4):380-7.
5. Pinto VG. Saúde bucal coletiva. 7. ed. Rio de Janeiro: Guanabara Koogan; 2019.
6. Moyses S. Saúde coletiva: políticas, epidemiologia da saúde bucal e redes de atenção odontológica. São Paulo: Artes Médicas; 2013.
7. Nadanovsky P. Declínio da cárie. In: Pinto VG. Saúde bucal coletiva. 7. ed. Rio de Janeiro: Guanabara Koogan; 2019. p. 271-80.
8. da Silveira Moreira R. Epidemiology of dental caries in the world. In: Virdi M, editor. Oral Health Care – pediatric, research, epidemiology and clinical practices. Rijeka, Croatia: InTech; 2012. p. 149-68.
9. Narvai PC, Frazão P. Saúde bucal no Brasil: muito além do céu da boca. Rio de Janeiro: Fiocruz; 2008.
10. Nickel DA, Lima FG, Silva BB. Modelos assistenciais em saúde bucal no Brasil. Cad Saúde Pública. 2008;24(2):241-6.
11. Mattos GC, Ferreira EF, Leite IC, Greco RM. A inclusão da equipe de saúde bucal na Estratégia Saúde da Família: entraves, avanços e desafios. Ciência Saúde Colet. 2014;19(2):373-82.
12. Agnelli PB. Variação do índice CPOD do Brasil no período de 1980 a 2010. Rev Bras Odontol. 2015;72(1-2):10-5.
13. Mascarenhas AK. Risk factors for dental fluorosis: a review of the recent literature. Pediat Dent. 2000;22(4):269-77.
14. Cunha LF, Tomita NE. Dental fluorosis in Brazil: a systematic review from 1993 to 2004. Cad Saúde Pública. 2006;22(9):1809-16.
15. Buzalaf MAR. Review of fluoride intake and appropriateness of current guidelines. Adv Dent Res. 2018;29(2):157-66.
16. Akuno MH, Nocella G, Milia EP, Gutierrez L. Factors influencing the relationship between fluoride in drinking water and dental fluorosis: a ten-year systematic review and meta-analysis. J Water Health. 2019;17(6):845-62.
17. Lima IFP, Nóbrega DF, Cericato GO, Ziegelmann PK, Paranhos LR. Prevalence of dental fluorosis in regions supplied with non-fluoridated water in the Brazilian territory: a systematic review and meta-analysis. Ciência Saúde Colet. 2019;24(8):2909-22.
18. Dean HT. The investigation of physiological effects by the epidemiological method. In: Moulton FR, editor. Fluorine and dental health. Washington (DC): American Association for the Advancement of Science; 1942. p. 23-31.
19. Hobdell M, Petersen PE, Clarkson J, Johnson N. Global goals for oral health 2020. Int Dent J. 2003;53(5):285-8.
20. Smith JM, Sheiham A. How dental conditions handicap the elderly. Community Dent Oral Epidemiol. 1979;7(6):305-10.
21. Locker D. Concepts of oral health, disease and the quality of life. Measuring oral health and quality of life. Chapel Hill: Department of Dental Ecology, School of Dentistry, University of North Carolina; 1997.
22. Glick M, Williams DM, Kleinman DV, Vujicic M, Watt RG, Weyant RJ. A new definition for oral health developed by the FDI World Dental Federation opens the door to a universal definition of oral health. Int Dent J. 2016;66(6):322-4.
23. WHO. WHOQOL: user manual. Geneva: WHO; 1998.
24. Wilson IB, Cleary PD. Linking clinical variables with health-related quality of life. A conceptual model of patient outcomes. JAMA. 1995;273(1):59-65.
25. Michel-Crosato E, Biazevic MG, Crosato E. Relationship between dental fluorosis and quality of life: a population-based study. Braz Oral Res. 2005;19(2):150-5.
26. Moimaz SA, Saliba O, Marques LB, Garbin CA, Saliba NA. Dental fluorosis and its influence on children's life. Braz Oral Res. 2015;29: S1806-83242015000100214.
27. Aguilar-Díaz FC, Irigoyen-Camacho ME, Borges-Yáñez SA. Oral-health-related quality of life in schoolchildren in an endemic fluorosis area of Mexico. Qual Life Res. 2011;20(10):1699-706.

28. Aimée NR, van Wijk AJ, Maltz M, Varjão MM, Mestrinho HD, Carvalho JC. Dental caries, fluorosis, oral health determinants, and quality of life in adolescents. Clin Oral Investig. 2017;21(5):1811-20.
29. Chankanka O, Levy SM, Warren JJ, Chalmers JM. A literature review of aesthetic perceptions of dental fluorosis and relationships with psychosocial aspects/oral health-related quality of life. Community Dent Oral Epidemiol. 2010;38(2):97-109.
30. Santa-Rosa TT, Ferreira RC, Drummond AM, De Magalhães CS, Vargas AM, Ferreira E Ferreira E. Impact of aesthetic restorative treatment on anterior teeth with fluorosis among residents of an endemic area in Brazil: intervention study. BMC Oral Health. 2014;14:52.
31. Abanto J, Paiva SM, Raggio DP, Celiberti P, Aldrigui JM, Bönecker M. The impact of dental caries and trauma in children on family quality of life. Community Dent Oral Epidemiol. 2012;40(4):323-31.
32. Nora Â, da Silva Rodrigues C, de Oliveira Rocha R, Soares FZM, Minatel Braga M, Lenzi TL. Is caries associated with negative impact on oral health-related quality of life of pre-school children? A systematic review and meta-analysis. Pediatr Dent. 2018;40(7):403-11.
33. Feldens CA, Ardenghi TM, Dos Santos Dullius AI, Vargas-Ferreira F, Hernandez PA, Kramer PF. Clarifying the impact of untreated and treated dental caries on oral health-related quality of life among adolescents. Caries Res. 2016;50(4):414-21.
34. Alves LS, Damé-Teixeira N, Susin C, Maltz M. Association among quality of life, dental caries treatment and intraoral distribution in 12-year-old South Brazilian schoolchildren. Community Dent Oral Epidemiol. 2013;41(1):22–9
35. Crocombe LA. Long-term routine dental attendance is important for older adults. J Evid Based Dent Pract. 2015;15(1):39-40.
36. Åstrøm AN, Ekback G, Ordell S, Nasir E. Long-term routine dental attendance: influence on tooth loss and oral health-related quality of life in Swedish older adults. Community Dent Oral Epidemiol. 2014;42(5):460-9.
37. Inglehart MR, Bagramian RA. Oral health-related quality of life. Chicago: Quintessence Publishing Co. Inc.; 2002.
38. Bastos RS, Lauris JRP, Bastos JRM, Velasco SRM, Teixeira DF, Sá LM. The impacts of oral health-related quality of life of elderly people living at home: a cross-sectional study. Cien Saude Colet. 2019; in press.
39. Gerritsen AE, Allen PF, Witter DJ, Bronkhorst EM, Creugers NH. Tooth loss and oral health-related quality of life: a systematic review and meta-analysis. Health Qual Life Outcomes. 2010;8:126.

# Diagnóstico clínico e diferencial das lesões cariosas

Mariana Minatel Braga | Catarina Ribeiro Barros de Alencar | Luciana Lourenço Ribeiro Vitor | Maximiliano Sérgio Cenci | Daniela Rios

## INTRODUÇÃO

A cárie dentária é uma doença extremamente complexa. O próprio conhecimento de seus fatores causais foi mudando ao longo do tempo, demonstrando como tem sido difícil o entendimento de sua etiologia (ver Capítulo 1). Atualmente há um consenso de que a presença constante e frequente de açúcar provoca uma disbiose, ou seja, um desequilíbrio no biofilme formado sobre a superfície dentária, caracterizando-o pelo predomínio de microrganismos acidogênicos e acidúricos que promovem a desmineralização do esmalte e/ou dentina.[1,2]

Apesar da cárie dentária ser evitável, ainda hoje ela não foi controlada, sendo considerada o principal problema de saúde bucal ao redor do mundo.[3] A falha na abordagem dessa doença pode se iniciar em um inadequado processo de diagnóstico, que inevitavelmente repercute no tratamento. Por muito tempo os termos diagnóstico e detecção foram considerados sinônimos, isso porque a doença em si não era distinguida de seus sinais clínicos. O tratamento era focado em restabelecer a forma, estética e função do dente acometido pela lesão de cárie e como consequência não se conseguia controlar o aparecimento de novas lesões. Atualmente há maior clareza de que o tratamento para restabelecimento da saúde deve atuar nos fatores causais que são responsáveis por promover a disbiose no biofilme dentário, que se manifesta pelo aparecimento da lesão de cárie.[4] Assim sendo, o processo de investigação em relação ao comportamento, às condições de saúde e às características socioeconômico-culturais do indivíduo, juntamente com a procura por sinais clínicos da presença da lesão no dente levarão ao diagnóstico da doença e o seu apropriado tratamento.[4] Logo, a detecção de lesões de cárie é apenas uma parte do processo de diagnóstico, e a avaliação dessas lesões tem como objetivo caracterizá-las ou monitorá-las assim que detectadas. Por outro lado, embora a detecção de lesões de cárie seja parte do processo, destaca-se sua importância, pois a conclusão de que o indivíduo está com a doença é feita quando se evidencia os seus primeiros sinais clínicos.

O desenvolvimento da lesão pela desmineralização da estrutura dentária pode ser entendido sob três diferentes perspectivas: bioquímica, ultraestrutural e clínica. O Capítulo 1 esclareceu que as trocas bioquímicas entre o esmalte e o biofilme dentário, mediante situações de queda de pH, em decorrência do metabolismo do açúcar pelas bactérias, levam à perda dos cristais de hidroxiapatita, acarretando aumento da porosidade do esmalte. Por outro lado, cristais de fluorapatita são depositados sobre a superfície da estrutura dentária, resultando em uma área superficial com um menor volume de poros. Dessa forma, microscopicamente, a ultraestrutura da lesão de cárie é caracterizada por uma lesão de subsuperfície de acordo com diferentes distribuições e extensões das porosidades do esmalte ao longo da área desmineralizada. Essas mudanças geram, após algum tempo, alterações na cor e textura do esmalte, que correspondem ao primeiro sinal clínico da lesão de cárie. Quando não há controle da doença, a lesão de cárie progride, avançando em profundidade e extensão, atingindo outros tecidos como a dentina, podendo perder estrutura e ocorrer cavitação. Neste capítulo abordaremos de forma detalhada as características clínicas das lesões de cárie importantes de serem detectadas como uma das etapas no diagnóstico da cárie para nortear a futura tomada de decisão em relação ao tratamento.

## EXAME DAS SUPERFÍCIES DENTÁRIAS

Atualmente, alguns métodos estão disponíveis para a detecção e monitoramento das lesões de cárie dentária.[5] Entre esses vários métodos, alguns se baseiam em tecnologias, ligadas a fenômenos ópticos (Fluorescência a *laser* e Fluorescência quantitativa por luz-QLF), ou mesmo a condutância elétrica (Mensuração elétrica da lesão de cárie).[6] Apesar de serem métodos bastante interessantes, apresentam limitação de uso na prática clínica por não serem capazes de detectar características importantes da lesão tais como presença de cavidade e atividade (ver Capítulo 4), além de serem menos acessíveis devido ao alto custo. Dessa forma, mesmo diante de novas tecnologias, o método mais completo, de menor complexidade de uso, maior acesso, maior aplicabilidade e de bom desempenho é o exame visual-tátil. O exame radiográfico, por sua vez, é um exame complementar importante e também adequado quanto a sua aplicabilidade, conforme será discutido a seguir.

O exame visual-tátil ainda é o melhor método de detecção das lesões de cárie. Por meio dele o profissional conseguirá observar todos os parâmetros que devem ser julgados na lesão, tais como localização, estimativa da profundidade, integridade da superfície ou perda de estrutura (cavidade), potencial de retenção de biofilme, coloração e textura, sendo esses três últimos importantes sinalizadores da atividade.[7]

Como o próprio nome sugere, além dos olhos e visão do profissional, para realização do exame visual-tátil utiliza-se sonda periodontal ou sonda da OMS contendo microesfera de 0,5 mm de diâmetro na ponta (*ball-point*), para sentir a superfície.[7] A sensação tátil que compõe o exame determina a presença de rugosidade ou microcavidades no esmalte (textura) ou a dureza da dentina (consistência), que são características importantes para a avaliação da atividade da lesão.[7] A sonda de ponta arredondada também pode ser utilizada para remover eventuais restos de biofilme sobre a superfície, no entanto, para avaliação da textura bem como para limpeza, o seu manuseio deve ser delicado, sem exercer pressão. A inspeção tátil com a sonda *ball-point* é mais segura que aquela outrora realizada com o explorador, pois o uso da sonda exploradora pode causar perda de continuidade nos tecidos dentários, especialmente quando eles se apresentam desmineralizados, sendo o uso deste último, portanto, contraindicado.

Apesar do exame visual-tátil ser extremamente simples, três cuidados são essenciais para sua correta execução: limpeza, secagem e iluminação do dente/superfície a ser examinado[7] **(Figura 1)**.

Lesões de cárie extensas e cavitadas são fáceis de serem identificadas, mas o rigor no exame visual-tátil é importante para detecção de lesões menos evidentes, como as de mancha branca sem cavitação, microcavidades (ou mesmo descontinuidades da superfície) e as de sombreamentos de dentina. Quando há resíduos alimentares ou biofilme sobre a superfície dentária não é possível observar as características do esmalte (se alterado ou não, se pigmentado). A secagem, por outro lado, por preencher eventuais poros da lesão com ar, auxilia na visualização de desmineralizações e alterações de continuidade da superfície, podendo até permitir diferenciar as lesões com maior ou menor grau de mineralização devido às diferenças na refração da luz **(Figura 2)**. Como visto no Capítulo 1, as lesões de

Capítulo 3  Diagnóstico clínico e diferencial das lesões cariosas  39

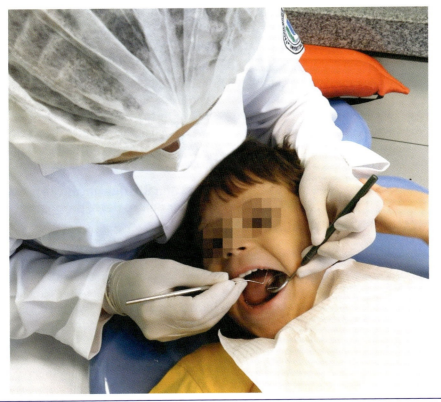

FIGURA 1  Exame visual-tátil com uso de espelho e sonda OMS (ponta contendo microesfera).

Fonte: Acervo dos autores.

mancha branca iniciais, com menor porosidade, só poderão ser vistas após secagem, em virtude da entrada de ar (ou remoção dos fluidos) nos poros da lesão. Essa entrada de ar promove maior diferença visual pois o índice de refração de luz do ar é mais contrastante em relação ao esmalte, do que o índice da saliva comparada a do esmalte. No entanto, a secagem não deve ser estendida por um período superior a 5 segundos,[8] o que já pode ser um período longo demais para dentes decíduos, por exemplo.[9]

O exame radiográfico, por sua vez, poderá complementar as informações quanto à profundidade da lesão, principalmente em dentina. No entanto, ele também não é capaz de gerar dados relativos à presença de cavidade e atividade da lesão. No próximo capítulo

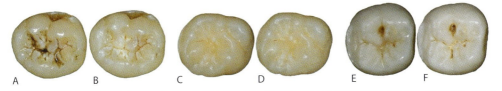

A  B  C  D  E  F

FIGURA 2  (A, C e E) superfícies oclusais sujas, molhadas e sem iluminação, em que é difícil detectar e/ou caracterizar a lesão de cárie; (B, D e F) superfícies oclusais limpas, secas e iluminadas, condição adequada para exame visual-tátil.

Fonte: Imagens gentilmente cedidas pela Profa. Dra. Priscilla Santana Pinto Gonçalves.

o uso de radiografias é apresentado de forma detalhada (ver Capítulo 4).

Diante do exposto, fica claro que o exame visual-tátil é a principal ferramenta para a detecção de lesões de cárie.[10] No entanto, é um método que depende da capacidade de observação de cada profissional. Nesse sentido, índices internacionalmente reconhecidos e validados podem ser utilizados na tentativa de direcionar o que deve ser observado, trazendo padronização ao exame e facilidade na comunicação pelo uso de uma mesma linguagem.

## IMPORTÂNCIA DA UTILIZAÇÃO DE ÍNDICES

Tendo em vista a subjetividade como uma característica inerente à inspeção visual, os índices para avaliação de lesões de cárie vêm sendo desde longa data indicados como uma forma de se minimizar tal efeito.[11] De fato, quando um índice é utilizado, ao se avaliar uma lesão de cárie, nota-se um aumento na acurácia do método visual, o que foi claramente evidenciado em uma revisão sistemática que compilou estudos de acurácia do método, tanto realizados *in vitro* como *in vivo*.[12]

Ao realizarmos a avaliação das superfícies dentárias para diferenciar entre lesão cariosa e outras possíveis alterações e/ou condições de normalidade, devemos procurar por algumas características importantes para tal diagnóstico. A melhora no resultado final desse processo pode ser explicada por um aumento na sensibilidade do método, que provavelmente é alcançado em virtude de o índice despertar maior atenção dos examinadores para sinais que devem ser observados. Em paralelo a isso, também se espera que, ao utilizar um índice, os examinadores padronizem sua forma de ver e avaliar as lesões de cárie.

Existem na literatura diferentes índices disponíveis, cada um com suas particularidades.[11] A grande maioria deles se propõe a avaliar as lesões de cárie em diferentes fases do processo carioso. No entanto, eles variam em algumas características incluídas para essa avaliação, ou ainda, estágios da lesão a serem contemplados, bem como na metodologia que o exame segue, sendo, embora diferentes, muito semelhantes. Na revisão supracitada, apesar dos índices não terem sido comparados, ao menos os mais comumente usados nos estudos compilados (ICDAS, EKR, Nyvad) mostraram tendências semelhantes quanto à melhora na acurácia final do diagnóstico.[12]

## Mas, afinal, o que um índice precisaria avaliar dentro dessa proposta?

O diagnóstico da doença cárie não envolve um processo hipotético-dedutivo, no qual se lançam diagnósticos diferenciais que vão sendo testados até que se chegue a uma conclusão final, mas, sim, um processo de reconhecimento das causas e dos sinais da doença em determinado paciente.[13] É pelos sinais da doença (lesões) que se confirma se o paciente tem a doença, para, a partir daí, se definir a conduta em relação ao caso.[14] Portanto, os processos de diagnóstico e abordagem preventiva e/ou terapêutica devem estar intrinsecamente ligados.[15]

Assim sendo, ressalta-se a importância de que um índice para detecção e avaliação de lesões de cárie seja capaz de identificar características relacionadas ao prognóstico dessa lesão. Isto é importante para diferenciação de condições clínicas que possam influenciar ou estar associadas a diferentes cursos do processo clínico e, assim, repercutir na decisão clínica pelo tratamento mais apropriado.

## Estimativa da profundidade, presença de cavidade e atividade

Dentre as características que poderíamos destacar como importantes para avaliação, e consequente escolha da forma de manejo da lesão de cárie, estariam a sua profundidade, integridade superficial (presença de cavidade) e atividade **(Figura 3)**. Tais características vêm sendo mostradas como fatores realmente associados à progressão de lesões de cárie ao longo do tempo, tanto em dentes decíduos como em dentes permanentes.[16-23]

Diferentes estudos de coorte (longitudinais), em dentes decíduos e permanentes, vêm mostrando que a severidade das lesões é um fator mandatório na sua progressão.[18,20-22] A severidade, por sua vez, abrange dois aspectos que podem fundamentar esse comportamento clínico das lesões: a profundidade (lesão em esmalte *vs.* lesão em dentina) e a integridade superficial (lesão não cavitada *vs.* lesão cavitada). Assim, é importante que um índice para avaliação de cárie permita estimar a profundidade e identificar a presença de perdas de continuidade superficial.

Quando se pensa em profundidade, bastaria considerar o tipo de tecido no qual a lesão se encontra, isto é, confinada ao esmalte ou envolvendo dentina. Isso porque pressupõe-se que haja progressão mais lenta em esmalte devido ao maior conteúdo mineral desse tecido e, portanto, maior resistência à desmineralização. No entanto, a profundidade não se dissocia do fato de algumas lesões estarem também cavitadas, interferindo, portanto, no curso da doença e também na conduta frente à mesma.

De fato, a profundidade e a integridade superficial da lesão de cárie estão intimamente relacionadas,[24] ou seja, muitas lesões cavitadas já estão em dentina, especialmente em dentes decíduos.[23] Hoje é sabido que o biofilme presente sobre a lesão é o responsável pela sua progressão.[25] A partir do momento em que a superfície fica descontínua (cavitação), há também possibilidade de o biofilme permanecer não apenas sobre a superfície, mas também dentro dela, dificultando sua desorganização por métodos de remoção mecânica do biofilme. Além disso, há uma maior contaminação bacteriana no interior da lesão.[24] O conjunto desses fatores determina uma maior velocidade de progressão de lesões cavitadas comparadas às lesões de superfície intacta. Assim, lesões que não são passíveis de limpeza pelos métodos de higiene bucal demandam medidas para controle local do biofilme[25,26] e isso é um diferencial para indicação de opções de tratamento.

Além dessas características, é importante considerarmos ainda a atividade como um fator decisório quanto ao tratamento das lesões, pois reflete a probabilidade ou velocidade de sua progressão.[14] Algumas características clínicas da lesão remetem se ela está ou não em atividade, pois refletem o processo de (des)equilíbrio no binômio desmineralização-remineralização. A menos que tenha

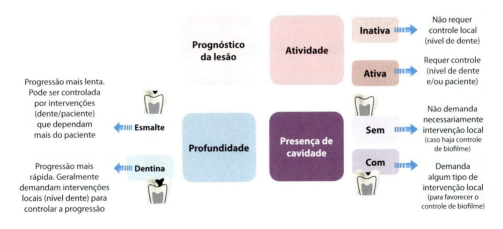

**FIGURA 3** Fatores considerados durante a avaliação das lesões e ligados ao prognóstico da lesão de cárie, ilustrando o posicionamento diferencial frente a cada um deles isoladamente.

Fonte: Acervo dos autores.

havido um controle local para alteração desse processo, ele tende a se manter ativo permitindo a progressão da lesão.[27-29]

Frente ao exposto, um índice de cárie visto como ferramenta importante na avaliação das lesões de cárie deveria minimamente considerar a profundidade, presença de cavidade e atividade, fatores que podem estar relacionados ao seu curso clínico e, assim, melhor direcionar a escolha terapêutica associada às lesões cariosas, dentro do controle da doença como um todo.

## ICDAS

Como mencionado anteriormente neste capítulo, existem diferentes índices disponíveis para se realizar a inspeção visual de lesões de cárie e sua utilização é um diferencial do ponto de vista de acurácia do exame.[12] Embora não haja revisões sistemáticas comparativas entre os diferentes índices e a opção por outros sistemas seja possível, o *International Caries Detection and Assessment System* (ICDAS) é uma alternativa para se utilizar clinicamente. A escolha em utilizar esse índice específico é pautada na tentativa de se universalizar a mensuração das lesões de cárie, assim como ocorre para o índice CPOD, da Organização Mundial da Saúde (OMS).

O ICDAS foi idealizado e proposto por um grupo de pesquisadores na área de Cariologia, unindo suas expertises no assunto, com a motivação comum de criar um índice para avaliação de lesões de cárie que pudesse ser utilizado de forma universal, em diferentes esferas, como a clínica, epidemiológica, pesquisa e ensino.[8,30] Para seu desenvolvimento, esse grupo considerou mais de 20 opções de índices disponíveis naquele momento[11] e escolheu um deles para ser o alicerce dessa "nova" proposta (na verdade, "adaptação"). Esse índice norteador foi o proposto por Ekstrand, Kidd e Ricketts, em 1997.[31] Assim, seus códigos (escores) refletem diferentes fases do processo carioso, progressivamente marcando diferentes estágios de severidade das lesões de cárie (Figura 4).

Originalmente o ICDAS foi criado com sete escores (códigos) – de 0 a 6, sendo classificada como 0 a superfície hígida e como 6, a lesão de maior severidade (cavidade evidente envolvendo mais de metade da superfície avaliada) (Figura 4). Ele foi bastante estudado nesse formato,[32] mas atualmente, para uso na clínica, existe uma proposta mais simples, que pressupõe a união de alguns desses códigos iniciais. Isso foi feito porque alguns escores estão relacionados a um prognóstico semelhante e demandam o mesmo tipo de decisão clínica. Assim, um índice simplificado com 4 códigos também está disponível. Nessa versão, as lesões são divididas por sua severidade, em iniciais, moderadas e severas (Figura 4).

A lesão inicial se caracteriza por não apresentar qualquer descontinuidade da superfície dentária (esmalte), podendo ser vista como mancha branca ou escurecida em área de acúmulo de biofilme dentário (que é um diferencial para outros tipos de alteração no esmalte) (Figura 4A). A partir do momento em que alguma perda de integridade superficial é observada, ou, ainda, algum comprometimento em dentina (visto por um sombreamento abaixo do esmalte), já se tem a classificação de uma lesão moderada (Figura 4B). Por fim, a lesão avançada se caracteriza por já ter a dentina cariada aparente (exposta) (Figura 4C), mesmo sem sabermos o quão próxima da polpa estas lesões estão (estimativa da profundidade – esmalte *vs.* dentina).

O ICDAS tem mostrado uma acurácia satisfatória para identificar lesões desde as mais iniciais, até as mais avançadas (cavitadas e/ou em dentina).[32] Isso foi demonstrado a partir de resultados obtidos de estudos realizados em diferentes lugares, por distintos grupos de pesquisa, tanto laboratoriais como clínicos.[33] O exame com esse índice está relacionado com uma alta especificidade, ou seja, uma baixa quantidade de falso-positivos, o que é bastante favorável, pois leva a um menor número de sobretratamento. Ressalta-se

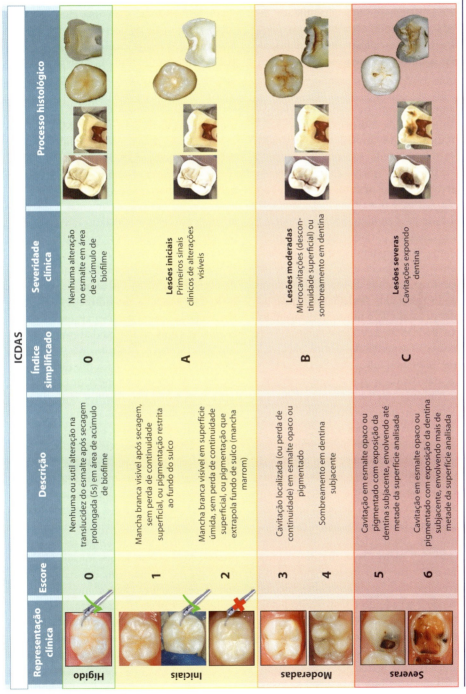

FIGURA 4 Critérios de classificação e escores do *International Caries Detection and Assessment System* (ICDAS),[8] sua apresentação simplificada e sua relação com o processo histopatológico e progressão clínica.
Fonte: Acervo dos autores.

que a alta especificidade é comum ao exame visual, independentemente do índice; associado a isso, tem-se uma sensibilidade de moderada a alta, sendo otimizada com o uso do índice. Os piores valores de sensibilidade devem-se a falsos-negativos comuns de serem vistos, por exemplo, nas superfícies proximais, que são difíceis de serem visualizadas e, portanto, oferecem maior dificuldade, independentemente do índice utilizado.

O índice ICDAS também tem mostrado uma reprodutibilidade substancial, mesmo incluindo diferentes tipos de examinadores,[32] com diferentes conhecimentos e níveis de experiência. Assim, é um sistema válido como possibilidade para se identificar os sinais da doença necessários para nortear escolhas de tratamento e que também satisfaça o esperado de um índice para esse tipo de avaliação, melhorando a qualidade do exame e também permitindo resultados semelhantes entre as diferentes pessoas que o usam, minimizando a subjetividade inerente ao processo.

Embora a experiência clínica seja um fator que influencie na acurácia do exame visual e este tenda a ser menos acurado, quando realizado por examinadores menos experientes,[12] mesmo considerando alunos de graduação (com menor expertise clínica), esse índice pode ter boa *performance* clínica.[34] O treinamento tem sido apontado como necessário[35] para uso efetivo do referido índice. Nesse sentido, o treinamento prático (com imagens ou dentes), em especial aquele que tenha interatividade, tem se mostrado um diferencial na aquisição de habilidades.[34-36] Além disso, mesmo com a avaliação mais criteriosa das superfícies dentárias, o exame visual realizado com o uso do índice tende a ser rápido e bem aceito pelos pacientes, incluindo crianças.[37-39]

Mesmo tendo sido criado buscando ligar características clínicas das lesões com suas características histológicas, graduando o processo carioso,[31] hoje já se sabe que essas características associadas à severidade clínica das lesões, se bem diferenciadas, são capazes de predizer a progressão das lesões.[18,20,21] Assim, o índice também mostrou ter aplicabilidade e relevância para uso clínico, sendo capaz de nortear as decisões de tratamento associadas às lesões cariosas. Atualmente, o ICDAS integra um sistema mais amplo, não apenas para detecção, mas para controle e monitoramento da doença cárie como um todo, o *International Caries Classification and Management System* (ICCMS)[4] e, mais recentemente, uma versão simplificada desse primeiro, o *Caries Care International* (CCI)[40] **(Figura 5)**. Esses sistemas foram propostos para guiar diariamente a prevenção e tratamento da cárie dos pacientes e também auxiliar no ensino realizado em escolas de odontologia englobando todo processo de manejo da cárie dentária.[4] Dessa forma, focam em resultados para manutenção de saúde e preservação da estrutura dentária, por meio da detecção e entendimento das características da lesão de cárie, avaliação de sua atividade, seguidos por cuidados preventivos ajustados ao risco, controle de lesões iniciais não cavitadas e tratamento restaurador conservador de lesões profundas de cárie cavitadas em dentina. Para melhor entendimento do diagrama apresentado a seguir, sugerimos a leitura dos Capítulos 5, 8, 9 e 10.

Na **Figura 4**, buscamos mostrar a associação entre as características clínicas e histológicas utilizando fotos e esquemas. Adicionalmente na **Figura 6** podemos observar o possível prognóstico e a progressão das lesões por meio de um gráfico de sobrevida das superfícies dentárias ao longo do tempo (48 meses). Note que as lesões iniciais tendem a progredir mais lentamente que as lesões moderadas, mostrando a importância em diferenciá-las clinicamente. As lesões mais avançadas não estão representadas graficamente, pois acabam sendo tratadas em sua grande maioria, devido ao fato de evoluírem a ponto de causar maiores sequelas para o paciente, como envolvimento pulpar, dor e, até mesmo, perda do dente. No entanto, pressupõe-se que sua evolução seria ainda mais rápida que as lesões

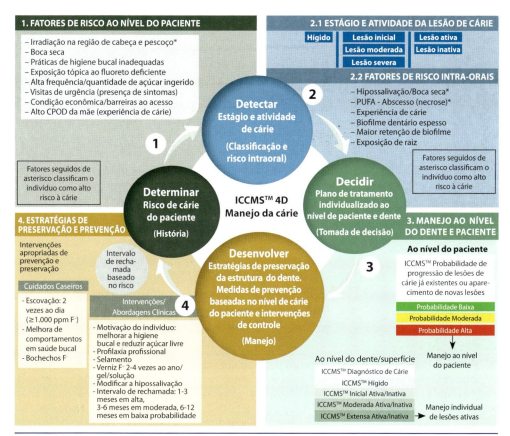

**FIGURA 5** O Sistema Internacional de Classificação e Manejo da Cárie (ICCMS - *International Caries Carie Management System*) objetiva manter a saúde e preservar a estrutura dentária. Tal sistema adota o formato simples do modelo de classificação da cárie ICDAS para identificar o grau de severidade da doença e avaliar a atividade da lesão com o intuito de se obter uma estratégia de manejo apropriada, personalizada, baseada na prevenção, ajustada ao risco e com foco na preservação da estrutura do dente. Nessa figura o ICDAS dentro do ICCMS foi adaptado para a prática clínica por meio do *Caries Care International* (CCI).

Fonte: Acervo dos autores.

moderadas, frente ao que se sabe do processo histopatológico envolvido.

## ICDAS x CPOD (OMS)

A utilização de um índice, como, por exemplo, o ICDAS, que permite a avaliação e classificação de diferentes estágios do processo carioso é uma vantagem clínica, pois permite que mesmo nos estágios mais iniciais os sinais da doença possam ser mensurados, permitindo tanto seu monitoramento, como a adoção individualizada de condutas específicas direcionadas a essas lesões.

Clinicamente, identificar e diferenciar lesões iniciais das demais permite que se escolha um tratamento mais conservador (ver Capítulos 9 e 10). Essa diferenciação também se faz importante entre as lesões não francamente cavitadas de outras, microcavitadas, por exemplo, já que entre elas pode haver diferença no prognóstico, como discutido em seções anteriores. Isso pode permitir ao profissional um melhor manejo do paciente como um todo, guiando melhor as escolhas terapêuticas direcionadas às superfícies dos dentes.

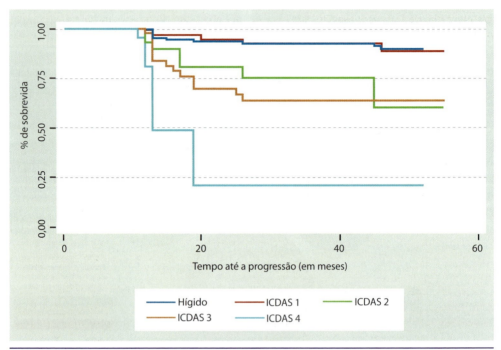

FIGURA 6  O gráfico de sobrevida mostra o comportamento das faces oclusais de dentes decíduos ao longo do tempo em relação ao quanto eles sobrevivem sem apresentar lesão de cárie francamente cavitada em 48 meses (4 anos). No tempo 0, ou seja, no início do acompanhamento, nenhuma lesão oclusal estava cavitada, ou seja, 100% das superfícies oclusais estavam hígidas ou com lesões não cavitadas. Conforme as linhas do gráfico caem, isso quer dizer que as superfícies oclusais dos dentes não sobreviveram, ou seja, elas cavitaram, e, quanto maior a queda, maior o número de dentes cavitados. Notar que as lesões iniciais mais evidentes (escore 2) progridem mais que as superfícies hígidas e menos que as lesões moderadas (escores 3 e 4). Não conseguimos observar diferenças na progressão entre os escores 0 e 1, o que pode refletir a dificuldade de diferenciação de lesões escore 1 na dentição decídua (dados gerados por Mariana Minatel Braga, não publicados).

Fonte: Profa Dra Mariana Minatel Braga

Cabe ressaltar que a utilização de um índice capaz de distinguir diferenças entre as lesões permite o registro mais sensível e discriminatório da forma de ocorrência da doença. Um estudo de base populacional, realizado no Brasil, mostrou que o registro da doença se altera grandemente quando diferentes limiares de detecção são considerados.[39] Considerando todas as lesões de cárie, incluindo as lesões iniciais, a prevalência de cárie entre as crianças foi de 90 a 80%. Esse valor se reduziu a 50% quando as lesões foram consideradas a partir da microcavitação.[39] Assim, a escolha do limiar depende do propósito para o qual se está escolhendo o índice a ser utilizado.

Do ponto de vista epidemiológico, em especial em países como no Brasil, que ainda se tem alta prevalência da doença cárie mesmo em crianças e adolescentes,[41,42] considerar as lesões de pior prognóstico, para direcionar as políticas em saúde, é uma conduta apropriada e, daí, a escolha de um critério menos discriminatório como o preconizado pela OMS. No entanto, do ponto de vista clínico, ter um índice que permita a detecção e monitoramento desde as lesões iniciais parece ser uma solução interessante.

Por outro lado, mesmo para levantamentos epidemiológicos, a utilização do ICDAS pode ser uma possibilidade. Embora haja grande controvérsia nesse aspecto, uma versão ICDAS-Epi também já foi utilizada[37,43,44] e algumas adaptações feitas para facilitar o uso em campo. Outra questão é que, mesmo não considerando as lesões iniciais, que geralmente causam mais divergências no processo de detecção clínica e demandam maior necessidade de treinamento, além de não indicarem um direcionamento para condutas populacionais, se teria a possibilidade de discriminar entre lesões microcavitadas/não francamente cavitadas e as francamente cavitadas, permitindo também um monitoramento mais acurado, em casos em que isso possa ser necessário.

Assim, mesmo sendo dois critérios com caráter universal, a escolha por um ou outro está fortemente associada àquilo que se precisa registrar e para o público ao qual está direcionado (clínico/individual vs. epidemiológico/coletivo). Diante do exposto, podemos considerar que, hoje, a melhor evidência disponível nos aponta que a avaliação de lesões de cárie deve ser feita com o auxílio de um índice específico, considerando fatores relacionados ao prognóstico das lesões de cárie, sabidamente associados à progressão das lesões e, portanto, ligados ao seu manejo. Nesse sentido, o ICDAS também tem mostrado, pelas evidências disponíveis, ser uma opção válida e viável, facilitando a comunicação entre os profissionais. Essa evidência, no entanto, baseia-se majoritariamente em estudos de acurácia (isto é, se o método tem bom ou mau desempenho), mas raramente se tem levado em consideração a relevância clínica[45] e o impacto desses métodos para os pacientes, que é uma próxima etapa que estudos futuros devem ser direcionados.

## Atividade

Como relatado anteriormente, as lesões de cárie apresentam características específicas que podem nortear a sua atividade, ou seja, podem refletir a probabilidade ou velocidade de sua progressão.[14] A lesão de cárie é considerada ativa quando há grande probabilidade de haver progressão, pois existe um aumento na atividade dinâmica em termos de movimento mineral.[4] Por outro lado, nas lesões inativas há menor probabilidade de progressão, devido ao controle local do processo de desmineralização-remineralização, resultando em menor movimento mineral.[4] Tanto as lesões de esmalte como as lesões de dentina podem ser clinicamente categorizadas como lesões ativas e inativas.[4] A seguir descreveremos as características da atividade da lesão para esmalte e dentina.

Não existem ferramentas biológicas ou clínicas válidas atualmente para avaliar a atividade da lesão de cárie. Além disso, a atividade da lesão é um processo dinâmico que precisa ser avaliado, por ocasião do exame clínico, num momento estanque. Assim, pode-se, nesse momento de avaliação, se ter um "retrato" de um processo que pode estar ocorrendo. Desde 1997, vários estudos utilizam critérios clínicos e visuais-táteis baseados na característica biológica e aparência das lesões.

Existe um corpo de evidência de moderado a forte que a inspeção visual-tátil pode ser usada na prática clínica para avaliar a atividade das lesões de cárie, sem a necessidade de nenhum método adicional.[12] Dada à sua particularidade dinâmica, as lesões de cárie são avaliadas por um conjunto de características, já que nenhuma variável sozinha é capaz de predizer a atividade de cárie. Geralmente, deve-se levar em consideração os seguintes indicadores clínicos[4,9] e dependendo de como a maioria deles se comporta, se obtém a classificação da lesão. São eles:

- potencial para acúmulo de biofilme dentário
- saúde gengival para lesões localizadas próximas à margem cervical
- aparência visual (coloração, opacidade)
- sensibilidade tátil

### Esmalte

Como descrito anteriormente, a lesão de cárie é o resultado de um processo de desmineralização associado a uma doença biofilme-açú-

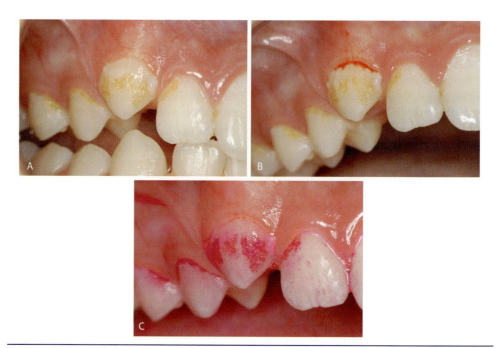

**FIGURA 7** (A) Observa-se na região cervical das superfícies vestibulares presença de biofilme visível (potencial para acúmulo de biofilme); (B) Presença de inflamação gengival; (C) Aspecto das superfícies dentárias após uso de evidenciador de biofilme.

Fonte: Acervo dos autores.

car dependente. Dessa forma, as estruturas dentárias cariadas, associadas ao acúmulo recorrente de biofilme dentário **(Figuras 7A, 7C e 8A)** ou adjacentes ao tecido gengival inflamado devido à presença constante do mesmo **(Figura 7B)**, são potencialmente ativas **(Figura 8B)**. Geralmente as áreas com maior potencial de acúmulo de biofilme são a entrada de cicatrículas e fissuras na superfície oclusal, margem gengival ou região acima/abaixo do ponto de contato nas áreas proximais.[4,9]

Conforme o desafio cariogênico aumenta e a lesão progride, o comportamento ótico do esmalte afetado também muda (ver

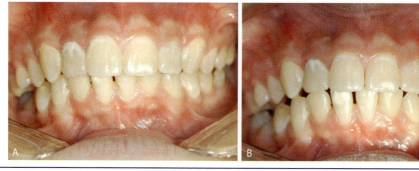

**FIGURA 8** (A) Presença de biofilme visível em área próxima à margem gengival; (B) após profilaxia se observa lesão de mancha branca sem brilho e rugosa à sondagem (sonda de ponta arredondada), caracterizando ser uma lesão ativa em esmalte (ICDAS 2) nos dentes 12, 11 e 21.

Fonte: Acervo dos autores.

Capítulo 1). Nesse momento, quando o dente é iluminado, o esmalte afetado espalha a luz mais intensamente que o esmalte sadio. Clinicamente esse aumento do espalhamento da luz resulta na aparência esbranquiçada da lesão de mancha branca, com perda do brilho superficial do esmalte[7] (Figura 8B).

Devido à dissolução direta dos cristais na superfície mais externa do esmalte, a lesão de cárie se torna rugosa ao tato quando uma sonda de ponta arredondada é gentilmente movida sobre essa superfície.[10] Com a progressão, o esmalte pode apresentar cavitações localizadas, perdendo sua continuidade.

É importante ressaltar que lesões de cárie podem ser paralisadas em qualquer estágio por meio do controle da ingestão de açúcares e retorno à homeostase do biofilme.[29] Nessas situações as lesões de mancha branca inativas se caracterizam por uma superfície de esmalte com uma aparência brilhante e lisa.[4,7] Muitas vezes, durante esse processo de controle da lesão, pigmentos extrínsecos podem ser incorporados nos poros dessas lesões e torná-las pigmentadas. Isso é bastante comum em superfícies oclusais.

Ressalta-se mais uma vez que apenas uma dessas características não pode categorizar a lesão como ativa, pois deve-se considerar a associação com outros indicadores clínicos. A coloração, muitas vezes, é um fator que chama a atenção dos examinadores, que tendem a sugerir que a lesão está inativa apenas pela cor. É, no entanto, importante destacar que muitas lesões enegrecidas são ativas, caso apresentem, por exemplo, sombreamento ao redor e superfície rugosa[23] (Figura 9).

## Dentina

No processo de desenvolvimento da lesão de cárie, quando os ácidos bacterianos desmineralizam o esmalte e penetram na dentina, levam à desmineralização e mudam a cor desta para amarelada/amarronzada. Clinicamente, quando a cavitação não atinge dentina, mas a mesma se encontra desmineralizada, haverá uma sombra sob o esmalte, correspondente ao ICDAS 4 (Figura 9). Nesse estágio, não existem parâmetros clínicos para avaliação da atividade, sendo considerado o pior cenário para guiar o tratamento, ou seja, é considerada ativa.[4] Se a lesão progride e a superfície do esmalte quebra, expondo a dentina, essa se apresenta úmida e amolecida à sondagem[4,7] (Figuras 10 e 11). Ressalta-se

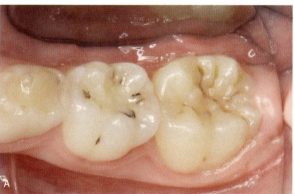
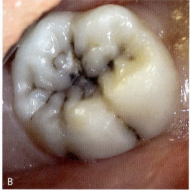

FIGURA 9  Sulcos pigmentados em superfícies oclusais. Notar a diferença entre (A) as lesões de cárie pigmentadas no molar decíduo (lesão inicial inativa – sem presença de sombreamento ao redor) e (B) no molar permanente (lesão inicial ativa – com presença de sombreamento ao redor). Isso é compreensível pela condição de erupção do dente permanente, mais suscetível à estagnação de biofilme, favorecendo a ocorrência da lesão ativa.

Fonte: Acervo dos autores.

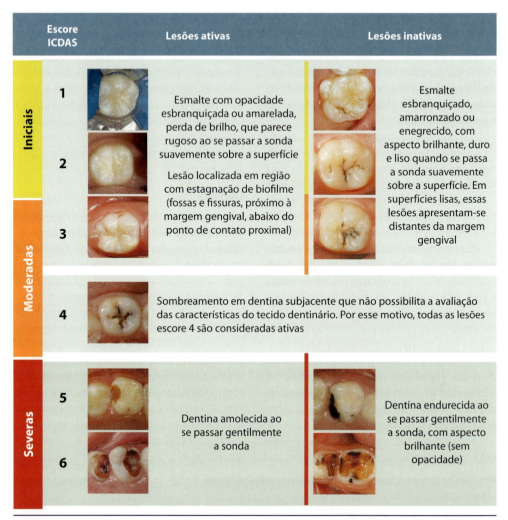

FIGURA 10   Avaliação da atividade de lesões de cárie baseada no ICDAS.[4,7]

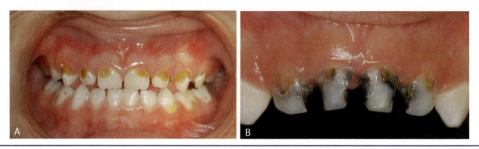

FIGURA 11   (A) Lesões de cárie cavitadas em dentina (ICDAS 5 e 6), amolecidas, úmidas e com coloração amarelada, ou seja, ativas. Lembrando que a principal característica sinalizadora da atividade é a dureza da dentina, lesões amolecidas estão ativas. (B) Lesões de cárie cavitadas em dentina (ICDAS 5 e 6) ativas, apesar do aspecto escurecido observa-se presença de biofilme dentário e a dentina se encontra úmida e amolecida.

Fonte: Acervo dos autores.

que a dureza é um parâmetro preponderante em relação à cor para indicação da atividade.

Semelhantemente ao esmalte, as lesões de dentina também podem ser paralisadas pelo retorno à homeostase do biofilme. Assim, lesões com dentina exposta na cavidade bucal, submetidas à remoção mecânica do biofilme podem sofrer paralisação adquirindo aspecto brilhante e endurecido à sondagem,[4] pela presença de dentina esclerosada e/ou dentina terciária, sobretudo reacional (ver Capítulo 6).

## DIAGNÓSTICO DIFERENCIAL

As lesões de cárie em estágio inicial podem ser confundidas pelo seu aspecto clínico com alguns tipos de defeitos de desenvolvimento do esmalte (DDE), com ou sem perda de estrutura dentária.[46] Isso acontece porque clinicamente a aparência da lesão de mancha branca decorre de uma alteração na translucidez do esmalte pela perda mineral no interior da lesão de subsuperfície, o que pode se assemelhar às opacidades do esmalte, difusas ou demarcadas, ou aos defeitos estruturais com descontinuidade superficial (Figura 12).

Diferentemente dos DDE, que se originam no período de formação do esmalte dentário, a lesão de mancha branca é uma alteração pós-irruptiva, associada à presença de biofilme dentário e/ou gengivite marginal. Em superfície vestibular, a lesão de mancha branca apresenta-se em formato de meia lua e suas características variam em função da atividade da lesão. Lesões ativas têm aspecto rugoso, opaco e localizam-se próximo à margem gengival ou no fundo de cicatrículas e fissuras, quando em dentes posteriores. Lesões inativas caracterizam-se pelo aspecto liso, brilhante e podem se localizar em regiões não retentivas para o biofilme.

Cabe ressaltar, no entanto, que em dentes com hipomineralização molar-incisivo é frequente que ocorra, em função dos esforços mastigatórios, a fratura desse tecido pobremente mineralizado e, portanto, mais frágil. As bordas do defeito de esmalte se tornam irregulares, configurando uma área propensa ao acúmulo de biofilme, e, por isso, não é raro que haja a coexistência de lesão de cárie em dentes com hipomineralização[47] (Figura 13).

## CONSIDERAÇÕES FINAIS

O diagnóstico da doença cárie é um processo complexo que envolve a investigação de dados relativos ao paciente e ao dente. A anamnese é responsável por colher dados do paciente que levam aos fatores causais da doença. No entanto, os dados da anamnese sem os sinais clínicos da doença nos dentes são pouco conclusivos. Dessa forma, o exame clínico para detecção da presença de lesões de cárie é fundamental para completar as informações necessárias para se fechar o diagnóstico. Neste capítulo foram evidenciados os aspectos clínicos que sinalizam a severidade da lesão (profundidade e presença de cavidade), que somados ao *status* de atividade são fundamentais para a escolha adequada do tratamento. Essas características, por sua vez, são obtidas no exame clínico visual-tátil que pode resultar em certa subjetividade, e, por isso, requer conhecimento teórico e treinamento do examinador. Para ilustrar a complexidade do processo de detecção das lesões de cárie, apresentamos o caso de um dente com sombreamento de dentina, o qual não foi percebido pelo profissional, resultando na necessidade de intervenção pulpar (Figura 14). Isso, muitas vezes, é chamado erroneamente por alguns de lesão de cárie oculta. Nesse caso, o que ocorre é que clinicamente a lesão é detectável (pela sombra e alteração superficial no sulco), mas sua extensão pode ser melhor vista na radiografia que clinicamente. Assim, ela não é oculta, mas a sua visualização depende de o profissional ter seus olhos treinados para ver tal condição e desconfiar da mesma, solicitando a radiografia para concluir sua decisão de tratamento.

A detecção precoce da lesão poderia ter possibilitado a realização de procedimentos conservadores beneficiando a saúde bucal do paciente. Dessa forma, esse caso representa um alerta para a necessidade de se realizar

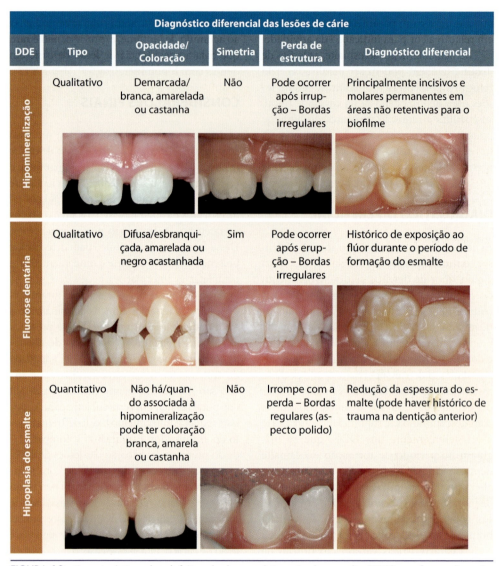

FIGURA 12 Características dos defeitos de desenvolvimento do esmalte (DDE) que fazem diagnóstico diferencial com a lesão de mancha branca por cárie dentária.

Fonte: Acervo dos autores.

exames visuais-táteis rigorosos, em dentes limpos, secos, iluminados, com o registro das informações clínicas preferencialmente guiado por índices para avaliação de lesões de cárie. Uma vez que os índices podem aumentar a acurácia, por direcionar o profissional a procurar características específicas, guiando e padronizando o exame clínico das superfícies dentárias. Adicionalmente, o exame complementar por meio de radiografia, que será abordado no próximo capítulo, pode auxiliar nesse processo fornecendo informações adicionais para o diagnóstico e planejamento das terapias de intervenção. Por fim, o diagnóstico diferencial também é essencial nesse contexto, para se evitar tratamentos incorretos das diferentes condições dentárias.

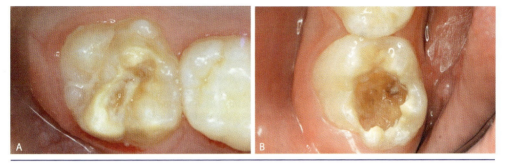

**FIGURA 13** Molares permanentes com hipomineralização e lesão de cárie em diferentes estágios de severidade. (A) Notar a aparência de tecido amolecido circundada pelo defeito de esmalte. (B) Lesão de cárie em dentina que se desenvolveu após fratura do esmalte hipomineralizado. Notar o aspecto de bordas irregulares próximo à região distal.

Fonte: Acervo dos autores.

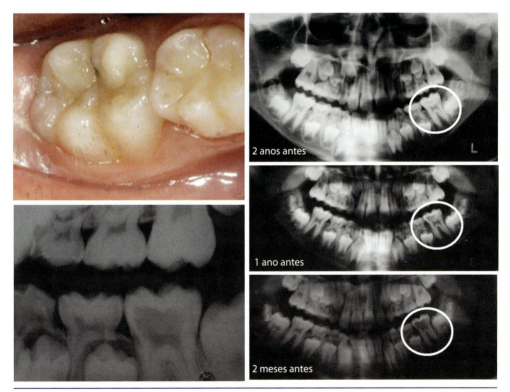

**FIGURA 14** Primeiro molar permanente apresentando lesão de cárie com sombreamento em dentina. Na radiografia interproximal se observa desmineralização profunda atingindo a polpa. Quando a mãe foi avisada da profundidade da lesão de cárie ficou assustada porque o filho fazia acompanhamento odontológico semestral, inclusive tinha radiografias panorâmicas para acompanhamento ortodôntico. Mesmo essa radiografia não sendo adequada para detecção de lesão de cárie (ver Capítulo 4), é possível observar a presença da lesão com envolvimento dentinário dois anos antes da época de diagnóstico do comprometimento pulpar irreversível.

Fonte: Arquivo da disciplina de Odontopediatria da FOB-USP.

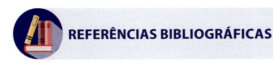

# REFERÊNCIAS BIBLIOGRÁFICAS

1. Marsh PD. Microbial ecology of dental plaque and its significance in health and disease. Adv Dent Res. 1994;8(2):263-71.
2. Sheiham A, James WPT. Diet and dental caries: the pivotal role of free sugars reemphasized. J Dent Res. 2015;94(10):1341-7.
3. Peres MA, Macpherson LMD, Weyant RJ, Daly B, Venturelli R, Mathur MR, et al. Oral diseases: a global public health challenge. Lancet. 2019;394(10194):249-60.
4. Ismail AI, Pitts NB, Tellez M; Authors of International Caries Classification and Management System (ICCMS), Banerjee A, Deery C, et al. The International Caries Classification and Management System (ICCMS™) An Example of a Caries Management Pathway. BMC Oral Health. 2015;15 Suppl 1(Suppl 1):S9.
5. Pitts NB, Ekstrand K, ICDAS Foundation. International caries detection and assessment system (ICDAS) and its international caries classification and management system (ICCMS) - Methods for staging of the caries process and enabling dentists to manage caries. Community Dent Oral Epidemiol. 2013;41(1):41-52.
6. Angmar-Månsson B. How to measure the effects of fluoride treatments in clinical trials? Assessment: modern versus traditional methods. Caries Res. 2001;35(Suppl 1):30-3.
7. Nyvad B, Machiulskiene V, Baelum V. Reliability of a new caries diagnostic system differentiating between active and inactive caries lesions. Caries Res. 1999;33(4):252-60.
8. Ismail AI, Sohn W, Tellez M, Amaya A, Sen A, Hasson H, et al. The International Caries Detection and Assessment System (ICDAS): an integrated system for measuring dental caries. Community Dent Oral Epidemiol. 2007;35(3):170-8.
9. Braga MM, Ekstrand KR, Martignon S, Imparato JC, Ricketts DN, Mendes FM. Clinical performance of two visual scoring systems in detecting and assessing activity status of occlusal caries in primary teeth. Caries Res. 2010;44(3):300-8.
10. Mattos-Silveira J, Oliveira MM, Matos R, Moura-Netto C, Mendes FM, Braga MM. Do the ball-ended probe cause less damage than sharp explorers? An ultrastructural analysis. BMC Oral Health. 2016;22:16:39.
11. Ismail AI. Visual and visuo-tactile detection of dental caries. J Dent Res. 2004;83 Spec No C:C56-66.
12. Gimenez T, Piovesan C, Braga MM, Raggio DP, Deery C, Ricketts DN, et al. Visual inspection for caries detection: a systematic review and meta-analysis. J Dent Res. 2015;94(7):895-904.
13. Baelum V, Heidmann J, Nyvad B. Dental caries paradigms in diagnosis and diagnostic research. Eur J Oral Sci. 2006;114(4):263-77.
14. Nyvad B. Diagnosis versus detection of caries. Caries Res. 2004;38(3):192-8.
15. Baelum V. What is an appropriate caries diagnosis? Acta Odontol Scand. 2010;68(2):65-79.
16. Baelum V, Machiulskiene V, Nyvad B, Richards A, Vaeth M. Application of survival analysis to carious lesion transitions in intervention trials. Community Dent Oral Epidemiol. 2003;31(4):252-60.
17. Nyvad B, Machiulskiene V, Baelum V. Construct and predictive validity of clinical caries diagnostic criteria assessing lesion activity. J Dent Res. 2003;82(2):117-22.
18. Guedes RS, Piovesan C, Floriano I, Emmanuelli B, Braga MM, Ekstrand KR, et al. Risk of initial and moderate caries lesions in primary teeth to progress to dentine cavitation: a 2-year cohort study. Int J Paediatr Dent. 2016; 26(2):116-24.
19. Guedes RS, Piovesan C, Ardenghi TM, Emmanuelli B, Braga MM, Ekstrand KR, et al. Validation of visual caries activity assessment: a 2-yr cohort study. J Dent Res. 2014;93(7 Suppl):101S-7S.
20. Ferreira Zandona A, Santiago E, Eckert GJ, Katz BP, Pereira de Oliveira S, Capin OR, et al. The natural history of dental caries lesions: a 4-year observational study. J Dent Res. 2012;91(9):841-6.
21. Ismail AI, Lim S, Tellez M. Tooth surface level caries progression in the primary dentition among preschool children. Caries Res. 2015;49(4):442-8.
22. Pitchika V, Kokel C, Andreeva J, Crispin A, Hickel R, Garcia-Godoy F, et al. Longitudinal study of caries progression in 2- and 3-year-old German children. Community Dent Oral Epidemiol. 2016;44(4):354-63.
23. Floriano I, Matos R, Mattos-Silveira J, Rocha E, Ekstrand K, Mendes F, et al. Do combinations of clinical parameters related to caries activity status predict progression more accurately than individual parameters? bioRxiv. 2019:561878.
24. Ricketts DN, Ekstrand KR, Kidd EA, Larsen T. Relating visual and radiographic ranked scoring systems for occlusal caries detection to histological and microbiological evidence. Oper Dent. 2002 May-Jun;27(3):231-7
25. Kidd EA, Fejerskov O. What constitutes dental caries? Histopathology of carious enamel and dentin related to the action of cariogenic biofilms. J Dent Res. 2004;83 Spec No C:C35-8.
26. Kidd E, Van Amerongen J, Van Amerongen W. O papel do tratamento operatório no controle da cárie. Kidd E, Fejerskov O. Cárie Dentária: A Doença e seu Tratamento Clínico. 2a ed. 2011. p. 356-65.
27. Fejerskov O. Concepts of dental caries and their consequences for understanding the disease. Community Dent Oral Epidemiol. 1997;25(1):5-12.
28. Nyvad B, Fejerskov O. Assessing the stage of caries lesion activity on the basis of clinical and microbiological examination. Community Dent Oral Epidemiol. 1997;25(1):69-75.
29. Backer Dirks O. Posteruptive changes in dental enamel. J Dent Res. 1966;45:503-511.

30. Pitts N. "ICDAS"- an international system for caries detection and assessment being developed to facilitate caries epidemiology, research and appropriate clinical management. Community Dent Health. 2004;21(3):193-8.
31. Ekstrand KR, Ricketts DNJ, Kidd EAM. Reproducibility and accuracy of three methods for assessment of demineralization depth of the occlusal surface: an in vitro examination. Caries Res. 1997;31(3):224-31.
32. Ekstrand KR, Gimenez T, Ferreira FR, Mendes FM, Braga MM. The International Caries Detection and Assessment System - ICDAS: A Systematic Review. Caries Res. 2018;52(5):406-19.
33. Abreu-Placeres N, Newton JT, Pitts N, Garrido LE, Ekstrand KR, Avila V, et al. Understanding dentists' caries management: The COM-B ICCMS questionnaire. Community Dent Oral Epidemiol. 2018;46(6):545-54.
34. Turchiello RZ, Pedrotti D, Braga MM, Rocha RO, Rodrigues JA, Lenzi TL. Do undergraduate dental students perform well detecting and staging caries and assessing activity by visual examination? A systematic review and meta-analysis. Int J Paediatr Dent. 2019;29(3):281-93.
35. Topping GVA, Pitts NB. Clinical visual caries detection. Monogr Oral Sci. 2009;21:15-41
36. Braga MM, Lenzi TL, Ferreira FR, Mendes FM, Raggio DP, Imparato JC, et al. Impact of a tutored theoretical-practical training to develop undergraduate students' skills for the detection of caries lesions: study protocol for a multicenter controlled randomized study. JMIR Res Protoc. 2017;6(8):e155.
37. Martignon S, Cortes A, Gomez SI, Castiblanco GA, Baquero X, Franco-Trivino AM, et al. How Long does it take to examine young children with the caries ICDAS system and how do they respond? Braz Dent J. 2018;29(4):374-80.
38. Novaes TF, Matos R, Raggio DP, Braga MM, Mendes FM. Children's discomfort in assessments using different methods for approximal caries detection. Braz Oral Res. 2012;26(2):93-9.
39. Braga MM, Oliveira LB, Bonini GA, Bonecker M, Mendes FM. Feasibility of the International Caries Detection and Assessment System (ICDAS-II) in epidemiological surveys and comparability with standard World Health Organization criteria. Caries Res. 2009;43(4):245-9.
40. Beltran EO, Guiu L, Zarta OL, Pitts NB, Martignon S. Caries classification and management in the context of the Caries Care International (CCI) consensus: a clinical case study. Brit Dent J. 2019;227(5):363-6.
41. Gimenez T, Bispo BA, Souza DP, Vigano ME, Wanderley MT, Mendes FM, et al. Does the decline in caries prevalence of latin american and caribbean children continue in the new century? Evidence from systematic review with meta-analysis. PloS one. 2016;11(10):e0164903.
42. Roncalli AG. [The SB Brasil 2010 Project: a key strategy for developing an oral health surveillance model]. Cad Saúde Pública. 2010;26(3):428-9.
43. Martignon S, Usuga-Vacca M, Cortes F, Cortes A, Gamboa LF, Jacome-Lievano S, et al. Risk factors for early childhood caries experience expressed by ICDAS criteria in Anapoima, Colombia: a cross-sectional study. Acta Odontol Latinoam. 2018;31(1):58-66.
44. Cortes A, Ekstrand KR, Martignon S. Visual and radiographic merged-ICDAS caries progression pattern in 2-6 years old Colombian children: Two-year follow-up. Int J Paediatr Dent. 2018 Nov 15. [Online ahead of print].
45. Gimenez T, Piovesan C, Braga MM, Raggio DP, Deery C, Ricketts DN, et al. Clinical relevance of studies on the accuracy of visual inspection for detecting caries lesions: a systematic review. Caries Res. 2015;49(2):91-8.
46. Seow WK. Clinical diagnosis of enamel defects: pitfalls and practical guidelines. Int Dent J. 1997;47:173-82.
47. Americano GCA, Jacobsen PE, Soviero VM, Haubek D. A systematic review on the association between molar incisor hypomineralization and dental caries. Int J Paediatr Dent. 2017;27(1):11-21.

# Uso de radiografia e outros métodos complementares para a detecção de lesões cariosas

Jonas Almeida Rodrigues | Franciny Querobim Ionta | Cassia Maria Fischer Rubira | Michele Baffi Diniz | Daniela Rios

## INTRODUÇÃO

A correta detecção das lesões de cárie e subsequente avaliação de suas características clínicas são imprescindíveis para a decisão de tratamento e planejamento das consultas odontológicas. Esse processo inclui a avaliação criteriosa das superfícies dentárias com a identificação de quatro características importantes: a confirmação da presença da lesão de cárie (sinal clínico da doença), a presença de cavidade, a sua extensão ou profundidade e o seu *status* de atividade. Para isso, métodos de detecção têm sido rotineiramente testados e indicados para o uso do profissional, cada um com as suas indicações específicas. Os métodos que estão mais acessíveis e apresentam bom desempenho são os exames visual-tátil e o radiográfico.[1]

O exame visual-tátil baseia-se na utilização de espelho e sonda periodontal ou OMS (*ball-point*, com ponta arredondada de 0,5 mm de diâmetro), em uma superfície dentária limpa, seca e bem iluminada (ver Capítulo 3). Dessa forma, características como integridade da superfície ou perda de estrutura, coloração, textura, translucidez/opacidade e localização da lesão são visualmente registradas neste processo.[2] Nas superfícies oclusais, o exame visual-tátil é indicado para identificar a presença de uma lesão, a presença de cavidade em esmalte ou em dentina, avaliar sua profundidade e seu *status* de atividade. Ou seja, para as lesões oclusais, tanto iniciais quanto profundas, este método contempla todas as necessidades diagnósticas do exame clínico.[3]

Já para as lesões proximais, apenas as lesões profundas, com cavidades evidentes, na maioria das vezes com perda da crista marginal, são passíveis de serem detectadas e avaliadas durante o exame visual-tátil. As lesões proximais iniciais, devido à presença do ponto/superfície de contato, são difíceis de serem visualizadas diretamente durante o exame clínico. Diante de um sinal clínico (opacidade da crista marginal ou sinal clínico visível de lesão que se estenda até a superfície vestibular ou lingual) ou sintomatologia relatada pelo paciente, o exame complementar radiográfico é indicado. Para essas lesões, a separação temporária das superfícies com elásticos ortodônticos passando pelo ponto de contato pode ser indicada para auxiliar o clínico na sua avaliação, principalmente para a identificação da presença ou não de cavidade.[4]

Durante esse processo de identificação e caracterização das lesões de cárie, essencial para a decisão de tratamento, algumas dúvidas ainda podem permanecer e, nesses casos, métodos auxiliares ainda podem ser utilizados.[5] Para mensuração da profundidade das lesões e proximidade com a câmara pulpar tanto em lesões oclusais, proximais e oclusoproximais, o exame radiográfico pode ser indicado como método complementar. Além dos métodos visual-tátil e radiográfico convencional, outros métodos auxiliares são encontrados no mercado odontológico e também podem ser indicados para detectar a lesão de cárie, como os métodos baseados nos fenômenos ópticos resultantes das diferenças entre as estruturas dentárias hígidas e cariadas.[6]

# RADIOGRAFIA

## Princípios básicos dos Raios X

O exame radiográfico é um método bastante antigo, cuja descoberta revolucionou vários segmentos da sociedade, destacando-se a Medicina e Odontologia, por possibilitar a visualização de estruturas internas do corpo humano, sem acesso direto. Wilhelm Conrad Roentgen de Würzburg (Alemanha – Prêmio Nobel de Física em 1901) quando estudava os raios emitidos por um tubo em um quarto escuro percebeu que alguns cristais de platinocianeto de bário de uma mesa próxima fluoresceram, assim entendeu que o tubo estava emitindo algum tipo de raio, até então desconhecido e que produzia a fluorescência, nomeando-os de "Raios X", pois ainda desconhecia a sua natureza (1895).[7,8] Em 1912, a natureza dos Raios X foi descoberta como uma radiação de alta energia, constituindo parte do espectro eletromagnético, que inclui a luz visível, o infravermelho, a luz ultravioleta, ondas de rádio de baixa energia, televisão e luz visível.[7,8] Os Raios X também podem ser descritos como pacotes de ondas de energia. Cada pacote é denominado fóton e é equivalente a um *quantum* de energia. O feixe de Raios X, conforme usado na radiologia diagnóstica, é composto por milhões de fótons distintos.[7,8]

Por possuírem uma alta energia, os Raios X podem interagir com a matéria, apresentando propriedade de ionização, podendo causar danos às células. Os efeitos danosos dependem da dose de radiação recebida e do tipo de tecido a ser irradiado.[7] Geralmente, células com maior propriedade de dividir-se são mais sensíveis aos efeitos da radiação, como células hematopoiéticas, epiteliais e células imaturas e jovens.[7] A ação de radiações ionizantes sobre as células e os efeitos danosos são classificados como:

- Ação ou dano direto como resultado da ionização de macromoléculas.
- Ação ou dano indireto como resultado dos radicais livres produzidos pela ionização da água.

As doses de radiação encontradas na radiologia odontológica podem ser pequenas, mas deve-se lembrar que são doses de radiação adicionais àquelas que o paciente já vem recebendo de exposições naturais ou anteriores.[7] Dessa forma, para proteger pacientes e operadores, o uso da radiação é governado por agências estaduais, nacionais e internacionais. Com base nas recomendações da Comissão Internacional de Proteção Radiológica (ICRP), o Brasil, por meio da Resolução da Anvisa RDC nº 330 de 20 de dezembro de 2019 e da Instrução Normativa, nº 57 de 20 de dezembro de 2019, determina o seguinte regulamento como forma de proteção contra radiação: (1) as doses devem ser mantidas tão baixas quanto razoavelmente possível (ALARA, do inglês: *As Low As Reasonably Achievable*); (2) deve haver uma justificativa baseada no benefício para o paciente, frente ao risco de uso da radiação; (3) doses de radiação não devem exceder os limites estabelecidas pela Comissão Nacional de Energia Nuclear (CNEN); (4) um colar de chumbo deve sempre ser usado para proteger a tireoide e um avental de chumbo para proteger o tronco e a pelve; (5) somente equipamentos de Raios X odontológicos adequadamente colimados, filtrados e bem calibrados devem ser usados; (6) o operador de Raios X deve ficar fora do caminho útil do Raio X ou atrás de uma barreira adequada, e não deve segurar o filme para o paciente durante a exposição; e (7) as exposições de pacientes devem ser otimizadas ao valor mínimo necessário para obtenção do objetivo radiológico (diagnóstico e terapêutico), compatível com os padrões aceitáveis de qualidade de imagem.[9]

## Formação da imagem radiográfica

A radiografia é o registro de uma imagem pela atenuação aos Raios X, que passando através de um objeto chegam a um filme radiográfico ou sensor, produzindo a imagem após o processamento, seja ele por meio dos líquidos ou pelo sensor/receptor. A densidade física dos tecidos duros (esmalte, dentina, cemento e osso compacto e esponjoso), a espessura e o número atômico da composição determinarão a absorção aos Raios X e o contraste da imagem, ou seja, os tons de cinza iniciando do preto (radiolúcido) até o branco (radiopaco) **(Figura 1)**. Assim, uma lesão de cárie que resulta de um processo de desmineralização do esmalte/dentina promoverá uma menor absorção aos Raios X (radiolúcido).[7]

### Filme radiográfico intrabucal convencional *versus* sensor digital

O filme radiográfico intrabucal é conhecido como um filme direto, ou seja, exposto diretamente aos Raios X. A película radiográfica é composta por uma base flexível que suporta a emulsão de cristais de halogeneto de prata suspensos em uma fina camada de gelatina revestida em ambos os lados, fabricado com um revestimento protetor aplicado sobre ele, embalado individualmente para proteção da luz.[7,8] Após a exposição aos Raios X, o filme tem o que se chama de imagem latente, para que esta seja visível, faz-se necessário o processamento químico realizado em ambiente sem luz branca.[7]

O processamento químico do filme convencional consiste em primeiro submergi-lo em uma solução reveladora (tempo determinado pela temperatura do líquido), depois em uma solução fixadora e, finalmente, lavá-lo em água.[7,8] A função da solução reveladora é precipitar os grânulos de prata reduzidos pelos Raios X dentro da emulsão; o fixador serve para remover os cristais de prata não afetados e a água remove todos os vestígios das soluções químicas.[7,8] A prata precipitada aparecerá preta (radiolúcida) na imagem radiográfica.[7]

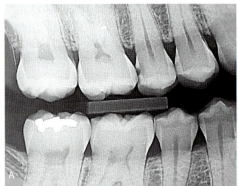
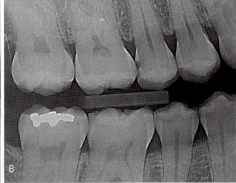
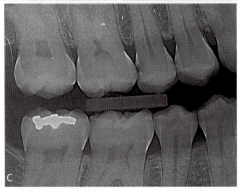

**FIGURA 1** (A) Escala curta de contraste (mínimo – poucos tons de cinza); (B) escala ideal de contraste (médio); (C) escala longa de contraste (máximo – muitos tons de cinza).

Fonte: Arquivo da disciplina de Radiologia da FOB-USP.

No sensor digital, a imagem radiográfica é capturada diretamente em um receptor/sensor após a exposição aos Raios X, não necessitando do processamento químico e, consequentemente, não gerando resíduos químicos ao meio ambiente. Atualmente, existem duas tecnologias diferentes de sistemas digitais intrabucais. Um sistema incorpora eletrônicos de estado sólido que usam tecnologia CCD (dispositivo de carga acoplada) ou CMOS (semicondutor complementar de óxido de metal), em ambos normalmente os receptores são conectados diretamente a um computador.[7]

A outra tecnologia de receptor digital usa placas de fósforo fotoestimuláveis (placas PFF) conhecidas como um sistema digital semidireto. Um revestimento de fósforo é depositado em uma peça fina e flexível de acetato de poliéster, assemelhando-se muito a um filme convencional. A imagem após a exposição aos Raios X é capturada e armazenada como uma imagem latente no revestimento de fósforo. Cada fabricante de placas PFF produz um escâner específico para digitalizar as imagens latentes adquiridas.[7]

A imagem radiográfica digital é obtida em um menor tempo comparada com o filme convencional e há uma redução de até 75% do tempo de exposição. Pelo fato de um sensor poder ser exposto várias vezes, economizam-se gastos com filmes. Além disso, os recursos dos programas podem melhorar a imagem radiográfica, como contraste, brilho, nitidez e realizar medidas lineares/angulares. A facilidade de armazenamento é incomparável, pois a imagem pode ser guardada nos dispositivos de memória rápida ou mesmo ser impressa em filme ou papel, sendo que uma cópia pode ser enviada diretamente por e-mail para o paciente ou profissional que a solicitou.

O custo de implementação do equipamento digital inicialmente era muito alto, mas atualmente ele pode variar conforme o fabricante, havendo equipamentos de menor custo. No entanto, a falta de habilidade do operador pode ser uma limitação ao uso do recurso digital. Outra limitação pode ser o sensor/receptor, pois os de estado sólido têm um tamanho relativamente grande, além de apresentarem um fio acoplado ao computador, o que faz com que alguns pacientes, como as crianças, não o tolerem bem. Por outro lado, as placas PFF, por serem muito finas e flexíveis, geralmente são mais bem aceitas pelos pacientes, sendo consideradas mais adequadas para crianças. Entretanto, seu uso requer cuidados redobrados com o sensor/receptor, pois não suportam dobra, arranhões e umidade. Cabe ressaltar que a biossegurança deve ser rigorosa para não ocorrer contaminação cruzada nos equipamentos.[7]

## Especificidade e sensibilidade na detecção da lesão de cárie

Como visto anteriormente, é possível identificar a desmineralização do esmalte e da dentina por meio da radiolucência relativa. Porém, os receptores radiográficos requerem aproximadamente de 30 a 40% de desmineralização da estrutura dentária para serem capazes de detectar uma alteração. Consequentemente, estágios iniciais do desenvolvimento da lesão cárie dificilmente são visualizados na imagem radiográfica.[10] Cabe ressaltar que a interpretação da imagem radiográfica exige habilidades do cirurgião-dentista, pois este deve ter o discernimento, conhecimento e capacidade de diferenciar a anatomia das patologias radiográficas. Além disso, essa interpretação é altamente influenciada por alguns fatores como as condições de visualização e o nível de experiência do profissional.[11] Uma imagem digital reproduzida por um sensor de alta resolução, visualizada em um monitor de baixa qualidade, diminuirá a real qualidade da imagem. O próprio ambiente de visualização pode diminuir a capacidade de detecção de detalhes, como em ambientes muito iluminados, podendo levar a um diagnóstico errôneo. Do mesmo modo, ao interpretar filmes convencionais, devemos realizá-lo sobre um negatoscópio, com o auxílio de máscaras, em um ambiente mais escuro.

| QUADRO 1 | Cálculo da sensibilidade e especificidade | |
|---|---|---|
| **Situação** | **Com lesão real (A + C)** | **Sem lesão real (B + D)** |
| Testes positivos | A (verdadeiro-positivo) | B (falso-positivo) |
| Testes negativos | C (falso-negativo) | D (verdadeiro-negativo) |

Sensibilidade (taxa de verdadeiro-positivos) = A/(A + C); Especificidade (taxa de verdadeiro-negativos) = D/(B + D). Esses valores variam de 0 a 1.

Em alguns casos, pode-se obter um resultado falso-negativo, ou seja, a lesão cariosa está presente, porém não é detectada, ou, então, um resultado falso-positivo, no qual se detecta a lesão, mas ela não está presente.[12] Por isso, para avaliar a acurácia do exame radiográfico calcula-se a sensibilidade e a especificidade do mesmo. A sensibilidade é expressa por meio da porcentagem de acertos em situações em que a lesão está presente e é corretamente detectada (verdadeiro-positivo) **(Quadro 1)**. A especificidade é expressa por meio da porcentagem dos acertos quando se detecta ausência de lesão quando ela realmente está ausente (verdadeiro-negativo) **(Quadro 1)**.

### Radiografia interproximal ou *bitewing*

A radiografia interproximal ou *bitewing* é uma técnica intrabucal desenvolvida para avaliar especificamente a coroa dentária, crista alveolar e faces proximais dos dentes superiores e inferiores simultaneamente **(Figura 1)**.[7] Sua realização pode se dar por meio do uso de posicionadores ou aletas de mordida, sendo os posicionadores considerados ideais por reduzirem o número de pontos de contato dentários sobrepostos e, consequentemente, possibilitarem uma melhor qualidade de visualização da imagem. As radiografias interproximais apresentam alta sensibilidade e especificidade para lesões acometendo a dentina em superfícies proximais ou oclusais, apresentando baixo risco de resultado falso-positivo.[6] Em esmalte apresenta eficácia para detecção de lesões interproximais, entretanto essa detecção não é tão eficaz em lesões acometendo superfícies oclusais,[6,10,13] nas quais a sensibilidade é considerada baixa e a especificidade moderada e, portanto, o exame radiográfico deve ser indicado conjuntamente a outros métodos.[6] As radiografias interproximais também possibilitam avaliar a profundidade das lesões de cárie, a existência e a qualidade de restaurações dentárias, a existência de lesões primárias adjacentes às restaurações, bem como a condição periodontal por meio do nível ósseo interproximal[13] **(Figura 2)**. Mesmo com toda tecnologia presente hoje em dia, como uso de tomógrafos, a radiografia interproximal ainda parece ser o melhor método complementar

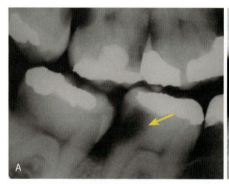 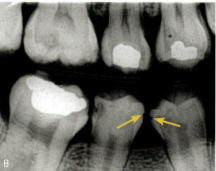

FIGURA 2   Lesões de cárie nas superfícies proximais (setas), (B) em esmalte e (A) em dentina.

Fonte: Arquivo da disciplina de Radiologia da FOB-USP.

para a detecção de lesões de cárie em superfícies proximais.[14]

## Radiografia periapical

Na imagem formada pela técnica periapical é possível avaliar um grupo de dentes em sua integralidade, desde a coroa até o ápice radicular e, ainda, suas estruturas de suporte, como osso e ligamento periodontal. Dessa forma, essas imagens são extremamente úteis para se detectar alterações pulpares e no osso periapical.[7] No entanto, a radiografia *bitewing* oferece vantagens significativas na detecção de lesões de cárie em superfícies proximais quando comparada à radiografia periapical devido ao ângulo horizontal do feixe de Raios X.[15] O mesmo raciocínio vale para determinação da profundidade da lesão de cárie em superfícies oclusais **(Figura 3)**. Estudo recente demonstrou que a radiografia periapical apresenta menor sensibilidade e especificidade na detecção de lesões proximais, principalmente nos casos em que lesões de esmalte não se estenderam para a junção amelodentinária.[15] Por isso, as radiografias periapicais não são utilizadas para fins de detecção de lesões de cárie dentária, sendo apenas indicadas para casos de lesões cariosas profundas, nas quais existe a possibilidade de comprometimento pulpar e periapical.[13]

## Interpretação da imagem de lesões cariosas

Em seu estágio inicial, a lesão de mancha branca não é passível de ser visualizada radiograficamente. Com a progressão da lesão, a desmineralização ocorre próxima a junção amelodentinária e, nesse ponto, o esmalte poderá apresentar-se com uma pequena radiolucidez definida.[16] A medida que a lesão progride em profundidade até a dentina, observa-se a progressão sob o esmalte e também em direção à polpa, formando uma imagem radiolúcida e difusa devido ao seu rápido aumento.[17] Na **Figura 4** encontram-se ilustradas as características radiográficas das lesões de cárie.

### Lesão de cárie em superfície oclusal

A lesão de cárie que acomete o esmalte nas superfícies oclusais se desenvolve em forma de cunha até a junção amelodentinária, a seguir forma-se uma zona radiolúcida de base ampla e difusa na imagem radiográfica, normalmente localizada centralmente abaixo de uma fissura, com pouca ou nenhuma

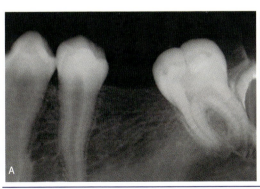 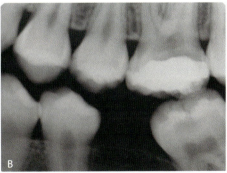

FIGURA 3   (A) Na radiografia periapical, a lesão de cárie e a polpa coronária do dente 37 (2º molar inferior) parecem estar extremamente próximas, no entanto, há uma distorção geométrica na projeção da lesão de cárie. (B) Na radiografia *bitewing*, na imagem, que é mais próxima à condição real, existe uma larga espessura de dentina separando a lesão da polpa coronária. Dessa forma, para análise da profundidade da lesão oclusal, a *bitewing* oferece vantagens significativas quando comparada à radiografia periapical.

Fonte: Arquivo da disciplina de Dentística da FOB-USP.

alteração visível radiograficamente no esmalte.[7] Essa dificuldade na visualização da lesão em esmalte na superfície oclusal ocorre devido à sobreposição do esmalte das cúspides vestibulares e linguais à região de fissuras.[10] Geralmente só é possível observar a radiolucidez, quando a lesão já se encontra no terço externo de dentina (**Figura 2** (B) – primeiro molar superior).

Cabe ressaltar que quando o esmalte se apresenta clinicamente sem descontinuidade superficial sobre a dentina cariada, havendo apenas um leve sombreamento, correspondendo a uma lesão ICDAS 4, há uma dificuldade na detecção clínica visual. Inclusive o aspecto radiográfico obtido é um pouco diferente da lesão cavitada em dentina ICDAS 5 ou 6, apresentando-se menos radiolúcida e mais difusa, como demonstrado na **Figuras 5**. Com isso, seu diagnóstico radiográfico também é dificultado, principalmente em radiografias com alto contraste e, portanto, com menor quantidade de tons intermediários entre o branco e o preto (realizada com baixa quilovoltagem durante a tomada). Uma recente pesquisa demonstrou que lesões de cárie ICDAS 4 (com sombreamento em dentina adjacente) apresentaram ausência de radiolucidez em 85% dos casos avaliados.[18] Apesar da dificuldade na obtenção da detecção radiográfica em alguns casos, veremos que os tratamentos não operatórios para o controle da lesão podem ser os indicados (ver Capítulos 9 e 10). Na **Figura 4** (A) e (B) encontram-se ilustrados os aspectos radiográficos comumente encontrados.

### Lesão de cárie em superfície proximal

A lesão de cárie proximal normalmente ocorre entre o ponto/superfície de contato e a gengiva marginal livre, classicamente apresentando o formato de um triângulo com a base voltada para a superfície dentária. Na **Figura 4** (C) encontram-se ilustrados os aspectos radiográficos de uma lesão proximal em esmalte, e (D) englobando dentina. Essa característica peculiar se dá pelo fato de a lesão de cárie respeitar a direção dos prismas

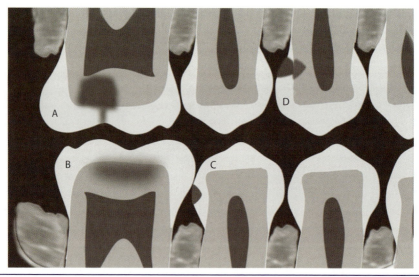

FIGURA 4  Esquema ilustrativo das características radiográficas de lesões de cárie. (A) Lesão de cárie oclusal englobando dentina apresentando pequena alteração em esmalte ou (B) em superfície de esmalte aparentemente intacta. Nas imagens A e B a sobreposição das cúspides dificulta a visualização das lesões em esmalte. (C) Lesão de cárie interproximal englobando esmalte e (D) em dentina.

Fonte: Acervo dos autores.

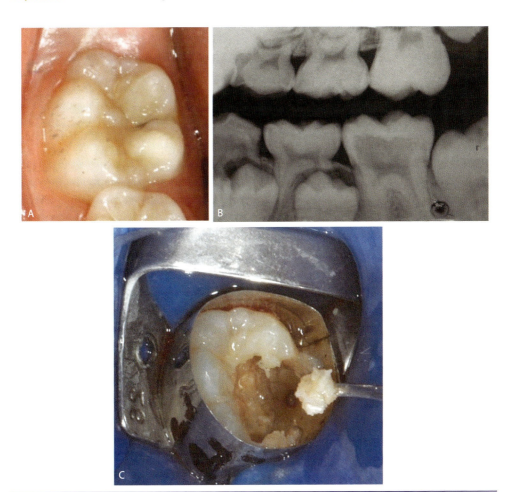

**FIGURA 5** Lesão de cárie oclusal englobando dentina, com superfície de esmalte sem perda de continuidade. (A) Aspecto clínico inicial. (B) Radiografia interproximal evidenciando lesão acometendo metade interna da dentina. (C) Remoção do tecido cariado demonstrando a extensão e profundidade da lesão.

Fonte: Arquivo da disciplina de Odontopediatria da FOB-USP.

de esmalte começando a convergir em direção à junção amelodentinária, resultando em uma imagem radiolúcida[17] (**Figura 2** (B) – distal do primeiro e mesial do segundo pré-molar inferior sinalizados com seta). Outras formas de lesões mais irregulares também podem ser observadas, como, por exemplo, de ponto ou de uma linha fina. Ao alcançar a junção amelodentinária, a lesão tende a progredir de forma rápida, frequentemente formando outro triângulo[7] (**Figura 2** (B) – distal do segundo pré-molar inferior). Em alguns casos, esse triângulo da dentina não é tão facilmente detectado, pois pode-se observar uma imagem mais difusa e menos radiolúcida (**Figura 2** (A) – região distal do molar sinalizado com a seta).

### Lesão em superfície radicular

As lesões de cárie radiculares normalmente são de fácil detecção pelo exame visual-tátil sendo observadas comumente na superfície vestibular em pacientes com retração gengival ou doença periodontal avançada. Essas lesões iniciam-se na junção cemento-esmalte apresentando aspecto circular mal definido, podendo até mesmo ser confundida com lesões não cariosas.[17] No entanto, para seu tratamento pode ser necessário avaliar a sua extensão em relação à polpa. Nesses casos indica-se a técnica interproximal para dentes posteriores e periapical para os anteriores.

### Lesão de cárie primária adjacente às restaurações

A radiografia interproximal também é indicada para a detecção de lesão de cárie adjacente às restaurações com falhas.[17] A aparência radiográfica dependerá do quanto aquele tecido encontra-se desmineralizado. No entanto, deve-se ficar atento para restaurações de amálgama, pois sua alta radiopacidade pode fazer com que a área abaixo apareça radiolúcida (fenômeno denominado *Mach band*, encontra-se descrito no próximo subtópico), simulando tecido cariado.[7] Além disso, a falta de radiopacidade da maioria dos sistemas adesivos e de materiais forradores e a remoção seletiva de tecido cariado podem gerar uma área radiolúcida logo abaixo da restauração. Como consequência, alguns dentistas podem interpretar erroneamente como lesão cárie, substituindo restaurações desnecessariamente.[17]

### Erros comuns nas interpretações radiográficas

Durante a detecção radiográfica de lesões de cárie, especialmente daquelas restritas ao esmalte, é comum que ocorram divergências entre os dentistas, mesmo entre aqueles mais experientes.[17] Não somente a experiência, mas também o grau de conhecimento, de interesse e de expectativas do profissional são fatores importantes para obtenção de um correto diagnóstico.[11] Dessa maneira, a avaliação da imagem radiográfica está sujeita à percepção do operador, podendo resultar em falso-negativo e, ainda mais grave, o falso-positivo, podendo levar a uma intervenção desnecessária.[7,11,12]

O resultado falso-positivo pode ser obtido devido a alguns fenômenos biológicos como *Burnout* cervical e efeito *Mach band*, presença de anomalias dentárias como hipomineralização e lesões não cariosas.[7] O efeito *Burnout* cervical, também conhecido como velamento cervical, causa uma radiolucidez na região cervical podendo ser confundido com lesões de cárie proximais. Esse efeito ocorre devido a um fenômeno de ilusão óptica, pois nas coroas dentárias e estruturas ósseas ocorre uma alta absorção dos fótons de raios X gerando uma área mais clara na radiografia, ao passo que na região cervical existe menor absorção dos fótons gerando uma sombra escura.[7] Uma das formas de se realizar o diagnóstico diferencial é pela localização, pois a lesão proximal não se inicia abaixo da margem gengival e sim na região onde há acúmulo de biofilme dentário (ponto ou superfície de contato) (**Figura 2** (B) – cervical do segundo pré-molar inferior e **Figura 6**). Em alguns casos, na incerteza do diagnóstico, pode ser realizada uma nova aquisição radiográfica utilizando uma angulação diferente.[17] Já o efeito *Mach band* ocorre devido ao contraste existente entre uma área radiolúcida (dentina) e uma área mais radiopaca (esmalte ou material restaurador), o qual pode originar uma banda escura, e, dessa forma, podemos visualizar uma região radiolúcida próxima à junção amelodentinária, mesmo não havendo lesão de cárie em dentina.[7] Como exemplificado anteriormente, nas restaurações de amálgama, a sua alta radiopacidade pode fazer com que a área abaixo apareça radiolúcida.

Devido ao fato de a radiografia resultar numa imagem bidimensional de uma estrutura tridimensional, quando existe desmineralização na face vestibular ou lingual em dentes posteriores, a mesma poderá ser falsamente interpretada como uma lesão oclusal com acometimento de tecido dentinário resultando em um diagnóstico falso-positivo. Por outro lado, em casos de lesões iniciais de cárie, a desmineralização pode não ser suficientemente identificada na radiografia, resultando em um diagnóstico falso-negativo. Dessa forma, o profissional deverá estar ciente de que não é pos-

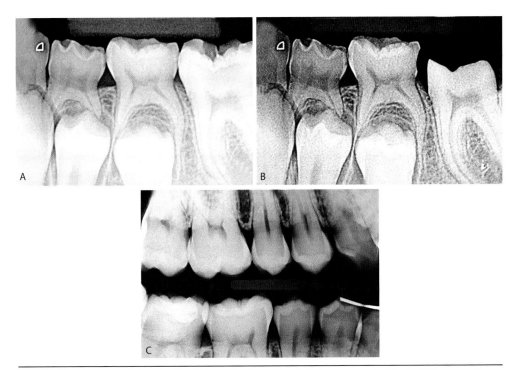

FIGURA 6   Efeito *Mach band* – Em (A) o primeiro molar inferior esquerdo (dente 36) apresenta radiolucidez compatível com lesão de cárie. Entretanto, devido ao efeito *Mach band*, em (B) a imagem radiolúcida desaparece. Em (C) observa-se o efeito *Burnout* cervical ou velamento cervical, na cervical dos primeiros pré-molares superiores e inferiores (dentes 14 e 44) e segundo pré-molar inferior (45), representado por uma radiolucidez na região cervical que não corresponde à lesão de cárie proximal.

Fonte: Imagens (A) e (B) arquivo da disciplina de Radiologia da FOB-USP; (C) Imagem gentilmente cedida por Dr. Nilo Pinheiro de Carvalho.

sível realizar diagnóstico utilizando somente a radiografia, a qual representa um complemento ao exame clínico visual-tátil. Outro fator que pode levar ao mascaramento de uma lesão é a sobreposição de imagens, como por exemplo, na região de pontos de contato interproximais, ou mesmo devido à sobreposição das cúspides quando não se usa o posicionador durante a aquisição radiográfica interproximal.[7]

## Necessidade e frequência de realização de radiografias

A necessidade e frequência de realização de radiografias interproximais ou *bitewing* para detecção inicial e acompanhamento de lesões de cárie devem ser avaliadas de acordo com as características individuais do paciente, não havendo mais uma regra generalizada que se aplique a todos os pacientes.[13] Dessa forma, não há determinação da idade em que se deve realizar a primeira radiografia, pois esta será indicada somente para aqueles indivíduos que possuírem justificativa clínica e não mais como exame de rotina.[13] Para crianças em fase de dentição decídua que apresentam baixo risco à cárie e espaços interproximais amplos, permitindo visualização direta das superfícies proximais, não existe a necessidade de prescrição radiográfica.[13] Para os demais casos, devem ser considerados o histórico de cárie, a localização da lesão, a idade do paciente e os fatores de risco à cárie (ver Capítulo 5), para determinação do intervalo de tempo entre os exames radiológicos para controle da lesão. Adicionalmente, outros métodos complementares, como a separação de dentes com elásticos ortodônticos, ou mesmo o uso de dispositivos de diagnóstico fotópticos, podem ser considerados anteriormente à prescrição de radiografias dentárias.

A indicação radiográfica para diagnóstico de lesão de cárie em dentes permanentes é bastante contraditória. Estudo clínico recente comparou a detecção clínica e radiográfica de lesões de cárie proximais e constatou que o uso das radiografias aumentou em mais de 60% a detecção dessas lesões em esmalte/dentina. Sabendo que a identificação precoce dessas lesões pode levar ao manejo ou à inativação das mesmas por meio de intervenções não operatórias, sugeriu-se a prescrição de radiografias na primeira consulta para fins diagnósticos em adultos jovens.[19] Por outro lado, uma revisão sistemática demonstrou que o diagnóstico radiográfico possui baixa relevância clínica quando comparado ao diagnóstico visual para uma decisão de tratamento não operatório e operatório, além disso, as lesões de esmalte foram avaliadas radiograficamente e clinicamente em 28,6% e 69,2% dos casos, sendo que em grande parte desses estudos foram avaliados dentes permanentes.[20] Nesse mesmo sentido, mas considerando dentes decíduos, outro estudo mostrou que a mudança na decisão de realizar ou não um tratamento ocorreu em apenas 6% dos casos quando se adicionou o diagnóstico radiográfico para detecção de lesões cariosas em crianças, sendo que em 3,3% desses casos, o tratamento alterou de "nenhum tratamento" para "tratamento não operatório" e em 2,8% para "tratamento operatório". A maioria dos casos em que houve mudança na decisão de tratamento se tratava de faces proximais de crianças com alta experiência de cárie.[21] Dessa forma, o uso do método radiográfico como protocolo no processo diagnóstico parece estar superestimado, já que o impacto na decisão de tratamento é baixo, sugerindo que as radiografias devam ser realizadas apenas em crianças com alta experiência de cárie.[21]

De qualquer forma, a avaliação do risco à cárie é primordial na recomendação das radiografias intraorais para detecção de lesões, sendo importante considerar que o risco à cárie é dinâmico e deve ser periodicamente avaliado para definir posterior intervalo[13] (ver Capítulo 3). Quando uma radiografia dentária se faz necessária, deve-se utilizar o princípio ALADAIP (do inglês, *As Low As Diagnostically Achievable being Indication-oriented and Patient-specific*), no qual deve-se utilizar a menor dose de radiação ionizante necessária, e sua prescrição deve ser orientada pela indicação específica de cada paciente.[13]

## Radiografia de subtração

Quando há necessidade de avaliação da progressão, paralisação ou regressão de lesões de cárie, principalmente em pesquisas, a técnica de subtração digital de imagens radiográficas pode ser utilizada.[22] A radiografia de subtração baseia-se no princípio em que duas radiografias digitais obtidas em diferentes momentos (*baseline* e acompanhamento), com os mesmos parâmetros de exposição e com a mesma projeção geométrica, são alinhadas utilizando um *software* específico. Dessa forma, essas imagens sobrepostas permitem a subtração dos valores de cinza, resultando em uma terceira imagem representativa das diferenças entre ambas, chamada de imagem de subtração.[23,24] Nessa imagem, todas as estruturas anatômicas que não sofreram modificação entre as aquisições radiográficas são exibidas com um fundo cinza neutro, e valores de pixel mais próximos ao zero (preto) ou a 255 (branco) dependendo dos locais com alteração. Assim, caso não ocorram mudanças, o resultado da subtração é zero. O resultado diferente de zero indicará as áreas que sofreram perda ou ganho mineral. Quando ocorre a regressão da lesão de cárie, o resultado será um valor acima de zero. Quando ocorre a progressão da lesão de cárie, o resultado será um valor abaixo de zero. Como os valores negativos não podem ser exibidos na tela, normalmente uma compensação de 127 é adicionada ao resultado do processo de subtração. Dessa maneira, seria possível detectar mínimas alterações nas estruturas dentárias que ocorrem durante o monitoramento da lesão de cárie, não visíveis pelo olho humano na radiografia convencional.[22-25]

No entanto, a técnica de subtração digital de imagens radiográficas apresenta algumas limitações na prática clínica, uma vez que requer a manutenção das projeções geométricas (entre estrutura dentária, sensor digital e fonte de raios X) o mais padronizado possível durante a realização de ambas as radiografias.[23] Para minimizar essa problemática, sugere-se o uso de posicionadores radiográficos com mordedores individualizados. Além disso, existem *softwares* disponíveis para fazer a correspondência das imagens.[24] Deve-se ressaltar que diferenças no contraste e densidade da imagem radiográfica digital entre o *baseline* e o acompanhamento podem dificultar a detecção e tornar a análise quantitativa não confiável.[22]

O uso da radiografia de subtração permite, por exemplo, o monitoramento da remineralização/paralisação da progressão de lesões de cárie profundas em dentes decíduos ou permanentes tratados por meio da remoção seletiva de tecido cariado.[23] A **Figura 7** mostra um caso clínico para exemplificar o emprego da técnica de radiografia de subtração em dente permanente.

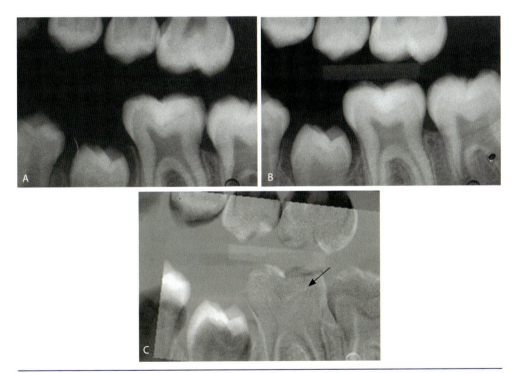

FIGURA 7  A técnica de radiografia de subtração necessita de duas imagens radiográficas digitais padronizadas e com mesma angulação. O exemplo a seguir mostra a utilização dessa técnica para monitorar o tratamento do dente 36 com remoção seletiva do tecido cariado e restauração com resina composta. (A) Radiografia interproximal inicial (*baseline*). (B) Radiografia interproximal digital após 6 meses de acompanhamento alinhada geometricamente conforme o *baseline*. (C) *Image tool software* (*mode compare*) foi empregado para a subtração da imagem do *baseline* da imagem após 6 meses, mostrando alterações na densidade mineral, indicando ganho mineral/remineralização (notar linha mais esbranquiçada no fundo da cavidade).

Fonte: Imagens gentilmente cedidas pelo Prof. Dr. Eduardo Bresciani.

É importante esclarecer que esse método não necessariamente melhora a detecção das lesões de cárie, mas proporciona informações referentes às mudanças ocorridas durante o acompanhamento do paciente a longo prazo. Portanto, a evolução da tecnologia pode proporcionar avanços no campo da detecção por radiografia digital, permitindo maior conhecimento sobre essa técnica com estudos futuros.

## MÉTODOS BASEADOS NOS FENÔMENOS ÓPTICOS OU ELÉTRICOS

A seguir métodos alternativos às radiografias, que também podem ser indicados para auxiliar na detecção da lesão de cárie, serão apresentados. De forma geral, estes métodos apresentam aparelhos de custo elevado, o qual pode ser reduzido com o tempo, conforme as tecnologias se tornam mais populares, como é o caso da fluorescência a laser.

### Fluorescência a laser

A fluorescência é o fenômeno no qual a luz é absorvida em um curto comprimento de onda e então reemitida em um comprimento de onda maior. Essa característica foi observada nos tecidos dentários, uma vez que o padrão de absorção e de reemissão da luz (espectro de fluorescência) das estruturas dentárias são diferenciados de acordo com o comprimento de onda de excitação. Assim, a absorção e a reemissão da luz diferem entre o esmalte, dentina e cemento, bem como no tecido dentário sadio e cariado. Por essa razão, a fluorescência pode ser utilizada para a detecção das lesões de cárie.

Sabe-se que tanto o esmalte dentário como a dentina hígida emitem fluorescência. Por sua vez, tecidos dentários desmineralizados, biofilme e microrganismos também apresentam essa peculiaridade. Dessa forma, a diferença entre a fluorescência natural das estruturas dentárias hígidas e a do tecido cariado pode ser quantificada por meio de métodos baseados em luz.

O DIAGNOdent (Kavo, Biberach, Alemanha) (**Figura 8** (A)) é um aparelho que quantifica a diferença na emissão de fluorescência induzida por luz laser entre o tecido hígido e o cariado. O primeiro aparelho (DIAGNOdent 2095) baseou-se na captação da fluorescência emitida pelos componentes orgânicos dos tecidos cariados quando iluminados por um laser diodo (alumínio, gálio, índio e fósforo – AlGaInP), de comprimento de onda de 655 nm, situado no âmbito vermelho do espectro visível. A luz atinge a superfície do dente através de uma guia luminosa central contida em uma haste óptica flexível. Como o esmalte hígido é mais translúcido, essa luz atravessa-o com pouca dispersão. Já na presença de esmalte desmineralizado, mais luz será dispersada. Essa porção de luz dispersada estimula os metabólitos bacterianos (porfirinas) presentes na lesão de cárie a emitirem fluorescência.[26] A fluorescência emitida pelas porfirinas dos tecidos cariados é captada por nove fibras da haste do aparelho e é transformada em valores numéricos que variam de 0 a 99. O fabricante fornece dois tipos de pontas de fibra óptica: uma para superfície oclusal (ponta A) (**Figura 8** (B)) e outra para superfície lisa (ponta B). Esse método apresentou bons resultados na detecção de lesões de cárie oclusais.[27] No entanto, apesar desse modelo já não estar disponível no mercado, foi importante para dar origem ao desenvolvimento de um modelo mais moderno e compacto.

O modelo mais compacto (DIAGNOdent 2190 ou DIAGNOdent *pen;* Kavo, Biberach, Alemanha) (**Figura 9** (A)) funciona utilizando o mesmo princípio do anterior. Neste modelo, o aparelho foi condensado em uma única peça e a estrutura das pontas foi modificada. As pontas utilizadas são feitas de fibra de safira e tanto o laser diodo emitido quanto a fluorescência captada pelo aparelho percorrem os mesmos feixes de fibras, porém em sentidos opostos e em comprimentos de onda diferentes.[28] Dois tipos de pontas podem ser utilizados, uma para superfície oclusal (**Figura 9** (B)) e outra para superfície proxi-

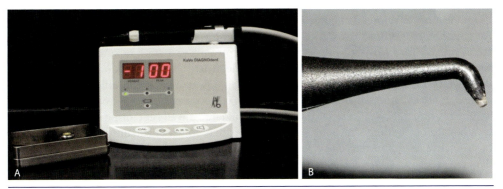

FIGURA 8  (A) Aparelho DIAGNOdent (Kavo, Biberach, Alemanha). (B) Ponta de fibra óptica para superfície oclusal.

Fonte: Acervo dos autores.

mal (Figura 9 (C)). O aparelho é leve (140 g) e funciona com apenas uma bateria (1,5 V).

Como dito anteriormente, quando uma lesão de cárie ou uma superfície dentária é avaliada com o DIAGNOdent, um valor que pode variar de 0 a 99 é obtido. Esse valor está, teoricamente, relacionado com a profundidade da lesão. Para a avaliação desses valores, vários pontos de corte foram propostos na literatura, tanto pro DIAGNOdent quanto para o DIAGNOdent *pen*. Esses pontos de corte diferem uns dos outros em algumas unidades, tanto para as lesões em esmalte como em dentina, e por isso é recomendado que o clínico considere o intervalo de valores para a interpretação e sempre os associe às características visuais e à imagem radiográfica. Outro fato importante a ser considerado é a presença de pigmentações devido à presença de lesões inativas nas superfícies oclusais,

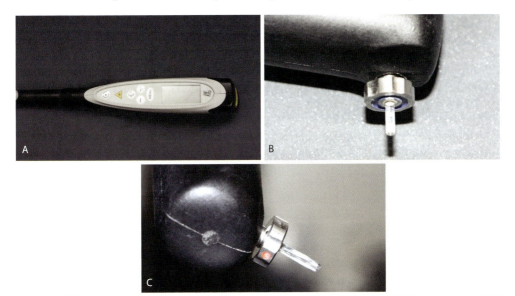

FIGURA 9  (A) Aparelho DIAGNOdent *pen*. (B) Ponta de fibra óptica para superfície oclusal. (C) Ponta de fibra óptica para superfície proximal.

Fonte: Acervo dos autores.

que pode mostrar valores de fluorescência altos e, portanto, falso-positivos. Assim como recomendado para realização do exame visual-tátil, a limpeza das superfícies dentárias deve ser realizada também quando do uso desse método. Além disso, quando a profilaxia for realizada utilizando-se jato de pó de bicarbonato de sódio, pedra pomes ou pasta profilática, é importante que a superfície dentária seja lavada para que os restos do pó ou da pasta não permaneçam no fundo das fissuras ou mesmo das microcavidades, influenciando nas leituras do aparelho.[29]

Diante disso, o clínico que pretende usar esse método como auxiliar no processo de detecção de lesões de cárie deve estar ciente do correto funcionamento do aparelho e lembrar que existem vários fatores que podem interferir nos resultados. Uma revisão sistemática da literatura[30] relatou resultados de sensibilidade, especificidade e acurácia de 0,85, 0,76 e 0,86, respectivamente, quando estudos *in vivo* foram analisados. Os autores concluíram que esse método apresenta moderada a alta efetividade na detecção de lesões de cárie, podendo ser indicado como auxiliar nesse processo.

Em suma, o DIAGNOdent não deve ser utilizado como método principal para detecção de lesões de cárie e sim como método auxiliar ao exame visual-tátil e ao radiográfico.

### Fluorescência quantitativa induzida por luz (QLF)

A tecnologia QLF (*Quantitative Light-Induced Fluorescence*) (Inspektor Research Systems BV, Amsterdã, Holanda) foi inicialmente desenvolvida utilizando uma luz laser como fonte de excitação e uma câmera CCD, que era posicionada a uma longa distância dos pacientes por medidas de segurança. De acordo com os autores, por meio da tecnologia QLF, a intensidade da fluorescência emitida pelo tecido cariado é medida e comparada com o tecido dentário sadio. Posteriormente, a fonte de luz laser foi substituída por uma luz com tecnologia xenon, e esse sistema foi então modificado para facilitar a aplicação clínica, tornando-se um aparelho sofisticado e promissor para a quantificação das lesões de cárie.

Os aparelhos que utilizam a tecnologia QLF possuem uma microlâmpada de xenônio de 50 Watts em forma de arco e um filtro óptico, com a finalidade de produzir uma luz azul com comprimento de onda de 370 nm, que é transportada até o dente por meio de um guia de luz, no qual pode ser acoplado um espelho dental **(Figura 10)**. As imagens de fluorescência são filtradas por um filtro de alta passagem ($\lambda \geq 520$ nm) e então capturadas pela microcâmera de vídeo CCD. Quando o dente é iluminado por essa luz de coloração azul de alta intensidade, a autofluorescência do esmalte é detectada e a imagem de fluorescência é obtida pela câmera intraoral, uma vez que toda a luz refletida ou difundida do dente é filtrada. A fluorescência emitida tem relação direta com o conteúdo mineral do esmalte. Assim, a área desmineralizada apresenta-se mais escura quando comparada com a área hígida, que apresenta fluorescência na coloração verde **(Figura 10B)**.

Alguns aparelhos que utilizam essa tecnologia estão disponíveis comercialmente para uso clínico (Qraycam Pro, Qraypen C, Qscan Plus) e consistem em câmeras intraorais portáteis de vídeo CCD colorida, conectadas a um computador (Qray Software, Inspektor Research Systems BV, Amsterdã, Holanda), que possibilitam capturar e analisar as imagens do dente durante o exame clínico. Para se calcular a perda de fluorescência na lesão de cárie, a fluorescência do tecido hígido que estava originalmente presente no local da lesão é reconstruída por meio da extrapolação da fluorescência do tecido hígido que se encontra ao redor da lesão de cárie. A diferença entre os valores da lesão e os valores reconstruídos proporciona o cálculo da fluorescência perdida. Assim, essa imagem pode ser utilizada posteriormente para quantificar o tamanho, profundidade e volume da lesão de cárie pelos seguintes parâmetros produzidos pelo *software*: área da lesão (em milímetros quadrados), ΔF (porcentagem da perda de fluorescência, %) e volume da lesão de cárie - ΔQ (o produto da área da lesão em mm² e a porcentagem de perda de fluorescência).[31] Por meio desses parâmetros, é possível detectar e diferenciar as lesões de cárie em seu estágio inicial de desenvolvimento, fazendo com que esse sistema seja um método sensível para quantificar e monitorar as lesões de cárie em esmalte. Outra vantagem é que a imagem pode ser armazenada para um estudo longitudinal e pode ser usada para motivar os pacientes durante a prática odontológica preventiva.

Esse aparelho tem demonstrado que pode ser utilizado com confiabilidade por diferentes examinadores. A literatura demonstra as diversas aplicabilidades da tecnologia QLF, como na detecção de lesões de cárie incipientes em superfícies lisas e oclusais e lesões de cárie radiculares, em dentes decíduos e permanentes, na detecção de desmineralização ao redor de componentes ortodônticos, no monitoramento dos processos de desmineralização e remineralização das lesões de cárie, na quantificação de biofilme dentário, na quantificação da fluorose dentária, no monitoramento durante a remoção de tecido cariado, e na detecção de remoção de pigmentos extrínsecos após clareamento dentário.[31] Da mesma forma, como descrito anteriormente, esse sistema pode ser influenciado por alguns fatores, como pigmentos, biofilme dentário, fluorose dentária ou hipomineralização. Como a presença desses fatores pode produzir imagens com aparência similar às das lesões cariosas, é importante que o profissional saiba reconhecê-las e diferenciá-las para realização de um correto diagnóstico.

A tecnologia QLF tem o potencial de detectar e monitorar longitudinalmente lesões de cárie, além de fornecer ao profissional informações importantes relacionadas à severidade da lesão. Entretanto, deve-se lembrar que as informações fornecidas pelo QLF, como em todos os métodos auxiliares, não podem nunca por si só formar a base da decisão clínica. Essa informação deve ser avaliada com cautela e integrada aos demais fatores individuais e à experiência do profissional, antes de se estabelecer o diagnóstico e o plano de tratamento. Na **Figura 10A** encontra-se o aparelho QLF.

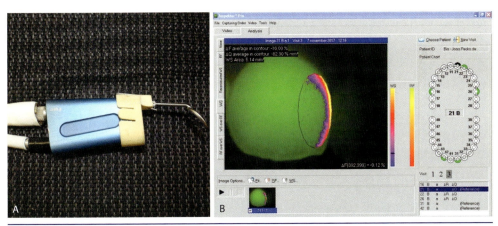

FIGURA 10 (A) Aparelho QLF (Inspektor Research Systems BV, Amsterdã, Holanda); (B) imagem de um dente obtida pelo aparelho, em que a área hígida apresenta coloração verde e a área desmineralizada está representada por tons que variam do azul ao amarelo. Com a imagem, o *software* quantifica a área da lesão (em milímetros quadrados), o ΔF (porcentagem da perda de fluorescência) e volume da lesão de cárie - ΔQ (o produto da área da lesão em mm² e porcentagem de perda de fluorescência).

Fonte: : Imagem (A) acervo dos autores; (B) imagem gentilmente cedida pela Dra. Beatriz Martines de Souza.

## Mensuração elétrica da lesão de cárie

Outro método auxiliar para a detecção de lesões de cárie baseia-se no princípio da condutância elétrica, ou seja, considerando a alteração da passagem de corrente elétrica.[25] Nesse sentido, alguns dispositivos comerciais, como *Electronic Caries Monitor* - ECM® (LODE Diagnostic, Groningen, Holanda) e *Vanguard Electronic Caries Detector*® (Massachusetts Manufacturing Corp., Cambridge, MA, EUA), foram desenvolvidos inicialmente para a detecção de lesões de cárie oclusais.[23,25] O esmalte dentário sadio geralmente tem alta resistência à passagem de corrente elétrica e a dentina uma resistência bem menor comparada ao esmalte. A desmineralização por cárie, em teoria, cria porosidades que são preenchidas por água e íons da saliva, causando alterações na condutividade elétrica. Assim, as lesões de cárie em esmalte e dentina são mais porosas que o tecido dentário sadio, sendo menos resistentes à passagem de corrente elétrica.[25]

O dispositivo ECM® é o mais estudado na literatura. Ele emprega uma única corrente alternada, baixa tensão e com frequência fixa (< 0,3 µA), que mede os "valores de resistência" do tecido dentário para expressar a severidade da lesão de cárie.[32] Para a realização das medições, utiliza-se um eletrodo de referência que fica na mão do paciente ou em contato com a gengiva e um eletrodo de medição, que se assemelha a uma sonda (**Figura 11**(B)). Um fluxo de ar constante encontra-se associado a esta ponta ativa do equipamento. Dessa maneira, o profissional consegue fazer medições em "sítio específico" ou "superfície específica" que permanecerá sempre seca. Quando o dispositivo "apita", indicando que a medição foi completada, o valor é exibido no *display*[32] (**Figura 11**(A)).

Esse método tem apresentado resultados variáveis, principalmente em termos de reprodutibilidade provavelmente devido à inconsistência do contato da sonda com a superfície dentária. Por isso, é importante que o profissional seja calibrado para usar tal dispositivo. O grau de condutância elétrica é determinado pelas propriedades da substância, incluindo porosidade, área de contato da superfície, espessura do tecido (esmalte e dentina), hidratação do esmalte, temperatura, conteúdo iônico dos fluídos dentários (concentração) e maturação dentária.[23,25,32] Deve-se ressaltar que a presença de pigmentações, irregularidades e fendas no esmalte são fatores de confusão para as medições pelo ECM®, podendo gerar resultados falso-positivos.[23]

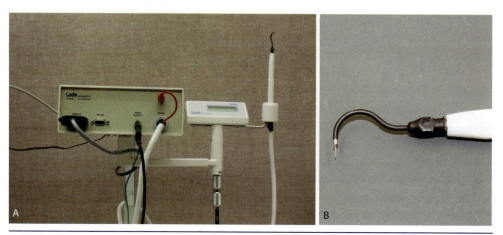

FIGURA 11 (A) Dispositivo de mensuração elétrica da lesão de cárie - *Electronic Caries Monitor* (ECM®). (B) Ponta ativa do dispositivo mostrando o eletrodo de medição.

Fonte: Acervo dos autores.

Estudos *in vivo* com esse método são limitados na literatura, sendo necessários ensaios clínicos para que se conheça sua aplicabilidade e para que possa ser seguramente utilizado na prática clínica. Cita-se também a necessidade de modificações na sonda e ajustes de frequência.[23,25]

## PERSPECTIVAS FUTURAS

### Aprendizado profundo (*deep learning*)

O *deep learning* ou aprendizado profundo é um grupo de métodos de inteligência artificial (IA) que usa um grande número de unidades interconectadas (algoritmos) para realizar tarefas complexas. Os algoritmos de *deep learning* são capazes de aprender por meio de banco de dados extensos.[33] Com objetivo de facilitar o diagnóstico através de imagens, a aprendizagem desses algoritmos tem sido testada com o uso de redes neurais convolucionais, cuja arquitetura é análoga a dos neurônios cerebrais humanos interligados e é capaz de aprender com as informações obtidas dessas imagens. Esses métodos começaram a ser empregados no campo da saúde, principalmente em cenários de pesquisa, e em breve poderá estar disponível comercialmente.[34] Para detecção de lesões cárie, a IA parece ser promissora. Schwendicke *et al.*, (2019),[35] por meio de uma *scoping review* (tipo de revisão da Literatura que faz uma avaliação preliminar do tamanho potencial e escopo de pesquisas disponíveis, com objetivo de identificar a natureza e extensão das evidências), mapearam e discutiram a literatura que utilizou imagens odontológicas em diferentes áreas e concluíram que as redes neurais convolucionais estão sendo muito utilizadas para o diagnóstico por imagens e que a sua utilidade, segurança e generalidade devem ser mais estudadas através de metodologias mais rigorosas, replicáveis e comparáveis.

Em um estudo mais recente,[36] essas redes neurais foram utilizadas para a detecção de lesões de cárie através de imagens obtidas por transiluminação por luz infravermelha e concluíram que o algoritmo treinado apresentou habilidade discriminatória satisfatória para detectar lesões de cárie. Portanto, o uso das redes neurais de IA para esse fim pode reduzir o esforço humano, auxiliando o clínico nesse processo, facilitando a sua rotina. Apesar do uso da IA para fins de diagnóstico por imagem ser novo e bastante promissor, envolve o intenso preparo de uma grande base de dados de imagens clínicas, radiográficas além de outras fontes como laudos radiográficos, para o aprendizado dos algoritmos na detecção das lesões de cárie.[36]

## CONSIDERAÇÕES FINAIS

Nesse capítulo apresentamos uma série de métodos complementares que podem auxiliar no diagnóstico das lesões cariosas. Entretanto, considerando custo-benefício e evidência científica, dentre os exames complementares, a radiografia interproximal se destaca por ser acessível e apresentar bom desempenho principalmente nas superfícies proximais. Nessas superfícies a imagem radiográfica permite a detecção da lesão quando ela se apresenta em esmalte. Por outro lado, para as lesões em superfície oclusal, devido a sobreposição das cúspides, o exame radiográfico possibilita a visualização da lesão apenas quando esta atinge a dentina, sendo capaz de complementar o exame visual-tátil com informações relativas à extensão ou profundidade. Dessa forma, fica claro que em determinadas situações a radiografia pode trazer informações adicionais ao exame visual-tátil, as quais serão importantes para uma adequada detecção e intervenção da lesão de cárie.

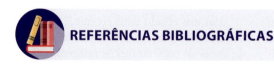

## REFERÊNCIAS BIBLIOGRÁFICAS

1. Pitts NB. Modern concepts of caries measurement. J Dent Res. 2004;83(Spec No C):C43-7.
2. Nyvad B, Machiulskiene V, Baelum V. Reliability of a new caries diagnostic system differentiating between active and inactive caries lesions. Caries Res. 1999;33(4):252-60.
3. Ekstrand KR, Gimenez T, Ferreira FR, Mendes FM, Braga MM. The International Caries Detection and Assessment System - ICDAS: A Systematic Review. Caries Res. 2018;52(5):406-19.
4. Ammari MM, Soviero VM, da Silva Fidalgo TK, Lenzi M, Ferreira DM, Mattos CT, et al. Is non-cavitated proximal lesion sealing an effective method for caries control in primary and permanent teeth? A systematic review and meta-analysis. J Dent. 2014;42(10):1217-27.
5. Diniz MB, Boldieri T, Rodrigues JA, Santos-Pinto L, Lussi A, Cordeiro RC. The performance of conventional and fluorescence-based methods for occlusal caries detection: an in vivo study with histologic validation. J Am Dent Assoc. 2012;143(4):339-50.
6. Schwendicke F, Tzschoppe M, Paris S. Radiographic caries detection: A systematic review and meta-analysis. J Dent. 2015;43(8):924-33.
7. White SC, Pharoah MJ. Radiologia oral: Fundamentos e interpretação. 7. ed. Rio de Janeiro: Elsevier; 2014.
8. Avares LC, Tavano O. Curso de radiologia em odontologia. 5. ed. São Paulo: Santos; 2009.
9. Brasil, Ministério da Saúde/Agência Nacional de Vigilância Sanitária/Diretoria Colegiada, Resolução RDC Nº 330 de 20/12/2019, DIÁRIO OFICIAL DA UNIÃO, Brasília, DF, ano 2019, n. 249, 26/12/2019, Seção 1, p. 92 a 96; p. 131 a 132. disponível em https://www.in.gov.br/en/web/dou/-/resolucao-rdc-n-330--de-20-de-dezembro-de-2019-235414748?inheritRedirect=true. Acesso em: 19 out. 2020.
10. Wenzel A. Bitewing and digital bitewing radiography for detection of caries lesions. J Dent Res. 2004;83(Spec No C):C72-5.
11. Diniz MB, Rodrigues JA, Neuhaus KW, Cordeiro RCL, Lussi A. Influence of examiner's clinical experience on the reproducibility and accuracy of radiographic examination in detecting occlusal caries. Clin Oral Investig. 2010;14(5):515-23.
12. Dove SB, Wenzel A, Haiter-Neto F, Gotfredsen E. Risk factors for a false-positive test outcome in diagnosis of caries in approximal surfaces: Impact of radiographic modality and observer characteristics. Caries Res. 2007;41(3):170-6.
13. Kühnisch J, Anttonen V, Duggal MS, Spyridonos ML, Rajasekharan S, Sobczak M, et al. Best clinical practice guidance for prescribing dental radiographs in children and adolescents: an EAPD policy document. Eur Arch Paediatr Dent. 2020;21(4):375-86.
14. Wenzel A. Radiographic display of carious lesions and cavitation in approximal surfaces: advantages and drawbacks of conventional and advanced modalities. Acta Odontol Scand. 2014;72(4):251-64.
15. Takahashi N, Lee C, Da Silva JD, Ohyama H, Roppongi M, Kihara H, et al. A comparison of diagnosis of early stage interproximal caries with bitewing radiographs and periapical images using consensus reference. Dentomaxillofac Radiol. 2019;48(2):20170450 .
16. Browne RM, Edmondson HD, Rout PGJ. Atlas of dental and maxillofacial radiology and imaging. London: Mosby-Wolfe; 1995.
17. Watanabe PCA, Arita ES. Imaginologia e radiologia odontológica. 2. ed. Rio de Janeiro: Elsevier; 2019.
18. Marquezan PK, Alves LS, Dalla Nora A, Maltz M, do Amaral Zenkner JE. Radiographic pattern of underlying dentin lesions (ICDAS 4) in permanent teeth. Clin Oral Investig. 2019;23(1):3879-83.
19. Carvalho JC, Mestrinho HD, Guillet A, Maltz M. Radiographic yield for clinical caries diagnosis in young adults: indicators for radiographic examination. Caries Res. 2020;26:1-11.
20. Signori C, Gimenez T, Mendes FM, Huysmans MDNJM, Opdam NJM, Cenci MS. Clinical relevance of studies on the visual and radiographic methods for detecting secondary caries lesions - A systematic review. J Dent. 2018;75:22-33.
21. Pontes LRA, Novaes TF, Lara JS, Moro BLP, Gimenez T, Raggio DP, et al. Impact of the radiographic method on treatment decisions related to dental caries in primary molars: a before-after study. Clin Oral Investig. 2019;23:4075-81.
22. Hekmatian E, Sharif S, Khodaeian N. Literature review. Digital subtraction radiography in dentistry. Dent Res J. 2008;2(2):1-8.
23. Neuhaus KW, Longbottom C, Ellwood R, Lussi A. Novel lesion detection aids. Monogr Oral Sci. 2009;21:52-62.
24. van der Stelt PF. Better imaging: the advantages of digital radiography. J Am Dent Assoc. 2008;139(Suppl):7S-13S.
25. Gomez J. Detection and diagnosis of the early caries lesion. BMC Oral Health. 2015;15(Suppl 1):S3.
26. Hibst R, Paulus R, Lussi A. A detection of occlusal caries by laser fluorescence: basic and clinical investigations. Med Laser Appl. 2001;16:295-13.
27. Rodrigues JA, Hug I, Diniz MB, Lussi A. Performance of fluorescence methods, radiographic examination and ICDAS II on occlusal surfaces in vitro. Caries Res. 2008;42(4):297-304.
28. Lussi A, Hellwig E. Performance of a new laser fluorescence device for the detection of occlusal caries in vitro. J Dent. 2006;34(7):467-71.
29. Lussi A, Reich E. The influence of toothpastes and prophylaxis pastes on fluorescence measurements for caries detection in vitro. Eur J Oral Sci. 2005;113(2):141-4.

30. Iranzo-Cortés JE, Montiel-Company JM, Almerich-Torres T, Bellot-Arcís C, Almerich-Silla JM. Use of DIAGNOdent and VistaProof in diagnostic of Pre-Cavitated Caries Lesions - A Systematic Review and Meta-Analysis. J Clin Med. 2019;9(1):20.
31. Diniz MB, Campos PH, Wilde S, Cordeiro RCL, Zandona AGF. Performance of light-emitting diode device in detecting occlusal caries in the primary molars. Lasers Med Sci. 2019;34(6):1235-41.
32. Longbottom C, Huysmans MC. Electrical measurements for use in caries clinical trials. J Dent Res. 2004;83(Spec No C):C76-9.
33. Mazurowski MA, Buda M, Saha A, Bashir MR. Deep learning in radiology: an overview of the concepts and a survey of the state of the art with focus on MRI. J Magn Reson Imaging. 2019;49(4):939-54.
34. Chen YW, Stanley K, Att W. Artificial intelligence in dentistry: current applications and future perspectives. Quintessence Int. 2020;51(3):248-57.
35. Schwendicke F, Golla T, Dreher M, Krois J. Convolutional neural networks for dental image diagnostics: a scoping review. J Dent. 2019;91:103226.
36. Schwendicke F, Elhennawy K, Paris S, Friebertshäuser P, Krois J. Deep learning for caries lesion detection in near-infrared light transillumination images: a pilot study. J Dent. 2020;92:1-5.

# Avaliação do risco à cárie dentária

Thiago Cruvinel | Matheus Lotto | Linda Wang | Thiago Machado Ardenghi | Marina Ciccone Giacomini | Maria Fidela de Lima Navarro

## INTRODUÇÃO

O desenvolvimento científico possibilitou a identificação e o entendimento de fatores etiológicos comportamentais, biológicos e sociodemográficos para a progressão da cárie dentária que podem ser sintetizados em evidências fundamentais norteadoras para a atuação contemporânea do cirurgião-dentista, tais como: (1) trata-se de uma doença crônica mediada por biofilme e modulada pela dieta; (2) relacionada ao indivíduo, e não aos dentes de forma isolada; e (3) resultante do preponderante processo de desmineralização dos tecidos dentários, ocorrido anteriormente à detecção de manchas brancas e cavidades.[1,2] Algumas reflexões de caráter prático emergem a partir desse conhecimento teórico simplificado. Por exemplo, a verdadeira abordagem da cárie dentária deve ser pautada na restauração de dentes cavitados ou no controle de seus fatores etiológicos? Ou, ainda, a intervenção profissional deve ocorrer apenas após o aparecimento de sinais clínicos visíveis da doença ou mais precocemente?

Nesse sentido, a presença de lesões de cárie dentária apenas representa o desfecho malsucedido do seu manejo, desde a fase preventiva (ver Capítulo 7). Além disso, a aplicação isolada de procedimentos restauradores representa uma abordagem equivocada e tardia para o controle da doença. O enfoque do cuidado odontológico global deve ser sustentado no empoderamento da própria pessoa para a adoção de comportamentos saudáveis e oferecimento de práticas clínicas profissionais que visam à prevenção primordialmente, seguida do controle da progressão da desmineralização, e à prevenção de manchas brancas.[3]

Entretanto, a presente abordagem precisa ser desenvolvida sob a ótica de uma sistematização lógica, que permita adequados níveis de previsibilidade de resultados e parâmetros de controle ao longo do tempo. É nesse contexto que se apresenta a necessidade da análise do risco de desenvolvimento da doença. No dicionário, risco é descrito como a probabilidade de perigo geralmente associado à ameaça física ao homem e/ou ao meio ambiente, relacionando-se à predição da ocorrência de eventos posteriores. Assim, a avaliação do risco à cárie dentária pode ser definida como a determinação da probabilidade de uma pessoa em desenvolver a doença no futuro de acordo com a análise da presença de fatores específicos.[4]

Então, a determinação do risco à cárie dentária é fundamental para (a) permitir a abordagem do processo da doença em vez dos seus sinais clínicos, (b) promover o entendimento individual dos seus fatores determinantes, (c) auxiliar no planejamento e na execução de cuidados preventivos personalizados, (d) programar a frequência do tratamento odontológico quando necessário e (e) determinar prognósticos baseados na progressão ou estabilização da doença.[4-6]

Por isso, a avaliação dos fatores de risco à cárie deve ser realizada para todas as faixas etárias e em todos os retornos odontológicos, uma vez que o sucesso clínico do controle da doença não é determinado imediatamente, mas em longo prazo, ou seja, o conceito de alta do tratamento é incorreto e deve ser abolido. De forma prática, definir o risco estabelece o tratamento de pessoas, e não de lesões, com a individualização das abordagens educativa, preventiva e terapêutica.[3,4,7]

O presente capítulo tem por objetivo apresentar os fatores de risco à cárie dentária avaliados pelas principais ferramentas de diagnóstico (ver Capítulos 3), auxiliando alunos e profissionais na classificação dos níveis de risco dos usuários de serviços odontológicos, de forma clara e simples.

## COMO DETERMINAR O RISCO À CÁRIE DENTÁRIA

Devido ao aspecto multifatorial da cárie dentária e à falta de padronização universal de um modelo preditivo único, diversas ferramentas foram desenvolvidas para a determinação do risco à doença.[8-10] Para ser considerada adequada, a ferramenta deve ser acessível e de baixo custo, bem como apresentar fácil usabilidade e compreensão. Também deve possuir a capacidade de prever a ocorrência de novas lesões de cárie e a progressão das já existentes, considerando vários contextos clínicos e populacionais, tais como diferentes faixas etárias, condições de saúde sistêmica e localizações geográficas.

Além disso, deve servir para educar e envolver o indivíduo no cuidado em saúde bucal, motivando-o a assumir responsabilidades de longo prazo e a adotar comportamentos saudáveis. A possibilidade de desenvolvimento da doença deve ser comunicada ao indivíduo de forma eficiente, por meio da detecção e apresentação de fatores de risco específicos.

Entre as ferramentas apresentadas no Quadro 1, destacam-se a *International Caries Classification and Management System* (ICCMS) para a avaliação de risco à cárie dentária em adolescentes e adultos, e a *American Dental Association* (ADA < 6 anos) para a avaliação de risco à cárie da primeira infância para crianças pré-escolares. Os fatores de risco apresentam impacto similar independentemente da idade. Entretanto, crianças em idade pré-escolar possuem características específicas no que diz respeito ao desenvolvimento da doença e, por isso, serão exploradas separadamente ao final deste capítulo.

De acordo com os critérios estabelecidos pelo ICCMS, o risco à cárie dentária dos in-

**QUADRO 1** Principais ferramentas para a avaliação do risco à cárie dentária.

| Ferramentas | Fatores de risco analisados |
|---|---|
| *International Caries Classification and Management System* (ICCMS) (Ismail *et al.*, 2015)[4] | • História médica<br>• Radiação de cabeça e pescoço<br>• Alimentos açucarados<br>• Baixa exposição ao fluoreto<br>• Experiência de cárie dos responsáveis/cuidadores<br>• Comportamento de higiene bucal<br>• Condições socioeconômicas<br>• Atividade da lesão de cárie<br>• Experiência de cárie<br>• Espessura e condição do biofilme<br>• Hipossalivação<br>• Superfícies radiculares expostas<br>• Uso de dispositivos (ortodônticos, protéticos etc.)<br>• PUFA (polpa exposta, ulceração associada a fragmentos radiculares retidos, pontiagudos, provocados pela destruição por cárie, fístula e abscesso) |
| Cariograma (Bratthall *et al.*, 2005)[8] | • Experiência de cárie<br>• Relato de doença<br>• Dieta (conteúdo e frequência) |

*(Continua)*

**QUADRO 1** Principais ferramentas para a avaliação do risco à cárie dentária.

| Ferramentas | Fatores de risco analisados |
|---|---|
| Cariograma (Bratthall et al., 2005)[8] | • Placa acumulada (biofilme)<br>• *Streptococcus mutans*<br>• Programa de fluoretação<br>• Secreção salivar<br>• Capacidade-tampão |
| Caries Management by Risk Assessment (CAMBRA) (Featherstone et al., 2003, 2007)[9,10] | • Experiência de cárie dentária (últimos 36 meses)<br>• Dentes ausentes devido à cárie (últimos 36 meses)<br>• Dieta cariogênica<br>• Hipossalivação (medicação, radiação ou induzida por doença)<br>• Quimioterapia e radioterapia<br>• Deficiência física ou mental que impeça os cuidados bucais<br>• Atividade de cárie dentária (últimos 12 meses)<br>• Higiene bucal deficitária<br>• Altos índices de bactérias cariogênicas<br>• Tratamento ortodôntico (fixo ou removível)<br>• Saúde bucal familiar precária<br>• Anormalidade genética nos dentes<br>• Baixa exposição ao fluoreto<br>• Atendimento odontológico irregular<br>• Abuso de drogas ou álcool<br>• Múltiplas restaurações<br>• Distúrbios alimentares<br>• Presença de superfícies radiculares expostas<br>• Presença de restaurações irregulares ou com infiltrações marginais<br>• Aleitamento prolongado (materno ou mamadeira)<br>• Defeitos de esmalte (de desenvolvimento ou adquiridos) |
| Caries Risk Assessment (> 6 anos) (ADA)[11] | • Condições contribuintes (exposição ao fluoreto, alimentos açucarados, programas governamentais eletivos, experiência de cárie dos pais, cuidadores e/ou outros irmãos – para indivíduos entre 6 e 14 anos, lar odontológico*)<br>• Condições gerais de saúde (deficiências, químio e radioterapia, desordens alimentares, medicações que reduzem o fluxo salivar, abuso de drogas/álcool)<br>• Condições clínicas (lesões cavitadas, lesões não cavitadas, restaurações, dentes extraídos por cárie nos últimos 36 meses, biofilme visível, morfologia dentária que dificulte uma boa higienização, restaurações interproximais, superfícies radiculares expostas, restaurações com saliência e margens abertas, espaços favoráveis à impacção de alimentos, dispositivos ortodônticos/dentários, hipossalivação severa) |
| Caries Risk Assessment (< 6 anos) (ADA)[12] | • Condições contribuintes (exposição ao fluoreto, alimentos açucarados, programas governamentais eletivos, experiência de cárie dos pais, cuidadores e/ou outros irmãos, lar odontológico*)<br>• Condições gerais de saúde (deficiências)<br>• Condições clínicas (restaurações clínica ou radiograficamente evidentes, lesões cariosas cavitadas, lesões cariosas não cavitadas, dentes ausentes devido à cárie, biofilme visível, uso de próteses ou aparelhos ortodônticos, hipossalivação severa) |

* O lar odontológico é o relacionamento contínuo entre o dentista e o indivíduo, incluindo os aspectos de cuidados de saúde bucal prestados de maneira abrangente, continuamente acessíveis, coordenados e centrados na pessoa.

divíduos pode ser classificado em baixo, intermediário (médio) ou alto **(Figuras 1 e 2)**.

O risco intermediário indica a momentânea incapacidade do profissional em classificar o risco do indivíduo em baixo ou alto. A avaliação periódica do risco é essencial para a prática profissional de mínima intervenção clínica, contribuindo para o sucesso terapêutico, a conservação da estrutura dentária hígida e a redução da necessidade de novas intervenções.[4] Todas as estratégias devem enfatizar a paralisação da progressão da doença, não sendo direcionadas apenas para a resolução das lesões de cárie. Quanto mais precocemente for a oportunidade de orientar e acompanhar o indivíduo/responsável, melhores serão as condições de motivá-lo e educá-lo de forma efetiva e direcionada.

A seguir serão apresentados os fatores e critérios utilizados pela ferramenta ICCMS para a avaliação e determinação do risco à cárie dentária.

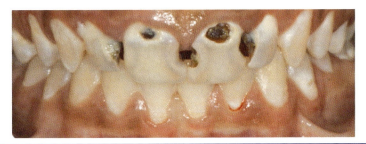

FIGURA 1  Exemplo de paciente com alto risco à cárie dentária. Observa-se a presença de biofilme visível e lesões de mancha branca e cavitadas. Paciente jovem, que relatou a falta de cuidados com a higiene bucal e consumo frequente de alimentos açucarados (ricos em carboidrato).

Fonte: Acervo da Disciplina de Dentística da FOB-USP.

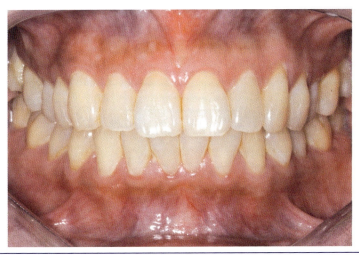

FIGURA 2  Exemplo de paciente com baixo risco à cárie dentária. Não apresenta lesões de cárie ativas ou outros fatores de risco clinicamente visíveis, como a presença de restaurações previamente realizadas e biofilme. Paciente relata não ter uma dieta rica em carboidratos/açúcar, apresenta boa higiene bucal, incluindo o uso de dentifrício fluoretado, e também não apresenta condições sistêmicas que acarretem hipossalivação.

Fonte: Acervo da Disciplina de Dentística da FOB-USP.

## FATORES DE RISCO À CÁRIE DENTÁRIA

### Fatores determinantes de alto risco

Os fatores de risco, quando identificados, determinam por si só o alto risco à cárie dentária do indivíduo. São três os fatores determinantes de alto risco, descritos a seguir:

- **Hipossalivação:** a avaliação da saúde geral das pessoas é importante para verificar se existem condições sistêmicas ou locais que possam levar a uma condição significativa de hipossalivação, uma vez que a saliva é um dos principais fatores protetores contra a cárie dentária.[13] Dessa forma, algumas síndromes, uso de medicamentos de maneira continuada, uso de drogas/álcool e situações clínicas que possam reduzir o fluxo salivar e/ou alterar a qualidade da saliva aumentam o risco à cárie dentária **(Figura 3)**. Nesse cenário, destaca-se em particular o tratamento de indivíduos com radioterapia da região de cabeça e pescoço. A hipossalivação, embora relevante, deve ser considerada apenas em casos extremos e, portanto, a medição do fluxo salivar não deve ser uma medida-padrão rotineiramente adotada.

- **Radioterapia de cabeça e pescoço:** pessoas que são diagnosticadas com tumores na região de cabeça e pescoço com indicação para radioterapia devem realizar tratamento odontológico completo anteriormente. Tal necessidade é baseada em evidências de alterações indiretas e diretas às estruturas dentárias ocasionadas pelos efeitos da radiação, que geralmente ocorrem em frequências fragmentadas do total de 50 a 70 Gy.[14] As principais alterações ocorrem nas glândulas salivares maiores, que levam à redução de produção de fluxo salivar, e na qualidade e consistência da saliva. Essa condição altera o paladar, modifica a microbiota bucal, aumenta o consumo de alimentos de consistência mais pegajosa e dificulta a higienização bucal.[14] Somado a esses fatores, ocorrem mudanças de composição e de arranjo molecular dos cristais minerais, o que torna os substratos dentários mais fragilizados.[14,15]

- **Presença de lesão de cárie ativa:** a condição pressupõe alto risco para o desenvolvimento de novas lesões e progressão da severidade de lesões de cárie preexistentes. Esse achado é explicado pela simples inferência de que se uma lesão se encontra ativa, os fatores de risco para a doença estão presentes. A avaliação de

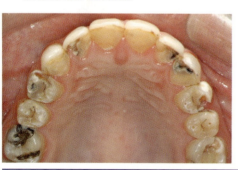
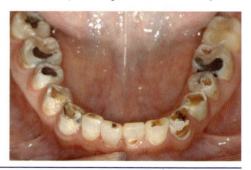

FIGURA 3 Paciente diagnosticada com a síndrome de Sjögren, condição que afeta diretamente o fluxo salivar, provocando hipossalivação significativa. Observam-se lesões de cárie cavitadas em ambos os arcos dentários. Nesse caso, além da falta de saliva, há a presença combinada de outros fatores determinantes, como uma dieta rica em açúcar relatada pela paciente. Notam-se também fatores como a experiência anterior de cárie e a presença de biofilme.

Fonte: Acervo da Disciplina de Dentística da FOB-USP.

atividade da doença é determinada durante o exame clínico realizado no momento presente, com a detecção da lesão e sua atividade, podendo-se empregar indicadores ou índices como o ICDAS (p.ex., presença de manchas brancas opacas na cervical de dentes anteriores) (ver Capítulo 3) **(Figura 4)**.

Dentro desse contexto, é importante salientar que *atividade* e *risco* são medidas coexistentes e diferentes. A detecção de lesão de cárie ativa (presente) determina alto risco à cárie dentária (futuro). Especialmente quando se considera o tempo para a progressão da doença, a confusão expressa na afirmação "o indivíduo com lesão ativa não tem risco, pois ele já está doente" não faz sentido. O risco é determinado no presente para predizer situações que ocorrerão no futuro.

## Demais fatores de risco

Tais fatores não são determinantes de alto risco à doença por si só, mas dependem do julgamento clínico do profissional. Por exemplo, apenas a identificação de biofilme visível sobre uma superfície dentária não é um indicador de risco considerável em uma pessoa com baixo consumo de açúcares. Os demais fatores de risco serão apresentados a seguir em sequência didática, e não de forma hierárquica de importância para a evolução da doença e sua progressão.

- **Experiência prévia de cárie:** o risco aumentado de cárie está associado com a presença de restaurações, especialmente aquelas com margens deficientes e sobrecontorno.[4] Além disso, esse fator indica que a pessoa já possuiu condições favoráveis ao desenvolvimento da doença em algum momento da vida. Entretanto, a determinação de risco baseada na experiência da doença deve considerar múltiplos aspectos. Por exemplo, o risco à cárie dentária de uma pessoa com uma restauração de amálgama antiga e sem a presença de outros fatores de risco não deveria ser classificado como alto. Por outro lado, a detecção de mancha branca inativa pode ser relevante para a determinação de alto risco em indivíduos

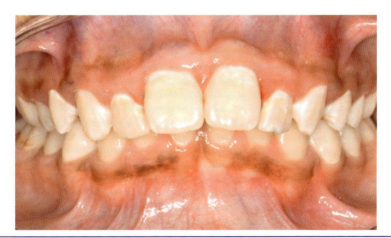

FIGURA 4   Visualização de múltiplas lesões de manchas brancas detectadas em adolescente, notadamente nas áreas cervicais e proximais dos dentes. O tecido gengival também se apresenta inflamado e o paciente relata falta de atenção aos cuidados bucais, além do consumo de dieta cariogênica. Mesmo sem cavitação, a presença de lesões ativas combinadas às informações reportadas pelo paciente indicam atividade e risco à cárie.

Fonte: Acervo da Disciplina de Dentística da FOB-USP.

com má higiene bucal durante tratamento ortodôntico.

- **Consumo de alimentos contendo açúcar:** como a cárie dentária é uma doença açúcar-dependente, existe uma associação significativa entre o aumento do risco de cárie dentária e o consumo de alimentos contendo açúcar. Dessa forma, é indicado que o profissional realize uma investigação detalhada sobre o consumo de açúcar, utilizando questionários apropriados. O aconselhamento dietético sempre deve ser reforçado no consultório odontológico, embora a mudança de hábitos alimentares ainda seja um grande desafio para os sistemas públicos e privados de saúde, pois dependem da aderência e do engajamento da população. A Organização Mundial da Saúde (OMS) recomenda que o consumo de açúcares livres, ou seja, a soma dos açúcares adicionados às refeições e dos açúcares naturalmente presentes nos alimentos (mel, xaropes, frutas e sucos de frutas), corresponda a menos de 10% das calorias ingeridas.[16] Apesar disso, o consumo de açúcares livres no Brasil é alto, devido a fatores comportamentais, culturais e psicológicos.[17] Idealmente, uma severa restrição no consumo de açúcares poderia reverter o quadro epidemiológico da cárie dentária no país. Por isso, estratégias coletivas para a indução da redução do seu consumo estão sendo propostas, como o aumento da carga tributária de alimentos contendo açúcar com reflexo direto na elevação dos preços.

- **Comportamentos de higiene bucal:** o mau estado de higiene bucal, que pode ser evidenciado a partir do acúmulo de biofilme sobre ou entre os dentes, é um importante preditor para o desenvolvimento da cárie dentária **(Figura 5)**.

Existe uma relação causal entre a presença de biofilme espesso e organizado em áreas de estagnação com o aumento do risco à doença.[18] Por isso, a instrução de higiene bucal deve ser reforçada em cada retorno odontológico. O ICCMS recomenda avaliar as práticas de higiene bucal a partir da frequência e do tempo utilizado tanto durante a escovação quanto no uso do fio dental.[4]

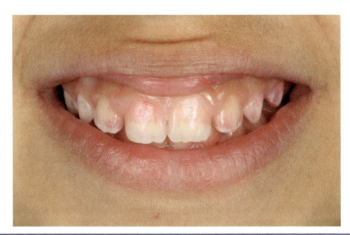

FIGURA 5  Paciente sem experiência de cárie dentária, porém com a presença de biofilme visível sobre a superfície dos dentes. Com o uso de evidenciador de biofilme, que deixa a superfície rosada, é possível que o paciente acompanhe as áreas que necessitam ser mais bem escovadas e receba as orientações para realizar a escovação de forma correta e efetiva.

Fonte: Acervo da Disciplina de Odontopediatria da FOB-USP.

- **Baixa exposição ao fluoreto**: o uso do fluoreto tópico é um fator protetor individual importante na prevenção da cárie dentária. Seu mecanismo de ação e sua importância são amplamente discutidos no Capítulo 8. Neste momento, vale ressaltar que o uso limitado de fluoreto é um fator de risco à doença, como nos seguintes casos: não usar dentifrício fluoretado na escovação pelo menos duas vezes ao dia e/ou em concentrações menores de 1.000 ppm de fluoreto ou mesmo residir em áreas sem acesso à água fluoretada.[4,18]
- **Condições socioeconômicas:** já está bem estabelecido na literatura que indivíduos em desvantagens sociais, como menor *status* socioeconômico, por exemplo, também possuem os maiores níveis de cárie dentária.[19] No entanto, o *status* socioeconômico é uma questão multidimensional e que inclui diferentes fatores, como recursos econômicos, nível educacional, poder e prestígio.[20,21] Dessa forma, para um melhor entendimento a respeito da causalidade dos desfechos em saúde bucal, por exemplo, da cárie, faz-se necessário o estudo das relações entre os diferentes fatores ou indicadores associados.[22] Assim, diferentes indicadores são utilizados para mensurar a relação entre iniquidades* em saúde e a cárie dentária, entre eles os mais utilizados são a renda e a educação.[20,21]

Estudos prévios realizados no Brasil têm demonstrado que a renda familiar impacta na prevalência e incidência de cárie dentária, sendo crianças oriundas de famílias de baixa renda as mais acometidas pela doença.[24-26] Uma possível explicação para essa relação é que a renda é considerada um forte preditor, que pode refletir diferenças no acesso a circunstâncias materiais (p.ex., moradia, bens materiais, local de trabalho físico), e, consequentemente, resulta em desigualdades** na saúde geral e bucal.[20,27,28] A renda familiar também é frequentemente relacionada à disponibilidade de recursos familiares a serem gastos na promoção e utilização de serviços de saúde.[27] Em adição, iniquidades na distribuição de renda causam, inclusive, processos de comparação entre os indivíduos, os quais refletem no processo saúde-doença por meio do estresse psicossocial gerado, especialmente para aqueles que estão na porção inferior dos estratos sociais.[20,29]

Considerando os indicadores relacionados à educação, estudos prévios demonstraram que o nível educacional dos pais tende a influenciar direta e indiretamente a ocorrência da cárie dentária dos filhos.[25,30] A educação é um fator preditivo de um bom emprego, alta renda e condições adequadas de moradia.[28] Além disso, esse indicador pode refletir características sociais não econômicas, como prestígio, acesso a informações em saúde, influência sobre outras pessoas e enfrentamento.[21] O nível de educação dos pais também pode determinar oportunidades sociais para a educação das crianças, bem como as escolhas e restrições em saúde, as quais podem refletir diretamente na saúde dos filhos.[21,28] Nesse sentido, um menor nível educacional reflete em circunstâncias materiais e psicossociais desfavoráveis e, consequentemente, piores condições de saúde da família.

Outros indicadores socioeconômicos têm sido igualmente utilizados em estudos que avaliaram a ocorrência de cárie dentária, como a aglomeração familiar e o tipo de escola onde a criança estuda.[30,31] Ademais, outros estudos no contexto brasileiro incluíram fatores socioeconômicos em âmbito contextual, como a média de renda no bairro ou município,[24,25] o índice de vulnerabilidade social,[31] a rede de água de abastecimento e o contexto escolar.[26,31] Também têm sido estudados indicadores contextuais como o índice de desenvolvimento infantil (IDI) e o índice de desenvolvimento humano (IDH).[32,33] Nesse contexto, tais fato-

---

* **Iniquidade:** desigualdade evitável e indesejável.[23]

** **Desigualdade:** quando ocorrem diferenças ou dessemelhanças entre indivíduos, de forma natural.

res parecem ter seus reflexos na doença, pois agem como um dos fatores colaboradores na escolha de opções saudáveis.[34]

Criticamente, a ação desses determinantes sobre o risco à doença não é isolada, mas reflete uma rede complexa de interações considerando tanto as características individuais como variáveis geográficas.[20,32,33] Entretanto, os mecanismos que inter-relacionam as características sociais e a cárie dentária ainda requerem maiores esclarecimentos. O principal modelo conceitual sugere um complexo mecanismo que liga a estrutura social como determinante de saúde bucal dos indivíduos via ganho material, fatores psicossociais e comportamentais.[35] Esses fatores podem operar de maneira distinta em diferentes sociedades e até dentro dos membros da mesma sociedade. Assim, novos estudos ainda são necessários para melhor entender os diferentes mecanismos e caminhos pelos quais o aspecto da vida das pessoas, o ambiente social compartilhado e o contexto político promovem danos ou ganhos na saúde bucal.[35]

- **Aspecto comportamental familiar:** hábitos de higiene e dieta são adquiridos por crianças e adolescentes de acordo com o comportamento de suas famílias e cuidadores/responsáveis, devendo ser considerados. A dependência desses indivíduos exige um trabalho conjunto entre o profissional, a criança ou o adolescente e a família, sendo a cooperação desses responsáveis fundamental para se alcançar os desfechos preventivos desejados.[4]
- **Uso de próteses e aparelhos ortodônticos:** apesar de a literatura mostrar um baixo nível de evidência científica, a associação desses dispositivos bucais ao risco à cárie dentária deve ser considerada. A utilização de próteses e aparelhos ortodônticos pode aumentar o acúmulo de biofilme dentário, e, por isso, o protocolo de higienização deve sempre ser reforçado nesses casos.[4]
- **Superfície radicular exposta:** o aumento do risco de cárie dentária é associado com o número de superfícies radiculares expostas, que podem servir como um nicho de retenção de biofilme.[4]
- **Atendimento odontológico:** o baixo acesso ao atendimento odontológico é uma condição associada ao maior risco à cárie dentária. Populações mais vulneráveis, que não dispõem de recursos financeiros suficientes para o pagamento de serviços privados, podem permanecer por longos períodos de tempo sem assistência preventiva e terapêutica, devido à limitação da infraestrutura de serviços públicos. Além disso, pessoas com medo odontológico evitam procurar um cirurgião-dentista regularmente, aumentando o risco à doença.[4]
- **Escore PUFA:** este indicador mensura os casos de polpa exposta, ulceração associada a fragmentos de raiz retidos ou bordas afiadas causadas por destruição pela lesão de cárie, e consequente fístula e abscesso, estando positivamente associado ao risco à cárie dentária.[4,36]

## Cárie da primeira infância

A nomenclatura utilizada para a cárie dentária em crianças com idade pré-escolar é cárie da primeira infância. Ela é definida como a presença de um ou mais dentes decíduos cariados (cavitados ou não), perdidos (devido à cárie) ou restaurados em crianças com menos de 6 anos de idade.[2] Essa classificação deve-se às particularidades da doença nessa faixa etária, necessitando atenção especial para alguns aspectos no momento da avaliação do risco.

Nesse sentido, optou-se por abordar os fatores de risco à cárie na primeira infância baseados no protocolo da Academia Americana de Odontologia (ADA) para crianças menores de 6 anos de idade.[12] Com base nessa ferramenta, os fatores de risco são divididos entre sociais, comportamentais e clínicos, e a classificação entre baixo e alto risco à cárie dentária, de acordo com a ausência ou presença dos fatores de risco[2] **(Figura 6)**.

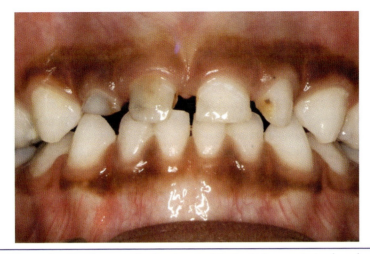

**FIGURA 6** Criança classificada como de alto risco à cárie dentária, caracterizado pela presença de biofilme visível e de lesões ativas como as manchas brancas opacas e cavitações. Apresenta também restaurações previamente realizadas e cavidades que perderam suas restaurações. Responsável também relata a falta de cuidados com a higiene bucal e o consumo frequente de alimentos açucarados.

Fonte: Acervo da Disciplina de Odontopediatria da FOB-USP.

## FATORES DE RISCOS SOCIAIS

- **Pais ou cuidadores que já viveram ou vivem na pobreza:** fatores socioeconômicos individuais e comunitários são associados à alta prevalência de cárie da primeira infância. Nesse contexto, a ausência de recursos financeiros compromete a capacidade dos responsáveis em cuidar da saúde bucal de seus filhos. Tais famílias apresentam estado nutricional deficiente e têm dificuldade em obter atendimento odontológico preventivo e restaurador. Por isso, crianças que vivem em famílias de baixa renda têm 1,3 vezes mais chance de desenvolver lesões de cárie dentária.[2,37]
- **Baixos níveis de alfabetismo em saúde dos cuidadores:** alfabetismo em saúde é a capacidade que os indivíduos têm de obter, processar, entender e usufruir de informações em saúde necessárias para a apropriada tomada de decisão. Portanto, baixos níveis de alfabetismo em saúde estão relacionados a maiores taxas de hospitalização, à subutilização de serviços preventivos e à interpretação incorreta de informações em saúde, levando a más condições de saúde bucal e inadequada autopercepção das necessidades de tratamento odontológico.[38,39] Atrelado a isso, o consumo cada vez mais comum de informações em saúde na internet predispõe ao acesso a conteúdos de qualidade inadequada,[40] contribuindo para o surgimento de crenças negativas em saúde e dificultando o processo de tomada de decisão e o relacionamento dentista-pessoa.

### Fatores de riscos comportamentais

- **Exposição frequente a alimentos contendo açúcar:** embora a mudança de hábitos alimentares seja bastante desafiadora, o aconselhamento dietético produz resultados mais previsíveis e positivos sobre o controle da cárie dentária em crianças pré-escolares, pois elas dependem inevitavelmente de seus pais ou responsáveis para a obtenção do alimento. Todavia, apesar de os pais ou responsáveis relatarem boa aderência na modificação de hábitos alimentares, o engajamento é frequentemente inadequado. Por isso, a cada consulta, o cirurgião-dentista deve instruir o indivíduo quanto à importância de hábitos alimentares saudáveis, procurando realizar um atendimento centrado nas necessidades individuais da criança e da família.[39] Por mais que a quantidade e a frequência do consumo de açúcares sejam mensurações igualmente relevantes, quando se pensa em estratégias tangíveis à pessoa, a redução da frequência é mais adequada e tende a ser duradoura.[41] Por exemplo, uma estratégia que estimule o consumo em certo período do dia com o intuito de reduzir a frequência, como uma sobremesa após o almoço, é bem-vinda e indiretamente reduzirá a quantidade consumida.

- **Uso de mamadeira contendo líquidos açucarados (naturalmente ou adicionados) com frequência ou na hora de dormir:** trata-se de um comportamento deletério comumente praticado pelos pais e responsáveis. Quedas frequentes no pH do biofilme dentário proporcionadas pela ingestão de açúcares favorecem o desenvolvimento da cárie dentária (ver Capítulo 1), tornando indesejável a ingestão de líquidos adoçados em vários períodos do dia. Além disso, o consumo de mamadeira na hora de a criança dormir é altamente cariogênico devido à queda no fluxo salivar observada durante o sono, somada à ausência de higiene bucal após a amamentação.
- **Amamentação prolongada:** em relação à amamentação, apesar dos benefícios amplamente discutidos, existe uma associação positiva entre a amamentação prolongada, especialmente à noite, e a cárie da primeira infância.[41] Por isso, os familiares devem ser orientados a reduzir a frequência da amamentação durante o sono, quando o fator de proteção salivar é reduzido.[42]
- **Responsável ou cuidador primário tem cárie dentária ativa:** o desenvolvimento da cárie da primeira infância é influenciado por fatores ambientais, além dos fatores individuais, incluindo a saúde bucal dos responsáveis ou cuidadores. Existe uma correlação positiva significativa entre os *status* de cárie dentária de pais e filhos.[4,43] Entretanto, vale salientar que a doença não é transmitida, mas o padrão de cuidado dos pais influencia diretamente os resultados do cuidado da saúde bucal dos filhos.

### Fatores de riscos clínicos

- **A criança com deficiência:** como discutido anteriormente, condições sistêmicas específicas ou uso de medicações podem levar a um quadro de hipossalivação, que é um fator de risco para a cárie dentária. Além disso, crianças com deficiência frequentemente são menos colaboradoras para a realização da higienização bucal, favorecendo o maior acúmulo de biofilme.
- **Defeitos no esmalte:** tais condições favorecem o desenvolvimento da cárie da primeira infância e devem ser observadas atentamente na hora de mensurar o risco. O defeito do esmalte pode servir como um nicho de retenção de biofilme.
- **Lesões não cavitadas, cavidades, restaurações visíveis ou falta de dentes devido à cárie:** a atividade e a experiência de cárie dentária indicam alto risco para o desenvolvimento da doença em eventos futuros. Em crianças pré-escolares, a determinação da experiência de cárie em uma avaliação de risco rotineira denota um curto período entre o desenvolvimento da doença e a consulta, uma vez que essas crianças possuem, no máximo, seis anos de idade. Dessa forma, diferentemente de como ocorre nos adultos, a detecção de experiência de cárie em crianças pré-escolares determina um alto risco à cárie da primeira infância **(Figura 7)**.
- **Biofilme visível:** essa condição denota uma higiene bucal deficitária, sendo um preditor para o desenvolvimento da cárie da primeira infância[2] **(Figura 8)**.

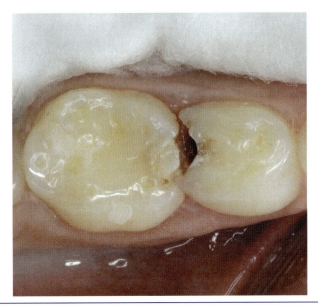

**FIGURA 7** Lesão cavitada interproximal na distal do dente 84. Essa criança apresentava uma dieta rica em açúcares e deficiências na higienização bucal, principalmente quanto à não utilização do fio dental. Além disso, não tinha qualquer condição sistêmica que a predispusesse à cárie dentária, mas apresentava histórico prévio da doença, atendimento odontológico irregular e situação de vulnerabilidade social.

Fonte: Acervo da Disciplina de Odontopediatria da FOB-USP.

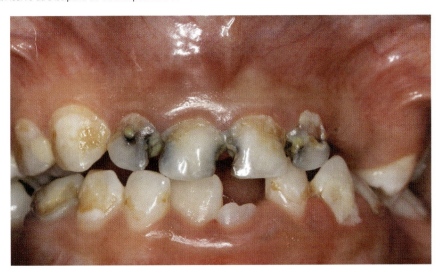

**FIGURA 8** Criança de 6 anos com alto risco à cárie dentária, caracterizado pela presença de biofilme espesso, múltiplas lesões ativas e extrações decorrentes de experiência prévia e atividade da doença. Nesse caso, a criança não apresentava qualquer quadro sistêmico que favorecesse o desenvolvimento de cárie dentária, estando sua condição bucal vinculada à permissividade de seus responsáveis quanto a uma dieta rica em açúcares e higienização bucal inadequada. Além disso, sua família encontrava-se em situação de vulnerabilidade social.

Fonte: Acervo da Disciplina de Odontopediatria da FOB-USP.

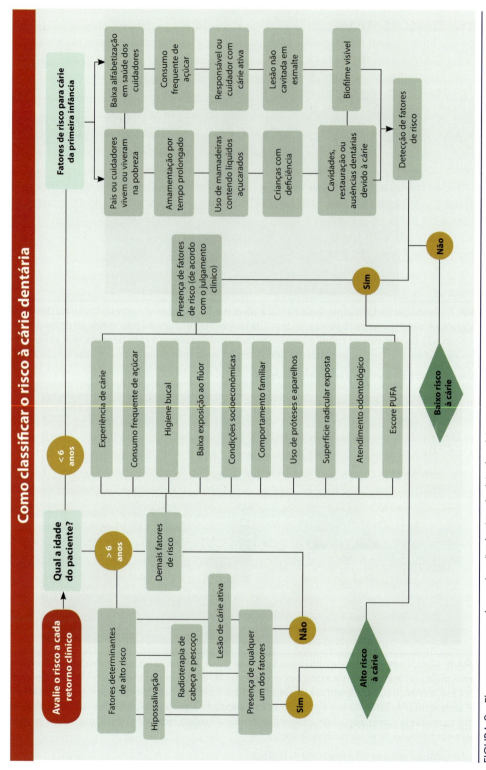

FIGURA 9   Fluxograma para determinação do risco à cárie dentária.

## CONSIDERAÇÕES FINAIS

O estabelecimento do risco à cárie dentária é fundamental para o exercício profissional baseado nas evidências científicas mais atualizadas (Figura 9). Os resultados da prevenção e do tratamento da doença dependem da relação interdependente profissional-pessoa, com foco no controle dos fatores de risco. Para tanto, é essencial que o modelo de cuidado instituído seja centrado na pessoa e na família, com o objetivo de ampliar os níveis de aderência e engajamento dos interessados. Assim, a atuação do cirurgião-dentista deve ser deslocada de um eixo predominantemente técnico-operatório para um eixo intelectual de suporte, sendo responsável pelo empoderamento dos indivíduos como agentes ativos da própria saúde bucal a partir do planejamento de estratégias diversas, como retornos personalizados e sistematização dos fatores protetores específicos (ver Capítulos 7 e 8). Ressalta-se também que o risco à cárie dentária é mutável individualmente, a depender do equilíbrio dos fatores que o determinam. Quanto maior o envolvimento e conscientização do indivíduo, maiores as chances de se alcançar o baixo risco à doença.

## REFERÊNCIAS BIBLIOGRÁFICAS

1. Machiulskiene V, Campus G, Carvalho JC, Dige I, Ekstrand KR, Jablonski-Momeni A, et al. Terminology of dental caries and dental caries management: consensus report of a workshop organized by ORCA and Cariology Research Group of IADR. Caries Res. 2020;54(1):7-14.
2. Tinanoff N, Baez RJ, Dias Guillory C, Donly KJ, Feldens CA, McGrath C, et al. Early childhood caries epidemiology, aetiology, risk assessment, societal burden, management, education and policy: Global perspective. Int J Paediatr Dent. 2019;29(3):238-48.
3. Doméjean S, Banerjee A, Featherstone JDB. Caries risk/susceptibility assessment: Its value in minimum intervention oral healthcare. Br Dent J. 2017;223(3):191-7.
4. Ismail AI, Pitts NB, Tellez M, Benerjee A, Deery C, Douglas G, et al. The International Caries Classification and Management System (ICCMS™) an example of a caries management pathway. BMC Oral Health. 2015;15(Suppl 1):S9.
5. Banerjee A, Frencken JE, Schwendicke F, Innes NPT. Contemporary operative caries management: Consensus recommendations on minimally invasive caries removal. Br Dent J. 2017;223(3):215-22.
6. American Association of Pediatric Dentistry. Caries-risk assessment and management for infants, children and adolescents. Pediatr Dent. 2018;40(6):205-12.
7. Nyvad B, Kidd EAM. The principles of caries control for the individual patient. In: Fejerskov O, Kidd EAM. Dental caries: The disease and its clinical management, 3rd edition. Hoboken: Wiley-Blackwell; 2015. p. 480.
8. Bratthall D, Hansel Petersson G. Cariogram: a multifactorial risk assessment model for a multifactorial disease. Community Dent Oral Epidemiol. 2005;33(4): 256-64.
9. Featherstone JD, Adair SM, Anderson MH, Berkowitz RJ, Bird WF, Crall JJ et al. Caries management by risk assessment: consensus statement, 2002. J Calif Dent Assoc. 2003;31(3): 257-69.
10. Featherstone JD, Doméjean-Orliaguet S, Jenson L, Wolff M, Young DA. Caries risk assessment in practice for age 6 through adult. J Calif Dent Assoc. 2007;35(10):703-7,710-3.
11. American Dental Association (ADA) [homepage na Internet]. Caries risk assessment form completion instructions [acesso em 20 abr 2020]. Disponível em: http://www.ada.org/en/~/media/ADA/Member%20Center/FIles/topics_caries_instructions.
12. American Dental Association on behalf of the Dental Quality Alliance [homepage na Internet]. Guidance on caries risk assessment in children [acesso em 20 abr 2020]. Disponível em: https://www.ada.org/~/media/ADA/DQA/CRA_Report.pdf?la=en.
13. Gil-Montoya JA, Silvestre FJ, Barrios R, Silvestre-Rangil J. Treatment of xerostomia and hyposalivation in the elderly: A systematic review. Med Oral Patol Oral Cir Bucal. 2016;21(3):e355-66.
14. Velo MMAC, Farha ALH, da Silva Santos PS, Shiota A, Sansavino SZ, Souza AT et al. Radiotherapy alters the composition, structural and mechanical properties of root dentin in vitro. Clin Oral Investig. 2018;22(8):2871-8.
15. Rodrigues RB, Soares CJ, Junior PCS, Lara VC, Arana-Chavez VE, Novais VR. Influence of radiotherapy on the dentin properties and bond strength. Clin Oral Investig. 2018;22(2):875-83.

16. World Health Organization [homepage da Internet]. Sugars intake for adults and children [acesso em 20 abr 2020]. Disponível em: https://apps.who.int/iris/bitstream/handle/10665/149782/9789241549028_eng.pdf;jsessionxml:id=2D261C309A952DDF6ADF403771834A B8?sequence=1.
17. Fisberg M, Kovalskys I, Gómez G, Rigotti A, Sanabria LYC, Garcia MCY, et al. Total and added sugar intake: Assessment in eight Latin American countries. Nutrients. 2018;10(4):389.
18. Walsh T, Worthington HV, Glenny AM, Marinho VC, Jeroncic A. Fluoride toothpastes of different concentrations for preventing dental caries. Cochrane Database Syst Rev. 2019;3(3):CD007868.
19. Kassebaum NJ, Bernabé E, Dahiva M, Bhandari B, Murray CJL, Marcenes W. Global burden of untreated caries: a systematic review and metaregression. J Dent Res. 2015;94(5):650-8.
20. World Health Organization [homepage da Internet]. A conceptual framework for action on the social determinants of health. Social Determinants of Health Discussion [acesso em 20 abr 2020]. Disponível em: https://www.who.int/sdhconference/resources/ConceptualframeworkforactiononSDH_eng.pdf.
21. Galobardes B, Lynch J, Smith GD. Measuring socioeconomic position in health research. Br Med Bul. 2007;81-82:21-37.
22. Bastos JLD, Gigante DP, Peres KG, Nedel FB. Social determinants of odontalgia in epidemiological studies: theoretical review and proposed conceptual model social determinants of odontalgia in epidemiological studies: theoretical review and proposed conceptual model. Cien Saude Colet. 2007;12(6):1611-21.
23. Whitehead, M. The concepts and principles of equity in health. Int J Health Serv. 1992;22(3):429-5.
24. Ardenghi TM, Piovesan C, Antunes JLF. Inequalities in untreated dental caries prevalence in preschool children in Brazil. Rev Saúde Pública. 2013;47(Suppl 3):129-37.
25. Engelmann JL, Tomazoni F, Oliveira MDM, Ardenghi TM. Association between dental caries and socioeconomic factors in schoolchildren – a multilevel analysis. Braz Dent J. 2016;27(1):72-8.
26. Ortiz AS, Tomazoni F, Knorst JK, Ardenghi TM. Influence of socioeconomic inequalities on level of dental caries in adolescents: a cohort study. Int J Paediatr Dent. 2020;30(1):42-9.
27. Sisson KL. Theoretical explanations for social inequalities in oral health. Community Dent Oral Epidemiol. 2007;35(2):81-8.
28. Krieger N, Williams DR, Moss NE. Measuring social class in US public health research: Concepts, methodologies and guidelines. Annu Rev Public Health. 1997;18:341-78.
29. Marmot M, Wilkinson RG. Psychosocial and material pathways in the relation between income and health: a response to Lynch, et al. BMJ. 2001;322(7296):1233-6.
30. Martins MT, Sardenberg F, Abreu MH, Vale MP, Paiva SM, Pordeus I. Factors associated with dental caries in Brazilian children: A multilevel approach. Community Dent Oral Epidemiol 2014;42(4):289-99.
31. Antunes JL, Frazao P, Narvai PC, Bispo CM, Pegoretti T. Spatial analysis to identify differentials in dental needs by area-based measures. Community Dent Oral Epidemiol. 2002;30(2):133-42.
32. Antunes JLF, Peres MA, Mello TRC, Waldman EA. Multilevel assessment of determinants of dental caries experience in Brazil. Community Dent Oral Epidemiol. 2006;34(2):146-52.
33. Celeste RK, Nadonovsky P. How much of the income inequality effect can be explained by public policy? Evidence from oral health in Brazil. Health Policy. 2010;97(2-3):250-8.
34. Burt BA. Concepts of risk in dental public health. Community Dent Oral Epidemiol. 2005;33(4):240-7.
35. Newton JT, Bower EJ. The social determinants of oral health: New approaches to conceptualizing and researching complex causal networks. Community Dent Oral Epidemiol. 2005;33(1):25-34.
36. Baginska J, Rodakowska E, Wilczynska-Borawska M, Jamiolkowski J. Index of clinical consequences of untreated dental caries (PUFA) in primary dentition of children from north-east Poland. Adv Med Sci. 2013;58(2):442-7.
37. Borges HC, Garbín CAS, Saliba O, Saliba NA, Moimaz SAS. Socio-behavioral factors influence prevalence and severity of dental caries in children with primary dentition. Braz Oral Res. 2012;26(6):564-70.
38. Holtzman JS, Atchiton KA, Gironda MW, Radbod R, Gornbein J. The association between oral health literacy and failed appointments in adults attending a university-based general dental clinic. Community Dent Oral Epidemiol. 2014;42(3):263-70.
39. Lotto M, Strieder AP, Aguirre PEA, Machado MAAM, Rios D, Cruvinel A, et al. Parental perspectives on early childhood caries: A qualitative study. Int J Paediatr Dent. 2020; 30(4):451-58.
40. Aguirre PEA, Coelho MM, Rios D, Machado MAAM, Cruvinel AFP, Cruvinel T. Evaluating the dental caries-related information on Brazilian websites: Qualitative study. J Med Internet Res. 2017;19(12):e415.
41. Van Loveren C. Sugar restriction for caries prevention: Amount and frequency. Which is more important? Caries Res. 2019;53(2):168-75.
42. Peres KG, Chaffe BW, Feldens CA, Flores-Mir C, Moynihan P, Rugg-Gunn A. Breastfeeding challenges and oral health: Evidence and methodological challenges. J Dent Res. 2018;97(3):251-8.
43. Weintraub JA, Prakash P, Shain SG, Laccabue M, Gansky SA. Mother's caries increase odds of children's caries. J Dent Res. 2010;89(9):654-8.

# Consequências da lesão de cárie para o endodonto e o parendodonto

# 6

Flaviana Bombarda de Andrade | Carla Renata Sipert | Linda Wang | Victor Mosquim | Victor Feliz Pedrinha | Eduardo Bresciani

## INTRODUÇÃO

As condições favoráveis para o funcionamento fisiológico do elemento dentário devem ser conhecidas, pressupondo reações dentinárias e pulpares diante dos principais estímulos na cavidade bucal.[1] Algumas alterações como as provocadas pela doença cárie, se não forem interrompidas a tempo, podem resultar na necessidade de tratamento de lesões. Essa demanda poderá implicar em intervenções operatórias com tratamento invasivo. A máxima preservação da estrutura dentária funcional se torna o objetivo principal dentro do conceito de Odontologia de Mínima Intervenção, evitando-se medidas adicionais.[1]

Para isso, reconhecer a condição de polpa normal e dentina com reações fisiológicas é o parâmetro inicial para um correto diagnóstico, imprescindível para guiar a tomada de decisão clínica. No Capítulo 1, a evolução da lesão de cárie dentária nas diferentes áreas do dente é abordada dos pontos de vista bioquímico e histopatológico, trazendo elementos que nos ajudam a correlacionar com a interpretação clínica e radiográfica (ver Capítulos 3 e 4), dentro do contexto da doença cárie dentária.

Este capítulo abordará as repercussões dessa doença no complexo dentino-pulpar e região periapical (endodonto e parendodonto), quanto aos processos reparadores, inflamatórios e patológicos, para direcionar o adequado diagnóstico e, então, estabelecer a melhor conduta de tratamento da forma mais conservadora possível.

## COMPLEXO DENTINO-PULPAR

Estrutural e funcionalmente, os tecidos dentinário e pulpar estão intimamente ligados desde a sua constituição até o seu funcionamento e, portanto, seu conjunto é denominado complexo dentino-pulpar. Possuem uma célula em comum, o odontoblasto, cujo corpo celular está alojado na polpa, e seu prolongamento está dentro dos túbulos dentinários, o que certifica sua interação. Porém, didaticamente, alguns aspectos serão apresentados separadamente.

O objetivo da manutenção da saúde bucal, incluindo a integridade dentária é justamente manter a vitalidade pulpar. Nesse propósito, a dentina exerce papel essencial para que a preservação da polpa seja a mais longeva possível. Neste momento, as características de normalidade e de reações de defesa da dentina serão demonstradas. Nos Capítulos 9 e 10, as medidas mais específicas para que a dentina seja mantida clinicamente funcional serão apresentadas a fim de evitar e/ou minimizar qualquer agressão, explorando as suas potencialidades de defesa.

## DENTINA

A dentina é o tecido mineralizado mais abundante do dente, além de ser considerado um dos substratos mais complexos **(Figura 1)**.[2,3]

Localiza-se abaixo do esmalte, e a transição entre esses dois substratos, esmalte e dentina, estabelece a junção amelodentinária (JAD) na porção coronária do dente.[4,5] Essa junção une esses dois substratos distintos

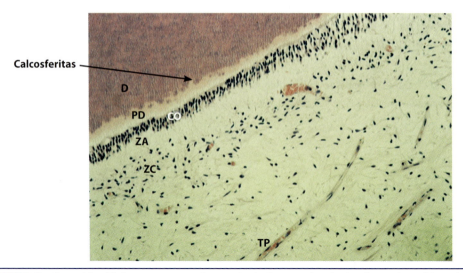

FIGURA 1 Corte histológico representando as principais camadas da dentina e do tecido pulpar. Destacam-se as características de organização que permitem uma ação intensa e sistematizada. D = dentina; PD = pré-dentina; CO = camada odontoblástica; ZA = zona acelular; ZC = zona rica em células; TP = tecido pulpar.

Fonte: Imagem gentilmente cedida pelo Prof. Dr. Douglas Cortez – UNOPAR – PR.

quanto à composição e também às propriedades mecânicas, diferindo-se em relação tanto à quantidade de minerais como aos componentes orgânicos. Os componentes minerais diminuem na dentina, e os orgânicos aumentam. Logo abaixo da JAD encontra-se a dentina do Manto, com cerca de 100 a 200 μm de espessura e geralmente sem presença de túbulos dentinários e menor densidade mineral em relação aos dois substratos. Essa camada de dentina está presente tanto na porção coronária quanto na porção radicular do dente. Sua principal função é absorver as cargas vindas do esmalte, dissipando a propagação de trincas. Todas essas características garantem o potencial protetivo da dentina em termos mecânicos e não apenas biológicos.

De origem ectomesenquimal, a dentina, além do conteúdo mineral, destaca-se pela expressiva quantidade de matriz orgânica representada sobretudo pelas fibrilas de colágeno de forma organizada. Participam também de sua constituição a água, proteínas não colagênicas, como as metaloproteinases, e fatores de crescimento.[2,6-8] Os minerais são distribuídos em arranjos organizados em torno das fibrilas (mineral extrafibrilar), assim como próximo a elas ou entre os espaços fibrilares (mineral intrafibrilar). A composição estimada em porcentagem em volume (%v) é de 50% de minerais, 30% de material orgânico (principalmente colágeno tipo I) e 20% de fluidos.[2,8]

Estruturalmente, a dentina é formada por uma rede de túbulos cuja distribuição é radial com centro em direção pulpar, uma vez que a área da dentina é maior próxima à JAD e menor próxima à polpa, fazendo com que os túbulos se aproximem em direção pulpar. A partir desses túbulos como referência, a dentina é classicamente identificada como dentina intertubular (tecido dentinário entre os túbulos) e dentina peritubular (tecido ao redor de cada túbulo), com características e propriedades distintas e complementares (Figura 2).

A densidade tubular coronária, representada pela concentração de túbulos por área (mm$^2$), é variável ao longo da espessura da dentina, sendo cerca de 50.000/mm$^2$ próximo da polpa e 20.000/mm$^2$ próximo à

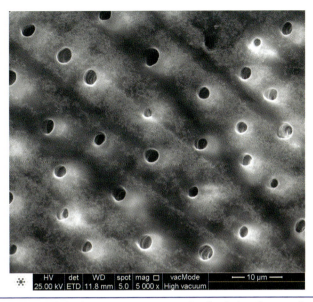

FIGURA 2 Corte transversal da dentina por microscopia eletrônica de varredura apresentando a estrutura básica da dentina mineralizada. Destacam-se os túbulos dentinários (dentina tubular) e a dentina entre essas estruturas (dentina intertubular). Ao redor de cada túbulo, em coloração mais esbranquiçada, evidencia-se a dentina peritubular mais ricamente mineralizada.

Fonte: Imagem gentilmente cedida pela doutoranda Juliana Carvalho Jacomine – FOB-USP.

JAD.[2] A densidade na região radicular é inferior à encontrada na coroa.

Os túbulos apresentam, em média, de 1 a 2 μm de diâmetro, sendo maiores quanto mais próximos da polpa (2,5 μm em média). Essa característica, associada à maior densidade de túbulos dessa área, determina a maior permeabilidade da região. Os túbulos abrigam os prolongamentos odontoblásticos na região mais pulpar da dentina (cerca de 200 μm).

Circundando as paredes dos túbulos dentinários, há uma camada fina mineralizada denominada **dentina peritubular** (Figura 2), cuja espessura é próxima de 1 a 2 μm e sua matriz composta essencialmente de ácido glutâmico. Esta se apresenta com outras proteínas, como as proteoglicanas,[9] havendo uma quantidade reduzida ou inexistente de colágeno.[10] A sua representação mineral é cerca de 60% do mineral presente na dentina e o restante (cerca de 40%) está presente na dentina intertubular.[11] A função da dentina peritubular não é totalmente conhecida, mas acredita-se no papel mecânico para resistência aos esforços a que esse tecido é submetido.

Como relatado anteriormente, a dentina que separa os túbulos dentinários é denominada **dentina intertubular** e apresenta matriz de colágeno tipo I como principal componente orgânico, com dimensões inferiores aos minerais presentes em esmalte. Contrariamente à dentina peritubular, esse tecido tem as características de mineralização e propriedades mecânicas variáveis de acordo com a localização entre a JAD e a polpa. Dessa forma, a quantidade de dentina intertubular é maior na área próxima da JAD e menor próxima à polpa, influenciando na permeabilidade e na adesão em procedimentos adesivos restauradores.[12,13]

Ressalta-se ainda que a dentina é um substrato em constante mudança e remodelação. Cronologicamente, também ocorre a distinção de tipos de dentina (Figura 3).

Até a irrupção do dente, temos o que se chama de dentina primária. Após seu irrompimento, a matriz dentinária continua

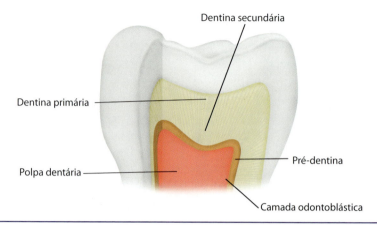

FIGURA 3  Esquema demonstrando a dentina como estrutura única que não é diferenciada clinicamente. Cronologicamente, a estrutura mais superficial, abaixo do esmalte consiste na dentina primária, sendo continuada abaixo pela formação da dentina secundária, mais próxima da camada odontoblástica, que caracteriza o início do tecido pulpar. Ambas são consideradas dentinas fisiológicas.

Fonte: Acervo dos autores.

sendo secretada para compor a pré-dentina e aumentar a espessura desse tecido com nova formação próxima à polpa, denominada de dentina secundária. Apresenta estrutura similar à dentina primária, porém com desvio na orientação dos túbulos dentinários.[11]

Entre a dentina mineralizada e a camada de odontoblastos existe a camada da pré-dentina (Figura 1), constituída por matriz dentinária com pouca ou nenhuma mineralização, que está em constante alteração. Enquanto a porção mais em contato com a dentina vai se mineralizando, nova matriz é secretada próxima à polpa. Dessa forma, a câmara pulpar está constantemente reduzindo seu volume por conta dessa produção e mineralização dentinária.

Após irrupção, o dente pode sofrer estímulos fisiológicos e patológicos. Esses cenários são fundamentais, como será descrito a seguir, nos processos de diferentes reações dentino-pulpares a depender do tipo, intensidade e frequência dos estímulos (Figura 4).

### Reações dentino-pulpares

Quando em função, o elemento dentário está sendo constantemente estimulado por fatores biológicos e mecânicos, produzindo dentina secundária. O complexo dentino-pulpar, por meio dos odontoblastos e seus prolongamentos, apresenta uma dinâmica conjunta. Quando algum estímulo excede o limite fisiológico, o próprio complexo apresenta condições de defesa, sem que nenhum procedimento operacional seja necessário.[2,12-14] Cortes dentários são apresentados na Figura 5 para o acompanhamento dessas reações. Entre esses tipos de dentina, destacam-se a dentina esclerosada e a dentina terciária, seja ela reacional ou reparadora.

- **Dentina esclerosada:** essa é a alteração dentinária mais comum, podendo ocorrer dentro do limite fisiológico diante de estímulos como a própria mastigação. Corresponde a uma hipermineralização, por meio de intensificação nos depósitos minerais a partir do comando dos odontoblastos via seus prolongamentos.[2,12] Ressalta-se que essa dentina não corresponde a uma nova dentina formada, mas sim a uma condição mais mineralizada da dentina preexistente para que se forme uma barreira física mais imediata. Proteínas não colagênicas presentes na matriz dentinária e a dentina peritubular são elementos existentes que participam desse processo de remineralização.[2,12]

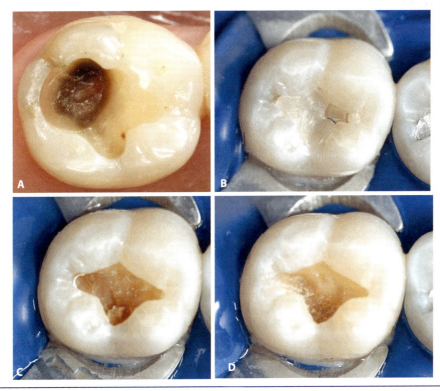

**FIGURA 4** (A) Cavidade em dente 36 após remoção de restauração de amálgama defeituosa. Observa-se uma maior profundidade na porção distal da cavidade, assim como presença de dentina esclerosada e escurecida. (B) Restauração em resina composta defeituosa do dente 37. (C) Após a remoção da resina composta, a dentina subjacente à restauração apresentava-se amolecida (contaminada), condizente com lesão cariosa ativa. (D) Após a limpeza da cavidade e a remoção dessa dentina, observa-se a dentina de consistência coriácea (afetada), passível de remineralização.

Fonte: Imagens gentilmente cedidas pelo Prof. Dr. Eduardo Bresciani – ICT-UNESP, São José dos Campos – SP.

Em situações mais incipientes, como em lesões de cárie em esmalte, os agentes agressores estimulam a formação da dentina esclerosada mesmo ainda sem haver ruptura do esmalte. Dada a condição de maior mineralização, os túbulos dentinários se obliteram no intuito de se constituírem em uma barreira mecânica, que clinicamente se torna mais rígida, com característica de translucidez, sendo a consistência a principal referência, independentemente da coloração. Essa obliteração interfere na permeabilidade dentinária, fundamental para reduzir a passagem de subprodutos bacterianos em direção à polpa. Também é bastante comum em lesões não cariosas com exposição da dentina, como as lesões de desgaste dentário.[2,12,14]

- **Dentina terciária:** seguindo a cronologia da odontogênese, ou seja, de formação de tecido dentinário, as dentinas fisiologicamente constituídas correspondem às dentinas primária e secundária, antes e após a irrupção dentária, respectivamente. Assim, diante de um estímulo de intensidade significativa pelo processo carioso que promova a formação de mais tecido dentinário, tem-se a formação da dentina terciária **(Figura 6)**.

Essa nova dentina, a depender do estímulo, pode ser categorizada como **dentina reacional** ou **dentina reparadora**. A dentina reacional é resultado de agressões me-

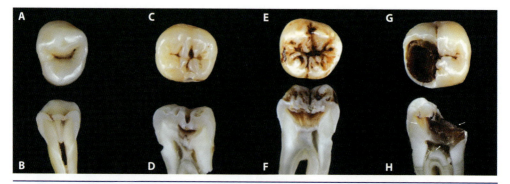

FIGURA 5   Cortes dentários representativos das principais reações dentinárias diante dos estímulos da doença cárie. (A) Lesão incipiente em esmalte, com presença de sulco central pigmentado e com leve perda da continuidade do esmalte (microcavitação) – ICDAS 3. (B) Corte longitudinal do mesmo dente, evidenciando a presença de reação dentinária. É possível visualizar a presença de dentina esclerosada como mecanismo de proteção da polpa dentária. (C) Lesão de cárie atingindo esmalte e dentina, com cavitação inferior à metade da superfície oclusal (ICDAS 5). (D) Corte longitudinal do mesmo dente evidenciando a presença de dentina esclerosada (diminuindo a permeabilidade da dentina) e a formação de dentina terciária (na câmara pulpar, afastando o tecido pulpar da região cariada). (E) Lesão de cárie envolvendo esmalte e dentina, com descontinuidade do esmalte e sulcos pigmentados por toda a superfície oclusal (ICDAS 4). (F) Corte longitudinal de um molar com lesão de cárie já atingindo dentina. Nesse corte, é possível visualizar a diferença entre a dentina esclerosada (hipermineralização) e a dentina terciária (nova dentina formada). (G) Lesão de cárie extensa atingindo aproximadamente metade da superfície oclusal do dente (ICDAS 5 na superfície oclusal). (H) Corte longitudinal do dente cariado, evidenciando a presença de dentina amolecida (seta à direita), além da presença de dentina esclerosada, como um mecanismo protetor do complexo dentino-pulpar (seta à esquerda). Nota-se também a presença de dentina terciária no teto da câmara pulpar (seta inferior).

Fonte: Imagens gentilmente cedidas pelo doutorando Victor Mosquim – FOB-USP.

nores em que a camada de odontoblastos é acionada no processo de defesa sem que haja sua ruptura. Há o envolvimento de fatores de crescimento e moléculas bioativas para que essa nova camada de dentina possa se formar, oferecendo uma barreira mecânica adicional. Dada à velocidade de formação, sua estrutura é menos organizada que a das dentinas primária e secundária.

No caso da dentina reparadora, sua formação ocorre diante de agressão mais severa que gera morte dos odontoblastos, requerendo o envolvimento de células mesenquimais não diferenciadas, que substituem as primeiras células.[15] Nesse processo, ocorre proliferação, migração e diferenciação dessas células. A formação da dentina terciária reparadora é a última medida naturalmente possível para que se evite maior dano à polpa.[2,12,14]

Assim, com essas respostas do complexo dentino-pulpar, é possível diminuir a permeabilidade desse tecido tubular; os túbulos dentinários podem estar mais ou menos obstruídos de acordo com o funcionamento dos odontoblastos, fazendo com que o tecido conjuntivo pulpar receba menos estímulos inflamatórios. Conforme a intensidade do estímulo carioso, maior ou menor quantidade de dentina esclerosada e/ou reacional será constituída. Quando a lesão cariosa evolui lentamente, há mais tempo para a formação dessas dentinas "diferenciadas". Quando a destruição dos tecidos mineralizados é muito rápida, os odontoblastos morrem e deixam um túbulo dentinário livre atrás de si, com uma franca passagem dos produtos microbianos em direção à polpa. Esses túbulos excessivamente abertos são chamados "tratos mortos" **(Figura 7)**.

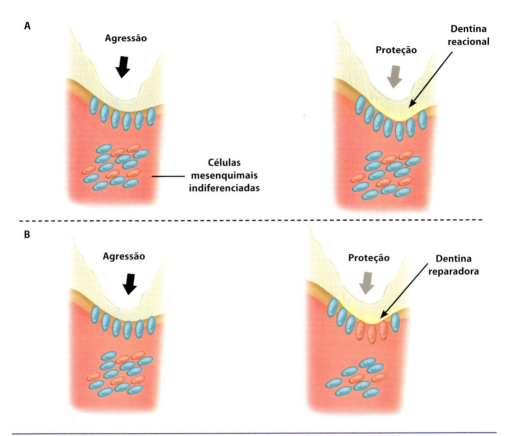

**FIGURA 6** Esquema ilustrativo das principais reações dentinárias em face dos estímulos da doença cárie. (A) Dentina reacional: diante da agressão, o complexo dentino-pulpar reage com formação de uma nova camada de dentina, menos espessa e organizada a partir da atividade dos odontoblastos e seus prolongamentos. A integridade da camada de odontoblastos é mantida e as células indiferenciadas não participam. (B) Dentina reparadora: diante da agressão mais severa, ocorre desarranjo dos odontoblastos, independentemente de a polpa estar exposta ou não. Para a recomposição da camada de odontoblastos e a formação de nova dentina, também menos espessa e organizada, as células mesenquimais indiferenciadas são recrutadas e participam do processo para a defesa.

Fonte: Acervo dos autores.

## POLPA

Interações que ocorrem entre os tecidos da polpa e da dentina são responsáveis por ditar as respostas do complexo dentino-pulpar diante de estímulos fisiológicos e patológicos.[17,18] A polpa dentária interage com outros tecidos, como o periodonto e o sistema nervoso central, expressando processos de saúde e doença. Constitui-se em tecido conjuntivo frouxo, ricamente inervado e vascularizado. Para melhor entendimento da integração do complexo dentino-pulpar, é importante aludir brevemente à odontogênese. Durante a fase de campânula, o órgão dentário assume forma de sino, onde as camadas celulares de epitélio dentário interno e externo assumem funções específicas. Interações entre as células e a matriz ocorrem por meio da troca de informações moleculares entre o órgão dentário e a papila dentária, influenciando os eventos de diferenciação celular. Após a desintegração gradual da lâmina dentária que conecta o órgão dentário, as células periféricas da papila dentária passam a se di-

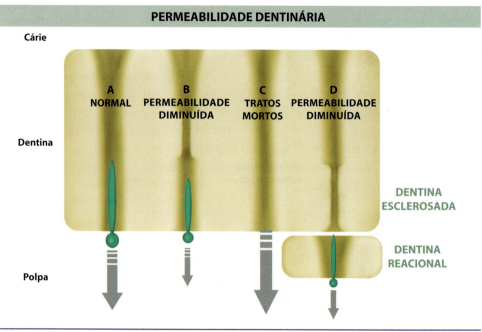

FIGURA 7 Esquema representativo sobre a permeabilidade dentinária diante de uma lesão cariosa, adaptado de Trowbridge et al. (1981).[16] Os túbulos dentinários podem estar mais ou menos obstruídos de acordo com o funcionamento dos odontoblastos, aumentando ou diminuindo a permeabilidade da dentina cariada em direção à polpa (setas cinza maiores significam permeabilidade maior). (A) Túbulo dentinário com odontoblasto em tamanho e função normal. (B) O estímulo carioso promoveu a fabricação de dentina esclerosada com consequente retração do odontoblasto, diminuindo a permeabilidade do túbulo. (C) Tratos mortos, em que o estímulo agressor da cárie foi mais rápido e intenso causando morte do odontoblasto, deixando o túbulo totalmente livre e bastante permeável. (D) O estímulo carioso foi de menor intensidade e mais lento, proporcionando tempo para o odontoblasto sintetizar dentina esclerosada e dentina reacional.

Fonte: Acervo dos autores.

ferenciar em odontoblastos, responsáveis pela síntese e secreção da matriz dentinária. Após a secreção da matriz orgânica, caracterizada posteriormente como pré-dentina, as mesmas células, odontoblastos, por meio de enzimas, determinam a calcificação da pré-dentina por nódulos mineralizados, também chamados calcosferitas (Figura 1). Nesse momento, a papila dentária passa a se chamar polpa dentária.[18]

## ALTERAÇÕES PULPARES

A polpa como órgão sensorial apresenta respostas diante dos estímulos patológicos ocasionados pela lesão cariosa em evolução, como aumento da espessura dentinária, diminuição do diâmetro dos túbulos, modificações do fluido dentinário, alterações no número de células, vasos e nervos, além do aumento do número de fibras. Seguindo o raciocínio da cárie dentária como processo dinâmico, as respostas imunológicas e inflamatórias do tecido pulpar são associadas com a virulência dos microrganismos envolvidos, isto é, seu grau de patogenicidade e número, além da resposta mais ou menos eficiente do sistema imunológico do hospedeiro.

## RESPOSTA IMUNOLÓGICA E INFLAMATÓRIA DO TECIDO PULPAR

A organização bioestrutural do dente conta com o esmalte como uma barreira física entre bactérias da cavidade bucal e complexo dentino-pulpar.[19] Essa estrutura impermeável, que é a proteção primária do tecido pulpar, pode atuar como o substrato para a adesão de comunidades microbianas em biofilme. No momento em que a barreira mineralizada de esmalte é rompida, a dentina passa a ser degradada por microrganismos cujo metabolismo resulta na liberação de componentes nocivos para o interior dos túbulos dentinários. Ao mesmo tempo, a desmineralização da dentina resulta na liberação de moléculas bioativas a partir de sua matriz orgânica.[20] O equilíbrio entre os mediadores inflamatórios induzidos pelos microrganismos e as moléculas bioativas da dentina determinam o resultado e a intensidade da inflamação no tecido pulpar.

O reconhecimento de subprodutos bacterianos, como lipopolissacarídeo (LPS) de bactérias Gram-negativas e ácido lipoteicoico (LTA) de bactérias Gram-positivas, ocorre primariamente pelos odontoblastos.[21] Na sequência, uma série de eventos antibacterianos, imunológicos e inflamatórios é desencadeada por eles. De forma análoga às células epiteliais para a pele e mucosas, os odontoblastos, por meio de seus prolongamentos, são considerados a primeira linha de defesa do tecido pulpar contra patógenos da cárie. Essas células são capazes de combater a invasão microbiana ao mesmo tempo que ativam mecanismos de imunidade inata e adaptativa. Odontoblastos possuem em sua superfície receptores de imunidade inata capazes de detectar a presença de LPS e LTA. Esses receptores pertencem à família dos receptores do tipo Toll (*Toll-like receptors* – TLR). Como consequência à sua ativação, os odontoblastos sofrem aumento dos mecanismos efetores de imunidade inata, incluindo a produção de moléculas antimicrobianas. Destacam-se, entre elas, as betadefensinas (BDs) e o óxido nítrico (NO). As BDs são peptídeos capazes de eliminar microrganismos por meio da ruptura da integridade de suas membranas. Elas demonstram atividade antibacteriana contra microrganismos cariogênicos, além de atuarem contra biofilme multiespécies.[22,23] O NO, por sua vez, é um radical livre conhecido por sua potente ação antimicrobiana que age por meio da inibição da proliferação bacteriana.[24]

Além da ação direta contra microrganismos, os odontoblastos são capazes de produzir citocinas inflamatórias e quimiocinas. Entre as citocinas pró-inflamatórias induzidas nesse processo, destacam-se a interleucina (IL)-6, a IL-1α, IL-1β e o fator de necrose tumoral (TNF-α). Ocorre o aumento de IL-10, que controla a intensidade do processo inflamatório, além da proteína de ligação ao LPS que atua na neutralização de moléculas bacterianas.[20] A ativação dos TLR também faz com que odontoblastos e fibroblastos pulpares sejam capazes de produzir quimiocinas.[25,26] Esses mediadores têm a função de atrair células imunes para a camada de odontoblastos correspondente aos túbulos invadidos pelos microrganismos.[21] Células dendríticas imaturas acumulam-se na camada de odontoblastos nas fases iniciais da inflamação. Na sequência, neutrófilos, macrófagos, linfócitos T e B também são recrutados à medida que a invasão microbiana progride.[20]

Em condições fisiológicas, os leucócitos da polpa representam cerca de 1% da população celular desse tecido atuando como imunoprotetores. O número deles, no entanto, aumenta significativamente no momento em que patógenos são detectados como consequência à instalação do processo inflamatório. Leucócitos oriundos do sangue periférico são recrutados por meio da adesão a células endoteliais da microcirculação local e encontram o sítio específico da lesão por meio de migração direcionada ao gradiente de quimiocinas produzido pelas células residentes. Os neutrófilos são recrutados inicialmente e começam o processo de fagocitose e destruição dos microrganismos. Em seguida, monócitos são atraídos e se diferenciam em macrófagos no tecido. Estes últimos, por sua vez, além da fagocitose de bactérias, ativam linfócitos T elaborando a resposta imune adaptativa juntamente com células dendríticas. Este grupo celular está presente em seu fenótipo imaturo junto à camada de odontoblastos e são ativadas ao capturarem microrganismos. Na sequência, elas migram ao linfonodo regional onde são responsáveis pela ativação de linfócitos T CD4. A progressão e o acúmulo de linfócitos T CD4 e CD8 são observados à medida que a profundidade da lesão de cárie aumenta. Linfócitos B são encontrados em número bastante restrito em polpas sadias, porém aparecem significativamente aumentados à medida que a lesão de cárie e a pulpite progridem. Essas células, por sua vez, produzem predominantemente anticorpos IgG1, IgG2, IgA e IgE.[27] Paralelamente, células regulatórias como células dendríticas tolerogênicas e células T reguladoras também estão presentes desempenhando o papel de regulação negativa do processo inflamatório instalado.[20,28] Além da produção de anticorpos, a resposta imune humoral do tecido pulpar ocorre com a colaboração de fibroblastos que são capazes de produzir todas as proteínas do sistema complemento.[29] Sua ativação resulta na lise bacteriana contribuindo com a destruição celular dos microrganismos invasores[19] **(Figura 8)**.

De modo paralelo à elaboração da resposta de defesa, o tecido pulpar elabora a resposta de reparo tecidual. Durante a dentinogênese

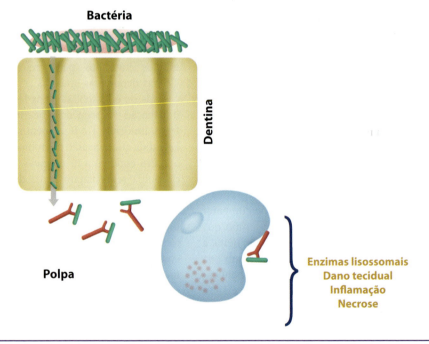

**FIGURA 8** Após a cavitação do esmalte, a lesão de cárie é separada da polpa pela dentina que pode ser mais ou menos permeável. As bactérias na cavidade da lesão de cárie (verde) produzem diversas enzimas e produtos de seu metabolismo que penetram na dentina até chegar na polpa, atuando como antígenos nesse tecido conjuntivo. A resposta antimicrobiana por meio de mediadores químicos é iniciada pelos odontoblastos nos túbulos. Anticorpos (moléculas em vermelho) se unem a esses antígenos formando complexos imunes. Esses complexos serão fagocitados por leucócitos, que, ao fazê-lo, acabam lançando enzimas lisossomais aos tecidos. Essas enzimas dos fagócitos têm a função de destruir e hidrolisar os complexos imunes, mas acabam também causando dano ao tecido conjuntivo circundante, favorecendo maior inflamação e necrose tecidual.

Fonte: Acervo dos autores.

fisiológica, uma série de fatores de crescimento é incorporada à matriz orgânica da dentina, como o fator de crescimento transformador (TGF-β1), o fator de crescimento de fibroblasto (FGF-2), o fator de crescimento endotelial vascular (VEGF) e o fator de crescimento derivado de plaquetas (PDGF). Ao longo da instalação da lesão cariosa, que, por sua vez, compromete a estrutura dentária, o hospedeiro combate e isola o microrganismo invasor simultaneamente por meio de uma resposta dentinogênica. Em alterações inflamatórias de intensidade leve, odontoblastos primários são estimulados a aumentar a taxa de produção de dentina de forma que ela se mantenha em perfeita continuidade com a estrutura das dentinas primária e secundária. Todavia, conforme explicado anteriormente, lesões de intensidade maior, como as lesões de cárie de rápida progressão, levam à perda do odontoblasto por necrose. Nessas condições, células-tronco (indiferenciadas) do tecido pulpar são ativadas e migram aos sítios de lesão e, então, sofrem diferenciação em células do tipo odontoblasto-*like*. Estas, por sua vez, sintetizam a matriz de dentina reparadora terciária em uma rapidez similar à da dentina primária, levando à formação da ponte de dentina, como é conhecida clinicamente. A formação de dentina reacional, portanto, é considerada um processo mais simples por necessitar apenas da ativação do odontoblasto original. Por outro lado, a produção de dentina reparadora é mais complexa por necessitar de ativação e migração de células de um sítio distante, além de sua posterior diferenciação. A dentinogênese terciária é desencadeada por moléculas bioativas, sendo algumas delas originadas a partir da desmineralização da dentina pelo metabolismo bacteriano. A liberação de moléculas de sinalização a partir da dentina ou de materiais restauradores poderá atuar tanto na instalação da inflamação como no processo de reparo tecidual.[19,20]

O desfecho da inflamação no tecido pulpar dependerá diretamente da intensidade do processo inflamatório. Eventos reparadores deverão ocorrer quando a infecção e a inflamação estiverem controladas por meio da atuação do sistema imunológico ou da intervenção clínica com a remoção da causa. O equilíbrio entre defesa e reparo é de vital importância para o tecido pulpar. De forma semelhante, a persistência de inflamação pulpar pode inibir o processo de reparo tecidual. Em suma, o processo inflamatório de baixa ou moderada intensidade induz a uma inflamação aguda que pode resultar em regeneração ou reparo tecidual. No entanto, a inflamação crônica/persistente impede o processo de reparo e favorece a continuidade da resposta imune de defesa, podendo culminar em um processo inflamatório irreversível e na necrose do tecido pulpar.[20]

A polpa dentária é dotada de estrutura tecidual arrojada para a detecção e organização da resposta imune contra agentes invasores. Lesões de cárie devem ser compreendidas como processos dinâmicos que dependem tanto da capacidade de infiltração bacteriana como da resposta pulpar do hospedeiro. Trata-se de um ambiente de características peculiares e complexas que podem resultar em condições clínicas completamente distintas e que devem ser conhecidas em detalhes pelo cirurgião-dentista. A intervenção clínica, uma vez necessária, deve ser eficiente em combater os microrganismos responsáveis e possibilitar a resolução do processo inflamatório. A desinfecção é imprescindível para a reparação do tecido pulpar, porém a regulação do equilíbrio entre a progressão da inflamação ou ativação do reparo é bastante tênue e determinante para o desfecho do tratamento restaurador.[19,20]

## INFECÇÃO DO SISTEMA DE CANAL RADICULAR

À medida que a lesão de cárie se aproxima do espaço pulpar, é produzida a dentina terciária, como citado anteriormente, restringindo a proliferação das bactérias. No entanto, se a polpa sofrer necrose, os túbulos dentinários são rapidamente invadidos pelos microrganismos e, nesses casos, não estão mais indicadas as medidas de tratamento das lesões cariosas apresentadas nos Capítulos 9 e 10. A necrose ocorre devido à persistência de mediadores pró-inflamatórios e à ação das enzimas lisossomais dos fagócitos (neutrófilos e macrófagos) despejadas no tecido pulpar decompondo não só os antígenos oriundos das bactérias mas também fibras, matriz e proteínas do tecido pulpar. Inicialmente, essa necrose é pontual, com vários microabscessos (áreas de tecido degradado). Essas áreas, por sua vez, servem de nicho para avanço da colonização microbiana, resultando em processo inflamatório no tecido pulpar vivo adjacente, que pode sofrer necrose em consequência. Assim, as áreas de microabscessos aumentam gradativamente. A necrose pulpar, portanto, é gradual e evolui a partir de uma área mais próxima da lesão de cárie, no terço coronário em direção ao terço apical da polpa radicular. A partir do momento em que o metabolismo pulpar cessa, não há mais células de defesa produzindo os mediadores necessários para quimiotaxia e ativação dos demais componentes imunológicos. Quando não há mais defesa, os microrganismos podem proliferar livremente sobre restos teciduais pulpares.[15,20,30,31]

Nos casos em que a infecção do sistema de canal radicular não é tratada, ocorre inflamação acompanhada de reabsorção óssea perirradicular[17] e, nesse momento, bactérias proliferando no sistema de canais radiculares passam a fomentar a reação inflamatória e imunológica periapical lançando seus antígenos para essa região. Vale ressaltar que o objetivo da terapia endodôntica é reduzir o número de bactérias, atingindo níveis compatíveis com a saúde dos tecidos perirradiculares.[32,33]

## MICROBIOTA ENDODÔNTICA

Assim como na microbiota periodontal, as bactérias isoladas das infecções endodônticas são, em sua maioria, anaeróbias estritas. Podem ser isoladas também algumas bactérias anaeróbias facultativas, que podem crescer na presença ou não de oxigênio. O próprio ambiente do canal infectado torna o meio seletivo para essas bactérias; além disso, metabólitos bacterianos podem ser antagonistas para outras bactérias, como as bacteriocinas, formando um processo seletivo para microrganismos nos canais radiculares infectados.[17,34] A microbiota endodôntica é bastante parecida com a microbiota periodontal, porém um pouco menos agressiva. Além das bactérias periodontais em sua composição, apresenta *Porphyromonas endodontalis* e *Enterococcus faecalis*, sendo este último associado a casos de lesões persistentes e necessidades de retratamento.

## DIAGNÓSTICO CLÍNICO DAS ALTERAÇÕES PULPARES ORIUNDAS DA LESÃO DE CÁRIE DENTÁRIA

### Consenso da Associação Americana de Endodontia[35]

A decisão pelo procedimento de escolha para o tratamento das lesões de cárie deve levar em consideração, entre outros parâmetros, a condição clínica do tecido pulpar. Para tanto, o consenso da Associação Americana de Endodontia (2009), com base na revisão de Levin *et al.*[35] estabelece os seguintes quadros como o padrão para o diagnóstico pulpar.

- **Polpa normal:** caracteriza-se como o tecido pulpar assintomático capaz de emitir resposta dolorosa a um estímulo frio. É o padrão para análise e comparação do tecido alterado. O tecido pulpar, geralmente, responde a testes térmicos com frio (gás refrigerante) com sensação de dor leve a moderada que cessa segundos após a remoção do estímulo. Em geral, não há resposta dolorosa ao calor, à percussão, à palpação ou durante a mastigação.
- **Pulpite reversível:** o termo se refere ao estado pulpar caracterizado pela presença de uma inflamação com a capacidade de reparo tecidual preservada após remoção do fator etiológico. Pode ocorrer como resultado de lesão de cárie, trauma ou restaurações. Clinicamente, é caracterizada por dor provocada de intensidade moderada a intensa em resposta a estímulos térmicos, sejam eles o frio ou o calor. Essa sensibili-

dade é completamente revertida segundos após a remoção do estímulo. Não se observa sensibilidade à percussão ou à palpação. Os tratamentos indicados são as alternativas abordadas nos Capítulos 9 e 10, mas o paciente deve ser proservado para a confirmação do reparo da inflamação pulpar. Em casos de exposição pulpar acidental, sem sinais de contaminação clínica da cavidade e com adequado tratamento, a polpa pode se reparar **(Figura 9)**.

- **Pulpite irreversível sintomática:** condição pulpar que significa a presença de um processo inflamatório intenso que já progrediu para um padrão degenerativo. Nesses casos, mesmo que o agente etiológico seja controlado, o processo não sofre remissão e deve progredir para a necrose. Na pulpite irreversível sintomática, existe a presença de dor moderada a intensa, com relatos de dor espontânea podendo ainda ser irradiada. A dor provocada por testes térmicos (frio ou calor) é intensa e deve permanecer ao longo de minutos após a remoção do estímulo. Esse quadro está comumente associado a lesões de cárie profundas ou restaurações, exposições pulpares ou ainda trincas ou fraturas coronárias. O dente pode se apresentar sensível à percussão ou à mastigação. Indica-se, nesse caso, tratamento endodôntico.

- **Pulpite irreversível assintomática:** também é caracterizada pelo quadro de inflamação pulpar que não é mais passível de reparo a partir da remoção do agente etiológico. Nessa condição, percebe-se clara necessidade de tratamento endodôntico devido à proximidade da cárie com o te-

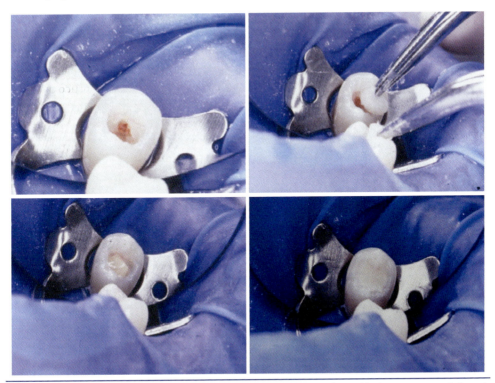

FIGURA 9 Pulpite reversível sem sinais clínicos de contaminação da cavidade e com exposição pulpar, sendo tratada com medicação adequada e restauração. Importante avaliar sinais e sintomas posteriores por meio da proservação, os quais indicam se houve reparo ou não do tecido pulpar.

Fonte: Imagens gentilmente cedidas pela Profa. Dra. Flaviana Bombarda de Andrade – FOB-USP.

cido pulpar (exposição pulpar), apesar da ausência de sintomatologia clínica. Essa condição pode também ocorrer independentemente de etiologia cariosa, como em situações de fratura coronária. O dente pode se apresentar sensível à percussão ou à mastigação. Indica-se, nesse caso, tratamento endodôntico **(Figura 10)**.

- **Pulpite hiperplásica:** ocorre em casos de rápida progressão de cárie em dentes jovens. O tecido é acometido por um processo inflamatório que, em sua fase crônica, resulta em hiperplasia como resultado da proliferação celular. Clinicamente, o tecido é visualizado como uma porção de tecido conjuntivo ocupando o espaço da câmara pulpar. A condição, em geral, é assintomática, exceto na mastigação, que pode resultar em desconforto e sangramento. Essa condição é considerada irreversível e, portanto, o tratamento indicado é a endodontia **(Figura 11)**.

- **Necrose pulpar:** a evolução de quadros de pulpite a necrose do tecido pulpar ocorre quando toda a atividade metabólica do tecido cessa e a cavidade pulpar é então colonizada por bactérias. O dente pode se apresentar assintomático e desenvolver um processo inflamatório no tecido periapical. A resposta a testes térmicos é negativa (ausência de dor). Se houver inflamação periapical, pode haver sensibilidade à percussão e, caso seja um processo de longa duração, haverá reabsorção óssea apical, dando espaço a um processo inflamatório, chamado de lesão periapical.

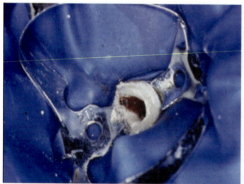
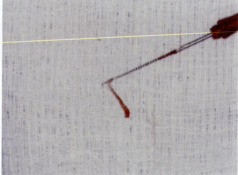
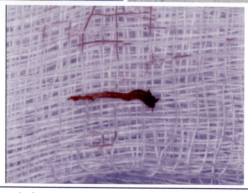

FIGURA 10  Pulpite irreversível assintomática, em que se observa exposição pulpar extensa e polpa com aspecto degenerado, com coloração vermelho-escuro, indicando inflamação irreversível e início de necrose pulpar. A polpa foi removida para posterior tratamento endodôntico.

Fonte: Imagens gentilmente cedidas pela Profa. Dra. Flaviana Bombarda de Andrade – FOB-USP.

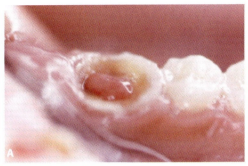
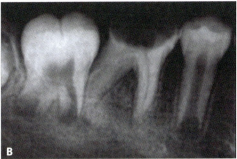

FIGURA 11 (A) Pulpite hiperplásica evidenciada clinicamente em um dente com coroa destruída, em paciente jovem. (B) Radiograficamente se observa a coroa destruída do primeiro molar permanente e os dentes vizinhos ainda em processo de formação radicular.

Fonte: Imagens gentilmente cedidas pela Profa. Dra. Flaviana Bombarda de Andrade - FOB-USP.

## LESÕES PERIAPICAIS

O processo de formação das lesões periapicais ou perirradiculares está relacionado com a presença da infecção intrarradicular, isto é, com a presença ou ainda a persistência de microrganismos patogênicos **(Figura 12)**. Nas áreas de lesão, ocorre a formação de um tecido de granulação, densamente povoado por células inflamatórias, o que demonstra uma dinâmica de defesa realizada pelo sistema imunológico do hospedeiro, resultando no controle da propagação da infecção ao osso e a outros órgãos do corpo. Relacionando os aspectos abordados anteriormente, a lesão de cárie pode resultar muitas vezes em uma lesão periapical caso não venha a ser tratada, pois, ao atingir o espaço pulpar, ocasiona necrose da polpa e infecção do sistema

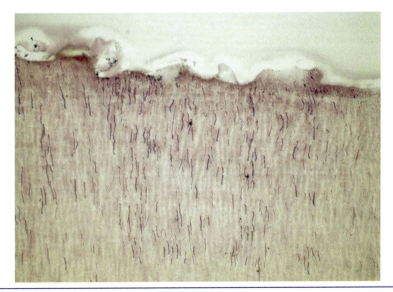

FIGURA 12 Corte histológico demonstrando proliferação de bactérias nos túbulos dentinários da dentina radicular, junto ao canal (espaço pulpar). Coloração de Brown & Brenn.

Fonte: Imagem gentilmente cedida pela Profa. Dra. Flaviana Bombarda de Andrade – FOB-USP.

de canais radiculares. A classificação das alterações periapicais usada atualmente segue os parâmetros determinados em 2009 pela Associação Americana de Endodontia (AAE) com base em Gutmann et al.[36]

## DIAGNÓSTICO DAS ALTERAÇÕES PERIAPICAIS ORIUNDAS DA LESÃO DE CÁRIE DENTÁRIA

- **Tecido apical normal**: dente apresentando tecido periapical com aspecto normal sem qualquer sensibilidade à percussão e/ou à palpação. Radiograficamente, a lâmina dura aparece intacta e o espaço do ligamento periodontal é uniforme.
- **Periodontite apical sintomática**: caracteriza-se pela presença de dor à mastigação na ocasião do contato oclusal. O dente costuma responder com dor ao teste de percussão e/ou palpação. O edema formado em consequência ao processo inflamatório instalado nos tecidos periapicais (em resposta aos microrganismos da cavidade pulpar ou ao trauma oclusal) é o responsável por essa sensibilidade. Alterações radiográficas podem estar presentes ou ausentes.
- **Periodontite apical assintomática**: presença de alteração no tecido periapical em geral resultando em imagem compatível com radiolucência periapical. No entanto, esse quadro não apresenta sinais clínicos com dor à percussão ou à palpação.
- **Abscesso apical agudo**: presença de intensa dor espontânea com ausência de resposta ao teste de sensibilidade pulpar caracterizando necrose. Edema também está presente nesse quadro, podendo ser localizado ou difuso. Intensa sensibilidade à percussão e à palpação é observada e o dente ainda pode apresentar mobilidade. Alterações em imagem radiográfica podem variar do espessamento do ligamento periodontal à presença de lesões periapicais (as últimas mais comuns em casos de reagudecimento). O paciente pode ainda relatar alterações sistêmicas, como febre ou linfoadenopatia.
- **Abscesso apical crônico**: caracteriza-se também pela necrose pulpar e presença de fístula. Radiograficamente é comum a visualização de lesão periapical e o quadro clínico é assintomático. A presença de exsudato pode, eventualmente, ser detectada a partir da fístula.
- **Osteíte condensante**: lesão radiopaca difusa que ocorre em consequência a uma resposta proliferativa do tecido ósseo. Sensibilidade à percussão e/ou à palpação pode estar presente.

Embora o diagnóstico seja essencialmente clínico, em lesões periapicais, o uso de radiografias periapicais constituem uma importante ferramenta para o diagnóstico final e a decisão de manejo clínico **(Figura 13)**.

Capítulo 6   Consequências da lesão de cárie para o endodonto e o parendodonto   107

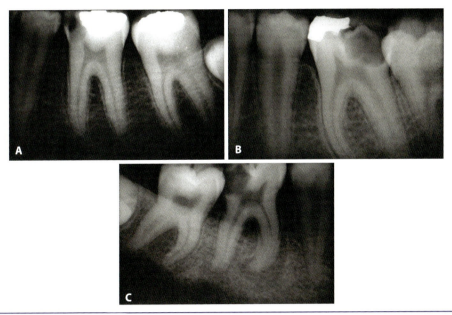

FIGURA 13   (A) Primeiro molar inferior restaurado e com presença de lesão de cárie associada à restauração adjacente na face mesial, cuja profundidade está próxima da polpa, gerando pulpite em estado reversível ou irreversível. (B) Primeiro molar inferior também restaurado e com extensa lesão de cárie por distal, havendo exposição pulpar. Caso a exposição seja recente, pode haver uma pulpite irreversível ou então necrose pulpar se essa exposição já for prolongada. (C) Primeiro molar inferior com extensa lesão de cárie por distal, expondo o corno pulpar distal, com consequente necrose pulpar. A presença microbiana na polpa necrótica em estágio mais avançado se relaciona na imagem com a presença de processo inflamatório periapical, notado por áreas radiolúcidas em torno dos ápices radiculares.

Fonte: Imagens radiográficas gentilmente cedidas pelo Prof. Dr. Roberto Brandão Garcia – FOB-USP.

## CONSIDERAÇÕES FINAIS

A doença cárie, embora cada vez mais controlada e notadamente dependente da cooperação do paciente para seu controle, pode atingir estágios mais avançados em que a intervenção do profissional na lesão, assim como em suas consequências, se faz necessária. A partir do conhecimento da evolução da lesão de cárie que estimula respostas inflamatórias e imunológicas na polpa dentária, com maior ou menor sintomatologia, decisões clínicas são tomadas a respeito de procedimentos mais ou menos conservadores. Quanto mais precoce a intervenção, melhor será o resultado em termos de preservação de tecidos dentários, considerando que a melhor resposta é a biológica do complexo dentino-pulpar. Nas situações em que de fato há o comprometimento irreversível da estrutura dentária nos diversos tecidos que a compõem, há materiais com funcionalidades específicas na tentativa de promover uma melhor recuperação possível. Esses materiais, por sua vez, não funcionarão tal qual o tecido anterior, apesar de toda a tecnologia envolvida com o desenvolvimento de materiais duradouros que se adequam a determinadas funções, mas jamais o fazem no contexto biológico. Com o diagnóstico precoce da doença cárie e das lesões cariosas, manejos adequados permitem a defesa natural do próprio órgão dentário e a recuperação total da polpa, evitando tratamento endodônticos futuros e/ou até mesmo extrações dentárias.

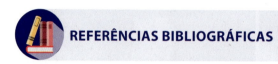

## REFERÊNCIAS BIBLIOGRÁFICAS

1. Banerjee A, Frencken JE, Schwendicke F, Innes NPT. Contemporary operative caries management: consensus recommendations on minimally invasive caries removal. Br Dent J. 2017;223(3):215-22.
2. Marshall GW Jr, Marshall SJ, Kinney JH, Balooch M. The dentin substrate: structure and properties related to bonding. J Dent. 1997;25(6):441-58.
3. Komabayashi T, Nonomura G, Watanabe LG, Marshall GW Jr, Marshall SJ. Dentin tubule numerical density variations below the CEJ. J Dent. 2008;36(11):953-8.
4. Habelitz S, Marshall SJ, Marshall GW Jr, Balooch M. The functional width of the dentino-enamel junction determined by AFM-based nanoscratching. J Struct Biol. 2001;135(3):294-301.
5. Brauer DS, Marshall GW, Marshall SJ. Variations in human DEJ scallop size with tooth type. J Dent. 2010;38(7):597-601.
6. Nanci A. Ten Cate – histologia oral: desenvolvimento, estrutura e função. 7ª ed. Rio de Janeiro: Elsevier; 2008. 432p.
7. Oliveira RC, Magalhães AC, Buzalaf MAR. Esmalte e dentina. In: Magalhães AC, Oliveira RC, Buzalaf MAR. Bioquímica básica e bucal. Rio de Janeiro: Guanabara Koogan; 2017. p. 131-40.
8. Tjäderhane L. Dentin basic structure, composition, and function. In: Versiani MA, Basrani B, Sousa-Neto MD. The root canal anatomy in permanent dentition. New York: Springer; 2019. p. 17-27.
9. Bertassoni LE, Marshall GW, Swain MV. Mechanical heterogeneity of dentin at different length scales as determined by AFM phase contrast. Micron. 2012;43(12):1364-71.
10. Habelitz S, Rodriguez BJ, Marshall SJ, Marshall GW, Kalinin SV, Gruverman A. Peritubular dentin lacks piezoelectricity. J Dent Res. 2007;86(9):908-11.
11. Marshall GW, Habelitz S, Gallagher R, Balooch M, Balooch G, Marshall SJ. Nanomechanical properties of hydrated carious human dentin. J Dent Res. 2001;80(8):1768-71.
12. Mjör IA. Dentin permeability: the basis for understanding pulp reactions and adhesive technology. Braz Dent J. 2009;20(1):3-16.
13. Goldberg M, Kulkarni AB, Young M, Boskey A. Dentin: structure, composition and mineralization. Front Biosci (Elite Ed). 2011;3:711-35.
14. Zavgorodniy AV, Rohanizadeh R, Swain MV. Ultrastructure of dentine carious lesions. Arch Oral Biol. 2008;53(2):124-32.
15. Ricucci D, Loghin S, Lin LM, Spångberg LS, Tay FR. Is hard tissue formation in the dental pulp after the death of the primary odontoblasts a regenerative or a reparative process?. J Dent. 2014;42(9):1156-70.
16. Trowbridge HO. Pathogenesis of pulpitis resulting from dental caries. J Endod. 1981;7(2):52-60.
17. Pashley DH. Dynamics of the pulpo-dentin complex. Crit Rev Oral Biol Med. 1996;7(2):104-33.
18. Hargreaves KM, Goodis HE, Tay FR. Seltzer and Bender's dental pulp. 2ª ed. Quintessence Publishing Company: Michigan; 2002. 512p.
19. Conrads G, About I. Pathophysiology of dental caries. Monogr Oral Sci. 2018;27:1-10.
20. Farges JC, Alliot-Licht B, Renard E, Ducret M, Gaudin A, Smith AJ, et al. Dental pulp defence and repair mechanisms in dental caries. Mediators Inflamm. 2015;2015:230-51.
21. Durand SH, Flacher V, Roméas A, Carrouel F, Colomb E, Vincent C, et al. Lipoteichoic acid increases TLR and functional chemokine expression while reducing dentin formation in vitro differentiated human odontoblasts. J Immunol. 2006;176(5):2880-7.
22. Song W, Shi Y, Xiao M, Lu H, Qu T, Li P, et al. In vitro bactericidal activity of recombinant human beta-defensin-3 against pathogenic bacterial strains in human tooth root canal. Int J Antimicrob Agents. 2009;33(3):237-43.
23. Lee JK, Chang SW, Perinpanayagam H, Lim SM, Park YJ, Han SH, et al. Antibacterial efficacy of a human β-defensin-3 peptide on multispecies biofilms. J Endod. 2013;39(12):1625-9.
24. Farges JC, Bellanger A, Ducret M, Aubert-Foucher E, Richard B, Alliot-Licht B, et al. Human odontoblast-like cells produce nitric oxide with antibacterial activity upon TLR2 activation. Front Physiol. 2015;6:185.
25. Sipert CR, Moraes IG, Bernardinelli N, Garcia RB, Bramante CM, Gasparoto TH, et al. Heat-killed Enterococcus Faecalis alters nitric oxide and CXCL12 production but not CXCL8 and CCL3 production by cultured human dental pulp fibroblasts. J Endod. 2010;36(1):91-4.
26. Sipert CR, Morandini AC, Dionísio TJ, Machado MAM, Oliveira SHP, Campanelli AP, et al. In vitro regulation of CCL3 and CXCL12 by bacterial by-products is dependent on site of origin of human oral fibroblasts. J Endo. 2014;40(1):95-100.
27. Cooper PR, McLachlan JL, Simon S, Graham LW, Smith AJ. Mediators of inflammation and regeneration. Adv Dent Res. 2011;23(3):290-5.
28. Bruno KF, Silva JA, Silva TA, Batista AC, Alencar AHG, Estrela C. Characterization of inflammatory cell infiltrate in human dental pulpitis. Int Endod J. 2010;43(11):1013-21.
29. Chmilewsky F, Jeanneau C, Laurent P, About I. Pulp fibroblasts synthesize functional complement proteins involved in initiating dentin-pulp regeneration. Am J Pathol. 2014;184(7):1991-2000.
30. Ricucci D, Siqueira JF Jr. Fate of the tissue in lateral canals and apical ramifications in response to pathologic conditions and treatment procedures. J Endod. 2010;36(1):1-15.
31. Cvek M, Cleaton-Jones PE, Austin JC, Andreasen JO. Pulp reactions to exposure after experimental

crown fractures or grinding in adult monkeys. J Endod. 1982;8(9):391-7.
32. Rôças IN, Provenzano JC, Neves MA, Siqueira JF Jr. Disinfecting effects of rotary instrumentation with either 2.5% sodium hypochlorite or 2% chlorhexidine as the main irrigant: a randomized clinical study. J Endod. 2016;42(6):943-7.
33. Giardino L, Del Fabbro M, Cesario F, Fernandes FS, Andrade FB. Antimicrobial effectiveness of combinations of oxidant and chelating agents in infected dentine: an ex vivo confocal laser scanning microscopy study. Int Endod J. 2018;51(4):448-56.
34. Baumgartner JC, Falkler WA Jr. Bacteria in the apical 5 mm of infected root canals. J Endod. 1991;17(8):380-3.
35. Levin LG, Law AS, Holland GR, Abbott PV, Roda RS. Identify and define all diagnostic terms for pulpal health and disease states. J Endod. 2009;35(12):1645-57.
36. Gutmann JL, Baumgartner JC, Gluskin AH, Hartwell GR, Walton RE. Identify and define all diagnostic terms for periapical/periradicular health and disease states. J Endod. 2009;35(12):1658-74.

# Métodos de controle da cárie dentária: abordagem pública e privada

Roosevelt da Silva Bastos | Cristiane de Almeida Baldini Cardoso | Paula Andery Naves | Paula Lanza Montanher | Ana Carolina Magalhães | Marília Afonso Rabelo Buzalaf

## INTRODUÇÃO

A indicação de métodos para controle da cárie dentária deve ser criteriosa e baseada em evidências tanto no âmbito público como no privado. Essa doença pode ocorrer em todas as idades, mas nos dias atuais a sua incidência é menor e as lesões decorrentes são menos extensas. Por essa razão, o conceito de risco passa a ter grande importância e o profissional deve considerar a condição epidemiológica e a evidência científica vigente para obtenção dos melhores resultados (ver Capítulos 2 e 5).

A odontologia de mínima intervenção tem como enorme desafio para a nossa profissão afastar-se do foco estreito de uma abordagem cirúrgica mecanizada, orientada pelo gerenciamento de cavidades dentárias, para uma que abrace novas estratégias de prevenção e de gerenciamento dos fatores envolvidos na doença, entregues no contexto de uma parceria com os pacientes e, no caso da Odontopediatria, com seus familiares e outros adultos envolvidos no ambiente de vida da criança. Também é hora de uma mudança na orientação da odontologia para que o "autocuidado do paciente" se torne o objetivo principal do atendimento odontológico, em que os dentistas ajudam seus pacientes a assumir a responsabilidade de alcançar e manter sua própria saúde bucal e a de seus filhos. Além disso, o cuidado holístico, que melhora e maximiza a capacidade de manter a saúde bucal, deve ser considerado com a mesma importância e recompensado com um nível de remuneração semelhante ao da "odontologia operatória tradicional".[1]

Tendo essa abordagem em mente, este capítulo apresentará os métodos em nível populacional e individual que poderão auxiliar a prática da prevenção e gerenciamento da cárie dentária.

## MÉTODOS PARA CONTROLE DA CÁRIE DENTÁRIA EM NÍVEL POPULACIONAL

Doenças não ocorrem ao acaso e seguramente não têm distribuição aleatória nas populações.[*] A cárie dentária era uma doença altamente prevalente em toda parte, mas apresentou um importante declínio em sua prevalência em países desenvolvidos a partir do final dos anos 1970, e em países em desenvolvimento, como no Brasil, a partir dos anos 1980.[2,3] Uma combinação de fatores promoveu o declínio nesta prevalência histórica no Brasil. A primeira causa foi a fluoretação de água de abastecimento público[4,5] e a segunda foi a fluoretação dos dentifrícios.[6,7]

Este declínio foi desigual, promovendo uma dicotomia na prevalência de cárie[**] chamada polarização, ou seja, enquanto um grupo de crianças passou a estar livre de lesões cavitadas, ainda persistiu um grupo com alta

---

[*]Gordis L. Epidemiology. 4th ed. Philadelphia, PA: Saunders Elsevier; 2008. 375p.
[**]Prevalência de cárie é uma razão aferida pelo número de pessoas com no mínimo uma cavidade dividida pela população em risco num dado momento e é expressa por um percentual. A gravidade é expressa, por exemplo, pela soma de dentes afetados pela cárie em um indivíduo e pode ser expressa para um grupo de pessoas pela média de dentes cariados ou com história pregressa como ocorre com o índice CPOD.

prevalência da doença. O número de dentes cariados diminuiu e as cavidades extensas deram lugar a lesões de cárie restritas à face oclusal. Surgiram casos com sinais visuais e/ou radiográficos de comprometimento da dentina subjacente, mas sem cavitação clinicamente evidente pela manutenção da integridade do esmalte em regiões com fossas e fissuras (ICDAS 4). Atualmente, esse tipo de lesão dificulta muito o diagnóstico em um exame epidemiológico, mas sobretudo para a atuação clínica, exigindo do cirurgião-dentista um cuidadoso exame clínico para que o subtratamento ou o sobretratamento das lesões de cárie sejam evitados (ver Capítulos 3 e 4).

A cárie dentária é uma doença que apresenta determinação biológica clara desde a publicação da Tríade de Keyes e ocorre em um dente quando exposto a uma dieta rica em açúcares combinada à presença de microrganismos cariogênicos em biofilme dentário. Essa exposição ao açúcar causa um desequilíbrio no biofilme – a disbiose – levando ao desenvolvimento da cárie dentária (ver Capítulo 1). Atualmente, o modelo de determinação social* para a cárie dentária é bem aceito, pois a sua incidência tem sido observada associada ao arranjo social a que os grupos populacionais estão expostos.[8] No modelo de determinação social da cárie dentária apresentado na **Figura 1**, ao centro observa-se o modelo de determinação biológica da cárie dentária, tendo interação entre o biofilme dentário, a dieta, a ação da saliva, da higiene bucal e do fluoreto em um processo (disbiose) que leva tempo para se desenvolver na superfície do esmalte dentário. Os determinantes sociais, também conhecidos como a "causa das causas", estão representados por variáveis físicas individuais, tais como a idade, o sexo biológico e fatores hereditários normalmente investigados pelo conceito de raça ou cor da pele. A renda, o nível de escolaridade e a ocupação são variáveis individuais, que identificam as pessoas socialmente. As variáveis contextuais representam a rede social e comunitária que as pessoas têm a sua disposição e determinam o nível de oferta de todo tipo de bens e serviços de uma comunidade. As pessoas escolhem seus estilos de vida pelo interesse pessoal, mas limitado pela oferta de bens e serviços de sua comunidade, provocando uma dúvida em relação ao poder de escolha que cada um tem para o estabelecimento do seu estilo de vida particular. A determinação social da cárie dentária deve ser considerada quando o clínico investiga as condições bucais de um paciente, nunca o culpando diretamente pela condição que apresenta, uma vez que essa doença crônica tem incidência influenciada por múltiplas causas individuais (proximais) e contextuais (distais).

A indicação de métodos para controle da cárie dentária deve considerar a sua frequência e distribuição numa comunidade. Didaticamente, podemos ilustrar com duas situações epidemiológicas possíveis: a primeira com alta prevalência e, portanto, nenhuma ou menor polarização da cárie na comunidade; a segunda com baixa prevalência em dois grupos distintos, um com cárie e outro livre da doença. No primeiro caso, será indicada uma abordagem populacional[9] para que haja declínio universal na prevalência de cárie dentária, seguindo a indicação de que a saúde pública deve ter como regra de ouro o objetivo de otimizar a saúde de toda população.[3] No segundo caso, a decisão é mais complexa, pois se deve considerar o conceito de risco, aceitando a segunda regra de ouro que sugere combater as desigualdades sistemáticas, injustas e desnecessárias** que promovam a manutenção de um grupo com prevalência de cárie por influência de determinantes sociais. Observe que o gráfico correspondente à estratégia populacional que promove a mudança de toda a curva de risco da cárie (em azul) para a esquerda (em rosa), condição fa-

---

*Dahlgren G, Whitehead M. Policies and strategies to promote social equity in health. Stockholm: Institute for Future Studies; 1991.

**Whitehead M, Scott-Samuel A, Dahlgren G. Setting targets to address inequalities in health. Lancet. 1998;351(9111):1279-82.

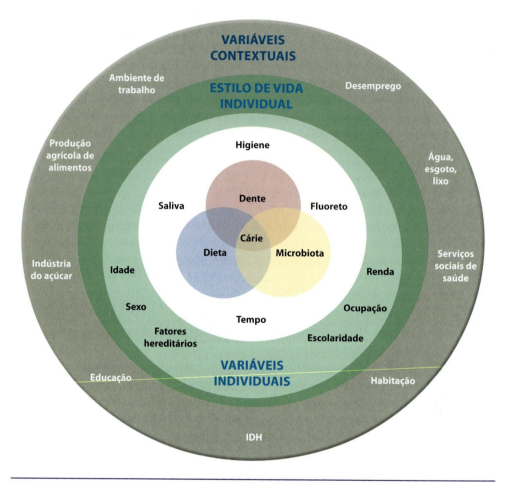

**FIGURA 1** Modelo de determinação social da cárie dentária.

Fonte: Modificada de Dahlgren & Whitehead (1991)** e adaptada por Bastos & Honório.

vorável (**Figura 2A** – estratégia populacional). No gráfico da estratégia de alto risco de cárie, somente o grupo localizado na extremidade direita da curva (em azul mais escuro), portanto com maior chance de desenvolver novas cavidades, se modifica para a esquerda numa condição mais favorável (curva branca observada na região rosa) (**Figura 2B**). No último caso, há um movimento da distribuição de risco de cárie como um todo para a esquerda, como benefício populacional, combinando-se com o movimento para a esquerda do grupo de alto risco, representando a estratégia combinada (**Figura 2C**).

## A estratégia populacional

Serão apresentados a seguir os principais métodos de massa para controle da cárie dentária utilizados no Brasil. Populações devem ser o alvo de políticas de saúde bucal com o objetivo de alcançar o controle da prevalência de cárie, sendo necessário ao gestor[*] a busca de

---

[*]Entende-se por gestor aquele que é responsável por um sistema em saúde. No SUS, o gestor federal é o Ministro da Saúde, nos estados e municípios são os Secretários de Saúde. O coordenador de saúde bucal em nível federal, estadual e municipal também é gestor. Em unidades de saúde de maior ou menor porte teremos gerentes realizando a gerência de Hospitais ou de Unidades de Saúde da Família, respectivamente.

métodos que tenham alcance universal com equidade, para que as estratégias escolhidas tenham o maior potencial possível de diminuir as desigualdades sistemáticas. Como métodos a serem utilizados por estratégia populacional apresentaremos a fluoretação de água de abastecimento público, os dentifrícios fluoretados e bochechos com soluções fluoretadas.

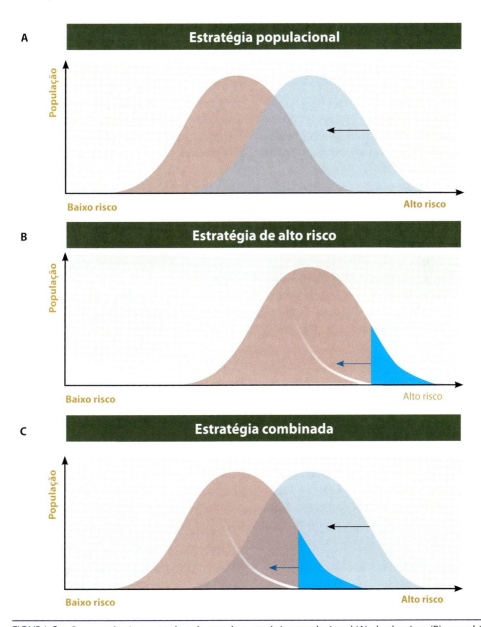

FIGURA 2  Consequência esperada pelo uso da estratégia populacional (A), de alto risco (B) e combinada (C) sobre o risco de cárie dentária em uma população (azul-claro representa a situação anterior antes da intervenção, o azul-escuro a situação de maior risco e rosa representa a situação após a intervenção).

Fonte: Modificada de Rose, G. *The Strategy of Preventive Medicine*. Oxford: Oxford University Press (1992) e adaptada por Bastos & Honório.

## Fluoretação em água de abastecimento público

Nos anos 1930, foram iniciados no Canadá e Estados Unidos da América os primeiros estudos clínicos com inclusão artificial de fluoreto em sistemas de abastecimento de água com a esperança de serem observados menores índices de cárie dentária, assim como em regiões em que a água servida à população já apresentava fluoreto natural em sua composição.[10] A partir de então a fluoretação de água de abastecimento público foi disseminada em torno de 25 países,[5] e no Brasil, em março de 1953, a cidade capixaba Baixo Guandu foi pioneira nessa estratégia.[11]

Naquele tempo se acreditava que o efeito do fluoreto contra a cárie seria pré-eruptivo (sistêmico), pela sua deglutição com a água. No entanto, atualmente sabemos que o efeito do fluoreto sobre o esmalte dentário é pós-eruptivo (tópico) e ocorre diretamente pelo contato com a água como veículo, e também após ser metabolizado no organismo, retornando à boca pela saliva. Portanto, é importante que ocorra idealmente alta frequência com baixos teores de fluoreto na saliva para obter o melhor efeito protetor, quando houver um desafio cariogênico (ver Capítulo 8).

O declínio na gravidade da cárie dentária registrado pelo índice CPOD (C-cariados, P-perdidos, O-restaurados, D-dente) foi de 57% em Baixo Guandu (de 8,6 para 3,7) nos primeiros dez anos. Em Campinas, o índice CPOD foi 7,4 em 1961 e declinou em 51,4% até 1972.[11] Apesar da presença menos incomum de vieses em publicações antigas, concluiu-se em revisão sistemática, com maioria (71%) de trabalhos publicados até 1975, que a fluoretação de água de abastecimento público reduziu a gravidade da cárie dentária em dentadura decídua (ceod < 1,81, 35%) e permanente (CPOD < 1,16, 26%). Houve incremento na prevalência de indivíduos livres de cárie na ordem de 15% para crianças em dentadura decídua e 14% na permanente.[5] O acesso à água de abastecimento fluoretada também causou benefício em adultos, sendo mais acentuado quando houve exposição por maior período de tempo.[4] No Brasil, a fluoretação de água de abastecimento público tem maior adesão nas regiões sul e sudeste, respectivamente com 88,7% e 80,9% de cobertura populacional em cidades com mais de 50.000 habitantes. Esse percentual decresce para 66,6% na região centro-oeste e tem sua menor adesão nas regiões nordeste e norte, respectivamente com 41,6% e 25,3%.[12] O índice CPOD do brasileiro aos 12 anos, em 2010, apresentava sequência semelhante, porém invertida, com maior gravidade na região norte (CPOD 3,2), seguida pelas regiões nordeste (CPOD 3,1) e centro-oeste (CPOD 3,1), com menor CPOD nas regiões sul (CPOD 2,0) e sudeste (CPOD 1,7). Portanto, a maior carga da doença localiza-se nas regiões com menor número de cidades que dispõem água de abastecimento público fluoretada, denunciando uma das causas da desigualdade na distribuição da cárie dentária no país.

Essa é uma medida com custo-efetividade bastante favorável, pois quanto maior a população, menor é o custo *per capita*,[13] portanto é razoável que se espere que o custo seja mais alto em comunidades com menor população, por exemplo, com menos de 5000 habitantes.[14] Apesar de não confirmado por revisão sistemática,[5] a fluoretação de água de abastecimento público tem sido considerada uma medida populacional promotora de equidade quando se compara a prevalência de cárie dentária em grupos populacionais de alto nível em contraponto ao baixo nível socioeconômico em comunidades com e sem esta medida.[15]

No Brasil, há respaldo legal para essa medida desde 1974,* com regulamentação recomendando a sua inclusão em projetos destinados à construção ou ampliação de sistemas públicos de abastecimento de água, além de indicar os limites inferior e superior

---

*Brasil. Lei Federal n. 6.050, de 24 de maio de 1974. Dispõe sobre a obrigatoriedade da fluoretação das águas em sistema de abastecimento. Diário Oficial da União; 19.

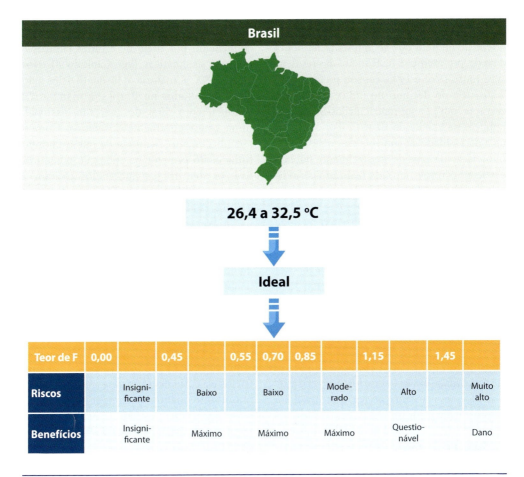

FIGURA 3 Riscos e benefícios para uso do fluoreto em sistemas de abastecimento público de água ajustado para o Brasil.

Fonte: Acervo dos autores.

para o teor do fluoreto (em mg/L ou ppm) determinado pela média de temperatura máxima diárias do ar.* O padrão de potabilidade da água de abastecimento público no estado de São Paulo** está condicionado à fluoretação de acordo com as normas da **Figura 3**. É necessária a revisão dessa indicação para os dias atuais pelo padrão de consumo de água e a presença na sociedade de inúmeras fontes de fluoreto, desde os dentifrícios a alimentos adquiridos comercialmente.[16]

Para todo sistema público de abastecimento de água fluoretada deve haver a presença da vigilância sanitária do fluoreto por meio de um programa de heterocontrole. Esse é um princípio importante que deve ser implementado a qualquer serviço público que represente um benefício social e que, se estiver fora do padrão recomendado, pode se tornar um risco para a comunidade. Portanto, além do controle do produtor e distribuidor da água, deve ser estabelecido um controle ex-

---
*Decreto n. 76.872, de 22 de dezembro de 1975. Regulamenta a Lei n. 6.050, de 24 de maio de 1974, que dispõe sobre a fluoretação da água em sistemas públicos e abastecimento (1975).
** São-Paulo. Resolução SS-250/95. Define teores de concentração do íon fluoreto nas águas para consumo humano, fornecidas por sistemas públicos de abastecimento. Diário Oficial do Estado de São Paulo 1995; 15 ago.

terno independente e periódico para observar o teor de fluoreto que se apresenta na ponta da rede, por exemplo, na torneira das residências. Entre 1990 e 1995, causou preocupação a ausência do declínio no índice CPOD em crianças com 12 anos matriculadas em escolas públicas na cidade de Bauru.[17] Foi constatada a necessidade de controle da qualidade da fluoretação da água de abastecimento público e o heterocontrole tem sido realizado periodicamente desde 1999, com melhora do padrão das amostras de água da cidade.[18]

A fluorose dentária é um risco inerente à população exposta à fluoretação de água de abastecimento público, porém não causa impacto negativo relevante na qualidade de vida de crianças e adolescentes (ver Capítulo 2). A fluoretação de água de abastecimento público, considerada como uma das 10 medidas mais importantes de saúde pública no século XX nos Estados Unidos da América,* tem benefício comprovado para o declínio na prevalência e gravidade das lesões cariosas em crianças e adultos, tem sustentação legal no Brasil e é recomendada pelos principais organismos relacionados à saúde bucal no Brasil (Ministério da Saúde) e no mundo (International Association for Dental Research – IADR; Organização Mundial da Saúde - OMS). Quando foi interrompida a sua implementação, intencionalmente ou não, houve incremento da cárie dentária na população.[11] Portanto, é um método populacional eficaz, seguro, de alto custo-efetividade e fácil administração.

### Dentifrícios fluoretados

Em resposta aos resultados epidemiológicos em distintos países, foi publicada uma pesquisa sobre as razões para o declínio na prevalência da cárie dentária e os dentifrícios fluoretados tiveram destaque. Foram entrevistados 55 *experts* em cariologia e cerca de 99% deles consideraram os dentifrícios importantes ou muito importantes,[6] o que é confirmado por meio de estudos clínicos e revisões sistemáticas (ver Capítulo 8). Nos anos 1980, a maioria dos dentifrícios não eram fluoretados no Brasil e a marca mais vendida, com 50% do mercado nacional, tinha efeito puramente cosmético. Com o reconhecimento científico de que o fluoreto tinha efeito protetor na aplicação pós-eruptiva, os dentifrícios fluoretados tiveram a primeira regulamentação federal, em 1989,** e ganharam força nas prateleiras do mercado.

A Portaria n. 22, de 20 de dezembro de 1989, não obrigava a inclusão do fluoreto aos dentifrícios, mas determinava o teor de fluoreto, caso fosse decidido incluir o benefício, com 1.000 a 1.500 ppm de flúor solúvel, iônico ou ionizável, no início da validade, e no mínimo 600 ppm e 450 ppm de fluoreto solúvel após um ano e até o final da validade, respectivamente. Todos os fabricantes aderiram à fluoretação de seus dentifrícios e a cárie dentária apresentou declínio importante quando se compara o resultado do índice CPOD de 1986*** com os levantamentos nacionais posteriores,**** aos 12 anos de idade **(Figura 4)**.

---

*Centers for Disease Control and Prevention (CDC). Ten great public health achievements - United States, 1900-1999. MMWR Morb Mortal Wkly Rep. 1999;48(12):241-3.

**Brasil. Ministério da Saúde. Secretaria Nacional de Vigilância Sanitária. Portaria n. 22, de 20 de dezembro de 1989. In: União DOd, editor. Brasília1989. p. 241.

***Brasil. Ministério da Saúde. Secretaria Nacional de Programas Especiais de Saúde. Divisão Nacional de Saúde Bucal. Fundação de Serviços de Saúde Pública. Levantamento epidemiológico em saúde bucal: Brasil, zona urbana. 1986. Brasília: Ministério da Saúde; 1988.

**** Serviço Social da Indústria (1996) Estudo epidemiológico sobre prevalência da cárie dental em crianças de 3 a 14 anos: Brasil, 1993. Brasília, Sesi-DN; Brasil. Ministério da Saúde. Datasus. [Epidemiologic survey in oral health 1996, dental caries]. [cited 23 May 2020]; Available from: http://dtr2004.saude.gov.br/dab/saudebucal/banco_dados.php; Brasil. Ministério da Saúde. Secretaria de Atenção à Saúde. Departamento de Atenção Básica. Coordenação Nacional de Atenção à Saúde Bucal. Projeto SB Brasil 2003: condições de saúde bucal da população brasileira 2002-2003: resultados principais. Brasília: Ministério da Saúde; 2004; Brasil. Ministério da Saúde. Secretaria de Atenção Básica/Secretaria de Vigilância em Saúde. Departamento de Atenção Básica. Coordenação de Saúde Bucal. Pesquisa Nacional de Saúde Bucal SB Brasil 2010: resultados principais. Brasília, DF 2011.

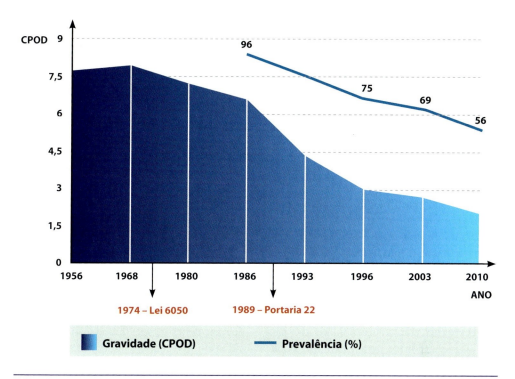

FIGURA 4 Declínio na prevalência de cárie dentária aos 12 anos no Brasil.

Fonte: Acervo dos autores.

Em 1994, uma nova portaria da Secretaria Nacional de Vigilância Sanitária do Ministério da Saúde do Brasil determinou o fim da solubilidade obrigatória do fluoreto. O teor obrigatório até um ano e ao final da validade terminaram em 1996, mas com teor máximo de 1.500 ppm F, não importando se havia mistura de compostos fluoretados.[*] A Portaria n. 79, de 28 de agosto de 2000, manteve a recomendação de teor máximo em 1.500 ppm F e a presença de mais de um sal de fluoreto no dentifrício, e trouxe adequações para segurança do produto, possibilitando maior harmonia com as legislações de outros países.[**]

O efeito preventivo dos dentifrícios fluoretados é influenciado pela concentração de F, havendo forte evidência em favor das formulações contendo 1.000 ppm F ou mais. Uma revisão sistemática recente encontrou, entretanto, para a dentição decídua, efetividade semelhante para dentifrícios contendo 1.055 ou 550 ppm F.[7] Apesar disso, visto que o número de estudos avaliando formulações com concentrações reduzidas de F é muito menor que o de formulações convencionais, bem como a dificuldade em se implementarem estratégias de avaliação de risco à cárie dentária em nível populacional, em âmbito coletivo é mais sensato recomendar dentifrícios contendo concentrações de F acima de 1.000 ppm (ver Capítulo 8). Em razão do risco de fluorose ocasionado pela deglutição do dentifrício no momento da escovação, na primeira infância (até 6 anos), é recomendada a inserção de quantidade mínima na escova de dentes, bem como a escovação sob a supervisão de um adulto, para evitar ao máximo a deglutição e o risco de fluorose dentária (ver

---

[*] Brasil. Ministério da Saúde. Secretaria Nacional de Vigilância Sanitária. Portaria n. 71, de 29 de maio de 1996. Brasília: Diário Oficial da União. 1996.
[**] Brasil. Ministério da Saúde. Secretaria Nacional de Vigilância Sanitária. Portaria n. 79, de 28 de agosto de 2000. Brasília: Diário Oficial da União. 2000.

Capítulo 2). Assim, a indicação para uso em saúde pública contempla o teor mínimo de 1.000 ppm de fluoreto para todas as idades. Conforme será discutido neste capítulo, uma estratégia interessante em programas preventivos é combinar o uso do dentifrício fluoretado com escovação supervisionada que pode ser realizada em escolas, por exemplo.

### Bochechos com soluções fluoretadas

Os bochechos com soluções de fluoreto de sódio 0,2% (900 ppm F) foram largamente utilizados com sucesso nos anos 1970 e 1980 em programas institucionais e escolares (crianças acima de 6 anos), com frequência semanal ou quinzenal. A partir dos resultados epidemiológicos promissores relacionados ao declínio da cárie nos anos subsequentes devido ao uso de outras estratégias descritas acima, a indicação dos bochechos com soluções fluoretadas passou a ser questionada para a estratégia populacional. Portanto, os bochechos passaram a ser indicados apenas para os casos de alto-risco, uma vez ao dia com solução de fluoreto de sódio a 0,05% (230 ppm)* ou 0,02% (100 ppm), duas vezes ao dia.

As soluções para uso coletivo podem ser preparadas e utilizadas imediatamente misturando-se 2 gramas de fluoreto de sódio a 1 litro de água e a solução deve ser agitada, pois espera-se que haja 100% de dissociação do NaF em água (0,2%). O bochecho deve ser realizado com 10 mL da solução que deve ser inserida na boca para que, com os lábios cerrados e dentes em oclusão, o bochecho vigoroso seja realizado por 1 minuto e dispensado da boca totalmente. É fortemente recomendado que a solução seja apresentada para uso em algum utensílio individual, portanto, evitando-se o uso das almotolias pelo risco de contaminação cruzada.

Em crianças com até 6 anos de idade não se deve realizar o bochecho com solução fluoretada em razão do risco de deglutição e, portanto, risco de intoxicação crônica ou mesmo aguda. Em crianças escolares, para promover declínio na prevalência e gravidade da cárie dentária é necessário o uso semanal da solução de fluoreto de sódio a 0,2% por 2 a 3 anos. A maioria dos estudos, que sustentam a indicação de uso coletivo de soluções fluoretadas em bochechos, foram realizados até os anos 1980 e 1990; portanto, a indicação atual deve ser cuidadosa e monitorada, apesar de não haver evidência de que o efeito desejado esteja relacionado ao nível de prevalência e gravidade da cárie. Programas com esse método demonstraram potencial de reduzir em 27% o CPOS** e 23% o CPOD.[19]

Embora se questione a indicação de bochechos com soluções fluoretadas a toda a população atualmente, é razoável considerá-los para comunidades com baixa exposição ao fluoreto, com alta prevalência e gravidade de cárie dentária, sem fluoretação de água ou ainda onde o teor de fluoreto na água esteja inferior ao recomendado, portanto, como método relacionado à estratégia populacional, quando a comunidade em questão tem alta prevalência de cárie dentária. Em comunidades que recebem água de abastecimento público fluoretada adequada, com baixa prevalência de cárie, esse método deve ser recomendado somente à condição de alto risco e acompanhado por cirurgião-dentista, portanto, agregando uma estratégia de alto risco à estratégia populacional.

### A estratégia de alto risco

A estratégia de alto risco tem foco na população localizada na extremidade direita da curva de risco com o objetivo de deslocá-la para a esquerda, destacando-se da trajetória da curva normal e, assim, transformando este grupo em uma melhor condição de risco à cárie e tornando-o mais próximo à mé-

---

*FDI Commission. Mouthrinses and dental caries. Int Dent J. 2002;52(5):337-45.

**CPOS refere-se ao índice que soma superfícies (S) dentárias com cárie sem tratamento, perdida e restaurada em um indivíduo. Quando se soma o valor CPOS de um grupo e se divide pelo número de pessoas, tem-se a média CPOS. Observe que é a mesma lógica de cálculo para o índice CPOD tendo por base o dente (D).

**TABELA 1** Classificação de risco individual para cárie dentária proposta pela Secretaria Estadual de Saúde de São Paulo.[17]

| Risco* | Código | Critério Individual | Conduta |
|---|---|---|---|
| Baixo | A | Sem história de cárie; somente dentes hígidos | Promoção/Educação |
| Moderado | B | Presença de dente restaurado | Promoção/Educação (Fluoreto tópico) |
| | C | Presença de lesão de cárie crônica e/ou presença de restauração provisória | |
| | D | Presença de mancha branca ativa | |
| Alto | E | Presença de lesão de cárie em sulcos, fóssulas e cicatrículas, sem comprometimento pulpar evidente | Promoção/Educação/ART** (Fluoreto tópico; Selante) |
| | F | Presença de lesão de cárie de face proximal, ângulos da borda incisal e terço cervical, sem comprometimento pulpar evidente | Promoção/Educação/TRC*** (Fluoreto tópico; Selante) |
| | G | Suspeita de comprometimento pulpar ou periapical: pulpite, fístula, polpa exposta, abcesso, foco residual e dor | Promoção/Educação/TRC***/Urgência (Fluoreto tópico; Selante) |

*A presença de biofilme visível classifica o indivíduo de baixo ou moderado para o alto risco; **Tratamento Restaurador Atraumático; *** Tratamento Restaurador Convencional.

dia da população **(Figura 2B)**. Observe que essa estratégia é apropriada ao indivíduo na condição de alto risco e necessita de um rastreamento para identificar esses indivíduos, mas sem intervenção realizada ao restante da população e, portanto, é possível que novos casos de alto risco à cárie dentária surjam.

Essa estratégia aplica-se quando a incidência média de uma doença é baixa na população, mas permanece um grupo com incidência alta, assim como ocorre com a cárie dentária em populações com o índice CPOD em torno de 3 e grupo polarizado com mais de 50% de livres de cárie (aos 12 anos). Apesar do benefício dessa estratégia, o nível individual tem custo elevado em saúde pública e torna a intervenção medicalizada, não interferindo diretamente nos determinantes sociais **(Figura 1)**, o que pode ter sucesso temporário e paliativo.[9] As pessoas alcançadas por essa estratégia continuam convivendo com os mesmos grupos, tornando muito difícil que ocorra uma mudança de comportamento sem que o seu cônjuge, familiares e amigos acompanhem as informações alçadas pelas atividades de educação em saúde.[20]

A estratégia de alto risco é indicada ao indivíduo e pode ser implementada pela Atenção Primária à Saúde nas Unidades Básicas de Saúde, mas principalmente pelas equipes de saúde bucal na Estratégia Saúde da Família (ESF). Em ambos os casos, há cirurgiões-dentistas trabalhando em consultório com agendamento, sendo possível estabelecer na rotina de trabalho a educação em saúde "de cadeira" apropriada a cada caso, sendo mais adequada quando ocorre na ESF pelo acompanhamento longitudinal da família por toda a equipe multidisciplinar.

O rastreamento dos casos de alto risco em saúde coletiva tem sido indicado por meio de classificações clínicas para que visualmente seja possível estabelecer o risco à cárie dentária em saúde coletiva. A classificação proposta pela Secretaria Estadual de Saúde de São Paulo* é um bom exemplo **(Tabela 1)**, pois é

---

*São Paulo. Secretaria de Estado da Saúde. Coordenadoria de Regiões de Saúde. Atenção Básica. Saúde Bucal. Diretrizes da Política Estadual de Saúde Bucal/SES-SP: Vol I – Reorganização da Saúde Bucal na Atenção Básica: Classificação de Risco e Organização da Demanda, [acesso 2020 jul 06]. Disponível em: http://www.saude.sp.gov.br.

possível utilizá-la para selecionar crianças escolares em programa coletivo, em consultório e organizar a demanda,[21] o que guarda relação com o conceito de determinação social do processo saúde-doença-cuidado. Por se tratar de uma classificação utilizada em saúde pública, esta avaliação de risco é mais simples, apresentando diferenças com o que foi abordado no Capítulo 5.

Diversos são os métodos de aplicação de fluoretos que podem ser utilizados para auxiliar o controle da cárie dentária em pacientes de alto risco e que podem estar à disposição do cirurgião-dentista no serviço público de saúde bucal, sendo, portanto, possível a utilização de géis, *mousses* e vernizes fluoretados, que deverão seguir as orientações de aplicação apresentadas no Capítulo 8. Os coordenadores de saúde bucal e os dentistas da equipe de saúde bucal trabalham sob gestão participativa em saúde pública, o que lhes confere autonomia na escolha dos materiais de consumo odontológico, dentre os quais os produtos fluoretados. Os mais utilizados no atendimento clínico público são o fluoreto em gel para aplicação em moldeiras e o verniz fluoretado.

## A estratégia combinada

A estratégia combinada reúne os benefícios da estratégia populacional (água e dentifrício fluoretados), que é capaz de diminuir o risco de cárie dentária de toda população, exemplificado na **Figura 2C** pela movimentação para a esquerda do gráfico de toda curva populacional, com o benefício da estratégia de alto-risco (aplicação profissional do fluoreto), que faz o movimento na mesma direção para os casos de alto-risco, mas que sozinha não tem o mesmo alcance longitudinal por não prover uma abordagem estrutural interferindo nos determinantes sociais. Essa estratégia parece ser a mais indicada para a maioria das localidades brasileiras, em razão do declínio na prevalência de cárie observado nas últimas décadas, ou seja, com menor gravidade e alta polarização epidemiológica da cárie dentária. O Brasil é um país continental com desigualdades importantes; portanto, deve-se observar o quadro epidemiológico local para que se obtenha a maior precisão na indicação e, por consequência, os melhores resultados.

## Programas populacionais para controle da cárie

Os programas populacionais para controle da cárie dentária podem ser implementados para qualquer grupo etário. O público-alvo pode ser adultos funcionários de empresas, idosos nos diversos grupos que os unem, muitos deles relacionados às atividades de atenção primária à saúde (ESF-SUS), e outros relacionados à assistência social dos municípios. Entretanto, o grupo-alvo mais comum é composto por crianças e adolescentes escolares do ensino público ou privado.

O primeiro passo para estabelecer um programa populacional para controle da cárie dentária em pré-escolares e escolares é saber se há fluoretação da água de abastecimento público na cidade, se o teor de fluoreto está dentro do padrão recomendado e sendo acompanhado por um programa de heterocontrole.

O segundo passo é planejar o aspecto epidemiológico, começando por um levantamento para se conhecer a prevalência e a gravidade da cárie dentária na população alvo no início do programa e a cada ano subsequente; para tanto pode ser utilizado o índice CPOD (ver Capítulo 2). É importante incluir um indicador de risco individual para auxiliar nesses planejamento e monitoramento. Caso a população escolar, por exemplo, apresente até 30% de crianças livres de cárie, aconselha-se utilizar a estratégia populacional e na medida em que esse percentual aumenta (isto é, tem-se uma maior porcentagem de indivíduos sem lesões cariosas), essa estratégia pode ser combinada com a de alto risco, até que a estratégia combinada seja estabelecida, quando 70% das crianças forem livres de cárie e o CPOD médio for em torno de 1,0 aos 12 anos de idade.

No início do Programa Nacional de Saúde Bucal Brasil Sorridente (2004) houve distribuição de escovas e dentifrícios fluoretados, mas atualmente essa distribuição tem sido relegada ao interesse local das prefeituras, não sendo, portanto, uma ação nacional. A escovação com dentifrício fluoretado deve ser implementada com a técnica direta na qual o cirurgião-dentista ou um auxiliar treinado realiza a escovação para a criança em frente ao espelho. À medida em que há aumento do treino psicomotor e da idade, é possível estabelecer como rotina a técnica indireta, com acompanhamento da criança sem que se pegue na escova dela. Dessa forma uma rotina diária de escovação supervisionada pode ser estabelecida, no início como forma de ensino e treinamento, e depois como rotina escolar após o intervalo, por exemplo. Periodicamente, deve-se utilizar um corante de biofilme para que a criança acompanhe a qualidade de sua própria escovação em frente a um espelho, sendo inclusive possível registrar a presença e quantidade de biofilme corado a cada sessão coletiva, promovendo assim o acompanhamento individual e epidemiológico do biofilme na comunidade escolar, além de ser possível acompanhar também a condição gengival pelo controle mecânico do biofilme que a escovação proporciona.

Para complementar a estratégia populacional, é possível utilizar o bochecho com solução fluoretada a 0,2% de fluoreto de sódio, uma vez por semana,[19] mas nesse caso somente quando a população como um todo apresentar alta incidência de cárie dentária (CPOD > 3 aos 12 anos de idade). Para a estratégia combinada, esses bochechos coletivos devem ser realizados somente pelo grupo classificado como de alto risco. Há diversos outros métodos preventivos já citados que podem ser implementados ao grupo de alto-risco individualmente. Esses métodos, por serem tópicos, podem ser utilizados em conjunto, mas em tempos clínicos distintos, no entanto, aconselha-se a eleição de um método de aplicação tópica, para que haja maior controle do programa e menor risco de fluorose dentária.

O cirurgião-dentista que propõe um programa populacional escolar deve incluir as ações de educação em saúde bucal para todo o grupo, com ênfase ao grupo de alto risco, mantendo o padrão da estratégia combinada, e assim poder promover saúde vislumbrando os determinantes sociais da cárie dentária e de outras condições de saúde em uma comunidade específica. Além disso, deve incluir a assistência por meio de prática clínica adequada a cada caso. Na **Figura 5** é possível observar um resumo da organização e indicação de cada estratégia apresentada.

As políticas públicas devem ser baseadas em evidência científica, portanto, a prescrição de métodos para controle da cárie dentária em saúde pública pela estratégia populacional, de alto risco e combinada deve sempre estar baseada em evidência científica e sustentada por três requisitos: o parâmetro epidemiológico, por meio de indicadores populacionais (ver Capítulo 2) e de risco; a eficácia dos métodos preventivos, atualmente mais confiável em revisões sistemáticas e metanálises publicadas em revistas de seletiva política editorial (ver Capítulo 8); e nos recursos físicos, humanos e materiais disponíveis. Esses três parâmetros juntos podem induzir a construção de uma agenda de saúde bucal para uma comunidade, auxiliar no monitoramento e avaliação de programas, e assim aprimorar as tomadas de decisão para uma comunidade.

## MÉTODOS PARA CONTROLE DA CÁRIE EM NÍVEL INDIVIDUAL

### Diagnóstico e avaliação do risco

O diagnóstico e a avaliação de risco são considerações de vital importância para o entendimento e controle bem-sucedidos da cárie dentária, tanto no nível individual quanto populacional. No entanto, em nível individual é mais fácil realizar o diagnóstico e avaliação clínica completos. Deve-se enfatizar que, para prevenir e controlar a cárie dentária, tanto a saúde pública quanto as interven-

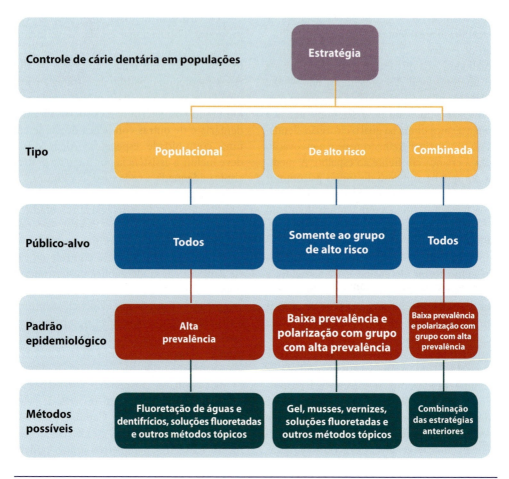

FIGURA 5 Resumo da organização e indicação de métodos preventivos por meio das estratégias populacional, de alto risco e combinada.

Fonte: Acervo dos autores.

ções em nível individual (privado) precisam ser otimizadas e alinhadas.

A Federação Internacional de Odontologia (FDI) analisou os sistemas de classificação de risco à cárie disponíveis e considera atualmente o Sistema Internacional de Classificação e Gerenciamento da Cárie (ICCMS™) como uma estrutura unificadora para ilustrar os pontos-chave da doença. Outras avaliações de risco disponíveis com maior nível de evidência são o Cariograma e o Gerenciamento de Cárie por Avaliação de Risco (CAMBRA). Uma abordagem detalhada desses instrumentos e como eles podem ser utilizados na predição do desenvolvimento da doença, bem como no controle e avaliação da doença quando já instalada, pode ser estudada no Capítulo 5.

### Abordagem clínica

O exame clínico é realizado com objetivo de encontrar lesões de cárie presentes e avaliar sua gravidade, atividade e os fatores de risco. Em algumas situações, o exame visual-tátil deve ser acompanhado de exames complementares, para melhor entendimento da progressão e gravidade das lesões cariosas (ver Capítulos 3 e 4). As avaliações ainda podem incluir mensuração do fluxo salivar (em casos onde há relato de baixo fluxo salivar com ou sem sintomas), assim como em alguns países, a capacidade tampão e a presença de S. *mutans* são também avaliadas. Embora esses últimos testes possam aumentar a motivação do paciente para implementar estratégias preventivas, o conhecimento dos fatores envolvidos no desenvolvimento da doença e principalmente do papel predominante do açúcar tornam esses testes clinicamente pouco relevantes.[22]

A visualização da lesão cariosa é o fator mais evidente de que a doença está presente, mas muitos pacientes ainda não têm lesões visíveis clinicamente e se faz necessário estabelecer alguns parâmetros para avaliar a presença de fatores etiológicos da doença, almejando aplicar estratégias preventivas mais eficazes. Dentre estes parâmetros, serão discutidos aqui o biofilme dentário e inflamação gengival (sangramento).

O biofilme dentário visível deve ser avaliado clinicamente, pois ajuda na detecção da atividade de cárie. No entanto, apenas o profissional é capaz de detectar biofilme visível, sendo o uso de corantes um importante auxiliar, para que o paciente ou seus responsáveis também o visualizem. Pode-se utilizar a fucsina básica a 2% ou verde de malaquita e a extensão de biofilme pode ser classificada, por exemplo, pelo índice de Greene e Vermilion simplificado. O índice considera os mesmos dentes e as superfícies do índice de sangramento de Loe.[23] Os escores são: 0 = sem biofilme; 1 = até 1/3 da superfície com biofilme; 2 = entre 1/3 e 2/3 da superfície com biofilme; 3 = mais de 2/3 da superfície com biofilme. O escore é calculado da mesma maneira do índice de Loe,[23] em que os escores de todas as superfícies avaliadas devem ser somados e em seguida divididos por 6 para se obter a média. Esse escore é então expresso em um valor numérico que pode ser interpretado de forma qualitativa: índice de higiene bucal bom = 0,0-1,0; regular = 1,1-2,0; ruim 2,1-3,0.

Além da detecção da atividade de cárie pelo clínico, bem como a predição do risco à cárie do indivíduo de acordo com o escore encontrado, estudos clínicos mostraram efetividade da evidenciação do biofilme dentário antes da escovação, no aumento da eficácia da escovação posterior realizada por pais/responsáveis de crianças na primeira infância ou na efetividade da profilaxia posterior realizada pelo profissional. Um dos estudos foi realizado com 20 mães e seus filhos (de 6 a 36 meses), membros de um programa preventivo. Os resultados mostraram que para superfícies lisas e oclusais houve diminuição significativa dos índices de biofilme quando comparado ao grupo em que não foi realizada a evidenciação prévia.[24]

Dessa forma, o uso de corantes e a visualização do biofilme dentário pelo paciente podem ser estratégias interessantes para facilitar e incentivar a remoção do biofilme diariamente pela escovação eficaz, que só é alcançada com educação e motivação do paciente e/ou dos pais/responsáveis (no caso das crianças). Estratégias, como a evidenciação prévia do biofilme dentário, fornecem subsídios ao profissional para que este ensine e transfira a responsabilidade do cuidado com a higiene bucal aos pais/crianças, os quais devem ser treinados para cuidar da própria saúde bucal, levando em consideração a idade do paciente infantil e, a partir de que momento, este adquire coordenação para realizar a escovação dentária sozinho.

A localização de sangramento gengival devido à sondagem suave também é apontada como mais um indicador da atividade da lesão.[25] O índice de sangramento de Löe[23] deve ser realizado com o auxílio da sonda periodontal. A sonda deve ser utilizada na região da gengiva marginal das superfícies vestibulares/linguais de 6 dentes decíduos/permanentes: 55/16 (vestibular); 81/41 (vestibular); 75/36 (lingual) e 85/46 (lingual). Os escores desses índices são: 0 = sem sangramento, 1 = presença de rubor sem sangramento à sondagem; 2 = presença de sangramento à sondagem; 3 = sangramento espontâneo no uso de jato de ar. Os escores devem ser somados e em seguida divididos por 6 para se obter a média, que é o escore final do índice de sangramento. Esse escore é então expresso em um valor numérico que pode ser interpretado de forma qualitativa: 0 = sem gengivite; 0,1-1 = gengivite leve; 1,1-2 = gengivite moderada; 2,1-3 = gengivite severa. Os índices podem ser anotados para serem comparados em uma avaliação de retorno, após instrução e orientação/motivação do paciente.

### Orientação de higiene bucal

Considerando a presença do biofilme dentário e o sangramento como parâmetros importantes, universalmente, dentistas, associações odontológicas e órgãos governamentais recomendam escovação diária regular, visando ao controle do biofilme para a prevenção da cárie dentária e gengivite/doença periodontal. Existe uma relação positiva entre a deficiência na higiene bucal e a prevalência de cárie dentária.[26] Desde a década de 1970, estudos mostram que a suspensão dos procedimentos de controle mecânico do biofilme dentário por um período de 23 dias, associada à frequente exposição aos açúcares, acarretou no aparecimento de manchas brancas opacas e esbranquiçadas no esmalte dentário.

Escovar os dentes é o meio mecânico mais amplamente aceito de controle do biofilme dentário devido à sua eficácia, conveniência e baixo custo.[26] Além disso, o uso de dentifrícios fluoretados é a forma mais amplamente difundida de administração tópica de fluoretos no mundo.[7,27] Os dentifrícios fluoretados têm sido considerados como os principais responsáveis pelo declínio da cárie dentária no último século[6,28] (ver Capítulo 8).

No entanto, existe pouca evidência científica em relação aos melhores métodos de escovação existentes.[29] Em um ensaio clínico randomizado realizado por Janakiram et al.,[29] os autores compararam as técnicas de Fones e de Bass Modificada em relação à escovação sem uma técnica específica, usada normalmente por estudantes de 18 a 30 anos de uma Faculdade de Odontologia e observaram uma redução significativa na quantidade de biofilme dentário ao final do estudo, independente da técnica utilizada. Em crianças, também existe pouca evidência em relação à melhor técnica, no entanto, uma técnica simples e que não requer muita habilidade é a técnica de Fones.[30] Nessa técnica, primeiramente são realizados movimentos no sentido anteroposterior nas superfícies oclusais dos molares, em seguida movimentos circulares nas superfícies vestibulares e palatinas/linguais dos dentes posteriores e, por fim, movimentos de vaivém nas superfícies vestibulares e palatinas/linguais dos incisivos.

Uma vez que os primeiros molares permanentes de algumas crianças podem estar em fase de erupção, durante esse período, os responsáveis e as crianças devem ser orientados a utilizarem uma técnica de escovação transversal designada para esses dentes em complementação à técnica de Fones.[31] Para tal, a escova é posicionada no sentido vestíbulo-lingual com as cerdas voltadas para a superfície oclusal e são realizados pequenos movimentos rotatórios. É recomendado aos responsáveis escovarem os dentes das crianças com essa técnica duas vezes ao dia, uma após o café da manhã e outra antes de dormir.

Em relação à frequência de escovação, segundo a orientação da Associação Americana de Odontologia,[32] os responsáveis devem escovar os dentes do bebê com dentifrício fluoretado a partir da irrupção do primeiro dente decíduo e a Academia Americana de Odontopediatria recomenda o uso de dentifrício fluoretado, duas vezes ao dia, para todas as crianças e adolescentes, sendo a mesma recomendação válida para o adulto. É necessário enfatizar que as crianças não podem cuidar de sua própria saúde bucal durante uma parte significativa de sua infância, sendo inteiramente dependentes de adultos para sua dieta e escovação. Além disso, hábitos de higiene e dieta começam na infância, perdurando para resto da vida. Por isso, mudanças de comportamento, tanto dos pais quanto da criança, já em uma idade precoce, são extremamente importantes.[1]

É função do profissional obter informações dos paciente ou pais/responsáveis, no caso de crianças, sobre o que eles já sabem sobre higiene bucal e por que a realizam. Deve-se questionar se eles conseguem identificar a importância da escovação duas vezes ao dia com dentifrício fluoretado; além disso, deve-se orientar que a criança cuspa o excesso ao invés de enxaguar com água e que não se alimente por 30 minutos após a escovação, ou até o dia seguinte (no caso da última escovação do dia). É interessante pedir aos pacientes ou responsáveis que demonstrem a técnica de escovação utilizada, para possíveis correções/adaptações à técnica. Alterar as crenças e o comportamento inadequado dos pacientes ou pais/responsáveis em relação aos cuidados com a saúde bucal é um passo fundamental e, sem dúvida, o passo mais importante no gerenciamento da saúde bucal de adultos e crianças, particularmente no incentivo ao cumprimento das orientações sobre higiene bucal e dieta.[1]

No caso da 1ª infância, considerando a presença de outras fontes de fluoreto, além do dentifrício, às quais as crianças estão expostas (alimentos, bebidas etc.) e o potencial risco de desenvolvimento da fluorose na idade crítica de formação dos dentes permanentes, a *American Dental Association-ADA* recomenda[32] o uso supervisionado do dentifrício e dá orientações no que tange à concentração de fluoreto (variando de 550 a 1.100 ppm F) e à quantidade dentifrício ("sujeira" até grão de ervilha ou técnica transversal) dispensada na escova de acordo com a idade (mais detalhes sobre isso ver Capítulo 8).[7,33]

Segundo a ADA,[32] a fluorterapia para crianças pré-escolares deve incluir uma avaliação da atividade e risco à cárie. Para a avaliação do risco à cárie dentária é necessário levar em consideração os itens já abordados pelo sistema ICCMS™ como experiência prévia de cárie, fatores de risco ao desenvolvimento de lesões futuras, história familiar e condição socioeconômica. Além disso, deve-se avaliar, junto aos pais da criança, a quais outras fontes de fluoreto essa criança está exposta (bebidas, alimentos, suplementos, aplicações tópicas), elaborando um plano individual de acordo com as características de cada indivíduo, o que é perfeitamente possível em atendimento particular.

No consultório, onde se tem uma avaliação mais individualizada e detalhada do paciente e familiares assim como o controle periódico, temos uma maior liberdade de indicarmos diferentes tipos de dentifrícios com base em uma avaliação mais segura do risco e a possibilidade de acompanhamento, sempre demonstrando aos pais as opções disponíveis no mercado e base de evidência, para que eles escolham juntamente com o profissional a melhor opção para os seus filhos.[7,16]

A escovação dentária permite a remoção do biofilme das superfícies lisas livres e também das superfícies oclusais. Entretanto, a escova é incapaz em remover o biofilme das regiões interproximais, sendo necessário o uso de escovas interdentais caso existam espaços interdentais largos, ou de fios/fitas dentais.

Em relação às evidências científicas que suportam a relação entre o uso do fio dental e o risco de desenvolvimento de cárie na superfície proximal, duas revisões sistemáticas foram inconclusivas, afirmando a necessidade de mais estudos clínicos de qualidade para que se comprove efetivamente essa relação.[34,35] Na revisão sistemática de Oliveira *et al.*,[35] cujo objetivo foi avaliar se o uso do fio dental está associado a uma redução na incidência de cárie proximal na dentição decídua, vários estudos compilados mostraram baixa qualidade dos dados devido a limitações ou falhas na coleta e, portanto, não foi possível realizar uma metanálise para quantificar esse efeito. Essa revisão reporta que existe apenas um estudo na literatura atual com metodologia adequada que mostrou a associação entre o uso do fio dental e a redução das lesões de cárie interproximais na dentição decídua.

Apesar da falta de estudos clínicos bem conduzidos, dado o conceito moderno de saúde bucal como parte integrante da saúde sistêmica, o uso do fio dental nunca deve ser desencorajado. Sabe-se que a aquisição de hábitos saudáveis traz benefícios à saúde, como prevenção da cárie, halitose, gengivite e, consequentemente, periodontite e doenças cardiovasculares.

### Avaliação do consumo de açúcar e orientação de dieta

A redução do consumo de açúcar parece ser uma importante medida preventiva para reduzir o risco à cárie dentária. A nova diretriz da Organização Mundial da Saúde (OMS) defende reduzir o consumo de açúcar abaixo de 10% da ingestão de energia diária de calorias ou mesmo abaixo de 5%.[36] Açúcares livres são definidos como todos os monossacarídeos e dissacarídeos adicionados aos alimentos pelo fabricante ou consumidor e açúcares naturalmente presentes no mel, xaropes, sucos e concentrados de suco de frutas. Supondo uma ingestão diária de energia de 2.000 kcal, 10% é igual a 50 g de açúcar por dia e 5% equivale a 25 g por dia. Açúcares adicionados constituem aproximadamente 80 a 90% dessa ingestão de energia a partir de açúcares livres. Contribuintes significativos, com aproximadamente 80% de participação, são as bebidas não alcoólicas (bebidas açucaradas e sucos de frutas), doces, balas e laticínios (com exceção do leite).[37]

Diversos estudos mostram uma baixa correlação entre a diminuição do consumo de açúcar e a prevalência de cárie quando o fluoreto é utilizado, indicando que o uso adequado de dentifrício fluoretado tem um grande efeito preventivo que contrabalanceia o efeito do açúcar. A observação desse efeito, entretanto, não é uma justificativa para não considerar a redução da ingestão de açúcar como uma medida preventiva importante.[37] Um sinal da importância da eficácia do fluoreto é o fato de que o dramático declínio na prevalência de cárie dentária que ocorreu nos últimos trinta anos, na maioria dos países industrializados ocidentais, não pode ser atribuído à redução da disponibilidade de açúcares, visto que o consumo de açúcar permaneceu praticamente inalterado nesse período.[6,37]

Em relação à frequência do consumo de açúcar, Feldens et al.[38] estudaram a relação entre regimes alimentares no primeiro ano de vida e a ocorrência de cárie precoce na infância aos 4 anos de idade em uma população de baixo poder socioeconômico. Um total de 340 crianças foram examinadas. O modelo de análise estatística do estudo apresentou maior risco de cárie precoce na infância para as seguintes práticas alimentares aos 12 meses: frequência diária de amamentação de 3-6 ou $\geq$ 7 vezes; número de refeições e lanches de 7-8 ou > 8 vezes por dia; ingestão de sucos de frutas artificiais/refrigerantes nessa faixa etária; alimentos açucarados de alta densidade (> 50% de carboidratos simples na unidade de alimento); e o uso de mamadeira contendo líquidos alternativos ao leite. Os resultados desse estudo indicam que o aumento da frequência de alimentos açucarados levou ao aumento do risco à cárie dentária na população estudada. Por isso é tão importante orientar os pais/responsáveis por bebês que evitem a amamentação noturna (especialmente após a irrupção dentária) e que não ofertem aos seus filhos, antes dos 12 meses de idade, doces, sucos de frutas adoçados (deem preferência à fruta *in natura* que ajuda na mastigação e contém fibras) e refrigerantes (que idealmente nunca deveriam ser ofertados).

Ao considerar a questão da quantidade *versus* frequência, os resultados do estudo de Vipeholm ainda são relevantes. O açúcar consumido durante as refeições principais não aumenta o risco à cárie dentária, enquanto a adição de lanches açucarados entre as refeições leva a um aumento significativo do risco. Isso quer dizer que a frequência parece ser mais importante que a quantidade de açúcar ingerido, quando se analisa apenas a cárie dentária e não condições sistêmicas (como obesidade e diabetes melito).

Essa informação pode ser usada para orientar os pais/responsáveis a realizarem o consumo racional do açúcar, lançando mão de estratégias de ofertar o açúcar em frequência reduzida às crianças.[37]

Apesar de existir uma classificação de teor de açúcares livres pelos fabricantes, indicando se os produtos (alimentos) apresentam alto teor de açúcares (> 29 g por 100 g), médio a alto teor de açúcares (17 a 29 g por 100 g), baixo a médio teor de açúcares (5-17 g por 100 g) e baixo teor de açúcares (0-5 g por 100 g), alguns estudos mostram que a curva de pH do biofilme dentário, após desafios com sacarose em concentrações crescentes, leva a uma produção máxima de ácido alcançada com concentrações iguais ou superiores a 10% de sacarose, o equivalente a 10 g por 100 g.[37] Isso indica que as diferenças de cariogenicidade entre produtos nas três categorias superiores da lista de "saúde" dos fabricantes não podem ser discernidas, enquanto os produtos da categoria mais baixa podem ou não ser cariogênicos. Além disso, a cariogenicidade relativa de um alimento não está correlacionada apenas com a quantidade de carboidratos que ele contém, mas também aos tipos de açúcares presentes. Portanto, é difícil estimar a concentração cariogênica mínima de açúcares nos alimentos, uma vez que esse limiar pode variar de acordo com diversos fatores, como o tipo de açúcar presente[37] e frequência de ingestão, como relatado anteriormente.

Dessa forma, é importante reduzir a frequência de ingestão diária de sacarose (que é considerada, dentre os tipos de açúcares, o mais cariogênico, compõe o açúcar de mesa e é adicionado aos alimentos industrialmente) assim como de amido presente no pão, bolacha, macarrão, entre outros alimentos (que quando associado à sacarose, pode potencializar o efeito cariogênico). Para tal, diferentes técnicas auxiliares importantes no estabelecimento do aconselhamento dietético podem ser utilizadas. Uma delas é um recordatório de 24 horas ou então um registro/diário alimentar de 3 dias.[39] O recordatório tem vantagens por ser mais objetivo, uma vez que os alimentos consumidos no dia anterior são fáceis de serem lembrados e relatados, e os pacientes ou responsáveis não precisam levar um formulário para casa para ser preenchido durante a semana, pois muitas vezes não o preenchem de maneira correta ou esquecem de levá-lo para a consulta.

O recordatório de 24 horas pode ser preenchido pelo dentista, assinalando o período em que o paciente ingeriu os alimentos descritos no questionário. Esse questionário contém uma lista de alimentos/bebidas cariogênicas, como sucos industrializados, refrigerantes, guloseimas ou mesmo bebidas onde é adicionado açúcar pelo consumidor. Caso o paciente tenha ingerido algum dos alimentos/bebidas, o dentista deverá marcar os períodos no dia que os alimentos foram ingeridos, a fim de se calcular a frequência de ingestão de açúcar durante o dia.[39]

No caso do paciente infantil, é importante reconhecer que a dieta sofre influência do núcleo familiar e por isso o profissional tem a difícil tarefa de orientar e motivar não apenas a criança, mas também os pais para uma mudança de hábitos alimentares, após a avaliação do recordatório alimentar. A orientação da dieta deve levar em consideração principalmente o conteúdo dos lanches entre as refeições principais e a média de consumo de açúcar em forma de sacarose/amido. De acordo com alguns estudos, se o consumo de açúcar não for superior a seis vezes ao dia, o uso de dentifrício fluoretado regularmente (pelo menos duas vezes ao dia) pode controlar a desmineralização do esmalte.[37] Quando o dentista atua no consultório privado, o controle da dieta pode ser mais intenso assim como a participação dos familiares mais fortalecida, devido às melhores condições socioeconômicas e culturais encontradas.

## Detecção de lesões de cárie e atuação clínica conservadora

Quando a lesão cariosa não está presente, é mais desafiador ao clínico interpretar as informações referentes à presença de biofilme, sangramento e dieta, para o estabelecimento da presença ou não da doença. De qualquer maneira, indivíduo com grande acúmulo de biofilme dentário, sangramento gengival e que tenha ingestão frequente do açúcar comum (mais de seis vezes de acordo com o descrito acima), especialmente entre as refeições, pode ser considerado com a doença, mesmo que os sinais clínicos ainda não estejam evidentes.

No consultório, a profilaxia profissional permite remover o biofilme dentário e identificar, quando existentes, as lesões no estágio inicial e no estágio intermediário, as quais são mais bem detectadas em dentes secos e limpos. A profilaxia pode ser usada ainda como estratégia de retorno periódico do paciente ao consultório, quando o dentista tem a oportunidade de reforçar as orientações sobre higiene bucal e dieta e motivar o paciente para ser protagonista da sua saúde bucal.

Realiza-se a profilaxia com pedra pomes ou pasta profilática e taça de borracha ou escova Robinson, para posteriormente conduzir um exame clínico minucioso pelo ICDAS (*International Caries Detection and Assessmet System*). O ICDAS avalia a gravidade da lesão de cárie, definindo a presença ou não de cavidades, estimando a profundidade das lesões e de forma complementar avalia a atividade da lesão de cárie (ver Capítulo 3).

Para avaliação da atividade da lesão de cárie, várias características clínicas são utilizadas: a localização da lesão (se é uma área de estagnação de biofilme); a cor da lesão (esbranquiçada *versus* acastanhada); sensação tátil (áspera ou suave) quando a sonda OMS é passada sobre as lesões, seja a lesão fosca ou brilhante, cavitada ou não cavitada; e, finalmente, se a lesão está localizada ao longo da linha gengival e se a gengiva sangra após a sondagem. Uma abordagem mais detalhada da avaliação tátil-visual pode ser acessada no Capítulo 3.

Quando lesões iniciais estão em estágios 1 e 2 do ICDAS, e se encontram ativas, o cirurgião-dentista pode optar por realizar aplicação de diferentes tipos de fluoreto e materiais,[40] conforme discutido nos Capítulos 8 e 9, de modo que a frequência de aplicação deva ser individualizada conforme necessidade de cada paciente. Se as lesões em estágios 1 e 2 estiverem inativas, a aplicação profissional de fluoreto pode ser um sobretratamento e, somente com o acompanhamento do paciente e com adequada higienização e controle da dieta, a lesão pode se manter inativa.

Em crianças em idade escolar, se o primeiro molar permanente estiver em processo eruptivo e a higiene bucal e racionalização do consumo de açúcar estiverem sendo negligenciados (ICDAS 0, 1 e 2), pode-se realizar o selamento das superfícies oclusais com cimento de ionômero de vidro dos quatro primeiros molares permanentes de forma preventiva, dificultando o acúmulo de biofilme dentário na região de fossas e fissuras e, consequentemente, o risco de desenvolvimento de lesões nessas superfícies.[41]

Uma revisão sistemática realizada em 2010, e atualizada no ano de 2016, teve como objetivo comparar a eficácia relativa de selantes de fossas e fissuras em comparação aos vernizes fluoretados, ou selante em conjunto com vernizes fluoretados em comparação aos vernizes fluoretados usados isoladamente na prevenção do desenvolvimento de lesões de cárie em região de fossas e fissuras de primeiros molares permanentes. Comparados ao verniz fluoretado, os selantes à base de resina tiveram um melhor desempenho na prevenção do desenvolvimento de lesões de cárie nos primeiros molares permanentes em um acompanhamento de dois anos. Quando foram comparados selantes à base de ionômero de vidro com vernizes fluoretados, os resultados mostraram incremento de lesão de cárie semelhante entre as duas intervenções, independentemente do tipo de material ionomérico utilizado (ionômero de vidro convencional ou modificado por resina). Em relação ao uso do selante em conjunto com verniz fluoretado *versus* verniz fluoretado sozinho, um estudo de boca dividida analisando 92 crianças, em dois anos de acompanhamento, encontrou uma diferença significativa a favor do selante à base de resina associado ao verniz fluoretado em comparação com o verniz fluoretado utilizado isoladamente. No entanto, os autores dessa revisão concluíram que são necessários mais estudos de boa qualidade e com desenhos semelhantes que possibilitem a realização de metanálises, para que se possa ter uma conclusão mais robusta sobre possíveis diferenças na eficácia da prevenção ou controle de lesões de cárie nas superfícies oclusais de molares permanentes.[42]

Em relação ao tratamento conservador das lesões de cárie já existentes (ICDAS 1 a 6), este assunto será detalhado nos Capítulos 9 e 10. É importante destacar que a aplicação de fluoreto somente atuará na lesão dentária e não na doença. Portanto, associada à aplicação de fluoreto ou selantes, o paciente deve ser motivado para adequada higienização e o consumo racional de açúcar conforme discutido neste capítulo.

Seguindo esse raciocínio, a detecção da lesão não significa presença da doença naquele momento. A doença estará presente se as lesões cariosas estiverem ativas e com fatores etiológicos detectados. Indivíduos com um bom controle do biofilme dentário e baixa ingestão de açúcar, e que apresentam lesões cariosas antigas e inativas, como cicatrizes da doença cárie, podem ser classificados como "sem a doença" naquele momento de avaliação, o que não os isenta de futuramente apresentarem a doença novamente. Dessa forma, visitas periódicas ao dentista são essenciais para garantir adequada saúde bucal não só no presente como no futuro.

## Avaliação do risco à cárie e intervalos de retorno

Como parte da atuação do dentista na prevenção e controle da doença, a avaliação do risco à cárie dentária deve ser sempre realizada, baseando-se na probabilidade da incidência de novas lesões durante um determinado período de tempo, ou na probabilidade de ocorrer alguma alteração no tamanho ou na atividade das lesões já presentes. Além disso, o risco deve ser sempre reavaliado, uma vez que muda com o tempo.[43]

Não há atualmente um único método capaz de avaliar com certeza absoluta o risco de ocorrência ou não da doença. Assim, ao avaliarmos o risco à cárie dentária, estamos realizando uma estimativa da probabilidade de um determinado grupo ter a doença ou desenvolver novas lesões de cárie em um período de tempo. Entretanto, há evidência de que, nas crianças em idade pré-escolar, os melhores modelos, incluindo informações socioeconômicas e sociodemográficas, experiência de cárie e fatores etiológicos resultaram em precisão moderada/boa, mas são menos precisos em escolares e adolescentes.[43]

Por outro lado, a experiência de cárie é a mais poderosa ferramenta em todas as faixas etárias, sendo o nível de precisão ainda maior nas crianças pré-escolares. Em nível individual, essa avaliação torna-se importante na elaboração de um plano de tratamento específico para a necessidade de cada paciente. Conhecendo os fatores que interferem na possibilidade de um indivíduo desenvolver lesão de cárie e a resposta ao tipo de tratamento proposto, fica mais fácil definir o intervalo de retornos. Nesse sentido, frente às evidências atuais e considerando o papel da experiência de cárie na predição de novas lesões de cárie e até mesmo da progressão das já existentes, esse deveria ser o fator preponderante na redução do tempo entre os intervalos de retorno do paciente.[43]

Existem alguns sistemas de avaliação de risco à cárie preconizados na literatura e propostos por associações e instituições acadêmicas; no entanto, a maioria dos instrumentos ainda apresenta validade limitada. O detalhamento da utilização destes instrumentos, bem como sobre todos os fatores de risco à cárie dentária, pode ser acessado no Capítulo 5.

O documento NICE (*National Institute for Clinical Excellence*) é recomendado como referência para estabelecer o intervalo de retorno. O NICE recomenda que o paciente pode ter um intervalo de retorno determinado a critério do profissional.[44] O intervalo mais longo entre as análises de saúde bucal para pacientes menores de 18 anos deve ser de 12 meses. Existem evidências de que a taxa de progressão da cárie dentária pode ser mais rápida em crianças e adolescentes do que em idosos, e parece ser mais rápida nos dentes decíduos do que nos dentes permanentes. A avaliação periódica do desenvolvimento da dentição também é necessária em crianças. Intervalos menores que 12 meses oferecem a oportunidade de fornecer e reforçar conselhos preventivos e de conscientizar a importância da boa saúde bucal. Isso é particularmente importante em crianças pré-escolares, para lançar as bases da saúde bucal ao longo da vida. O retorno é, portanto, essencial para que a quantidade de biofilme dentário e a presença de sangramento sejam detectados e comparados com consultas anteriores, para verificar a necessidade de instruir, treinar e motivar o paciente em relação à higiene bucal. No retorno, é possível verificar a presença de novas lesões cariosas ou a paralisação de lesões preexistentes assim como qualquer alteração na dieta, que poderá ser recordada na anamnese, possibilitando reforçar as instruções para o consumo racional do açúcar entre as refeições. É perfeitamente possível controlar os fatores etiológicos, utilizando estratégias individualizadas no consultório particular, as quais têm grande chance de sucesso na prevenção da cárie dentária, especialmente se o paciente e familiares forem protagonistas da sua saúde bucal.

O intervalo mais longo entre as análises de saúde bucal para pacientes com 18 anos ou mais deve ser de 24 meses. Pacientes que demonstrarem repetidamente que podem manter a saúde bucal e que não são enquadrados nas categorias de médio e alto risco à cárie podem ser estendidos ao longo do tempo, no entanto, intervalos superiores a 24 meses são indesejáveis, pois podem diminuir o relacionamento profissional entre dentista e paciente, além de possíveis mudanças que podem ocorrer no estilo de vida das pessoas nesse tempo.

Por razões práticas, o paciente deve receber instruções para intervalos de retorno de 3, 6, 9 ou 12 meses, se for menor de 18 anos ou 3, 6, 9, 12, 15, 18, 21 ou 24 meses caso tenha 18 anos ou mais. O dentista deve discutir o intervalo de retorno recomendado com o paciente e registrar esse intervalo, além da concordância ou discordância do paciente no cumprimento das consultas. O intervalo de retorno deve ser sempre revisto a cada consulta, sendo diminuído ou aumentado de acordo com as respostas do paciente aos cuidados bucais e os resultados de saúde alcançados. Os pacientes devem ser informados de que o intervalo de retorno recomendado pode variar ao longo do tempo.[44]

A **Figura 6** ilustra um fluxograma sobre a atuação do dentista em consultório particular no controle da doença cárie dentária.

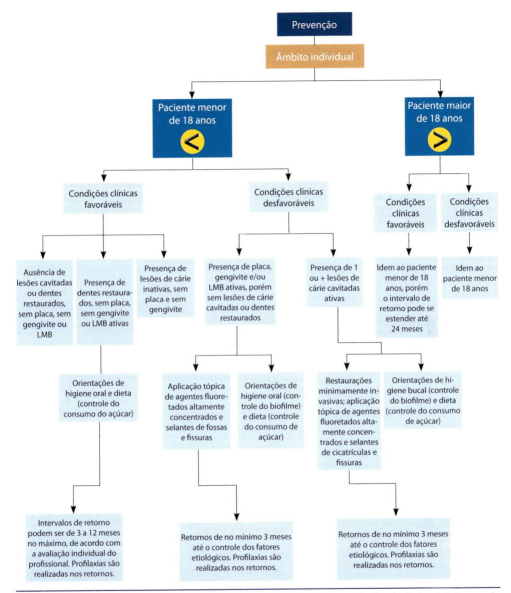

**FIGURA 6** Fluxograma de prevenção da cárie no atendimento individualizado (privado) de acordo com a idade e fatores de risco.

## CONSIDERAÇÕES FINAIS

Em resumo, a prevenção da doença cárie dentária bem como o controle da lesão cariosa (sinal clínico da doença) são universalmente semelhantes independentemente se envolvem programas coletivos (saúde pública) ou privados (consultório particular). O que realmente diferencia a atuação desses programas são as estratégicas lançadas e a capacidade de acompanhamento e controle da população como um todo ou do indivíduo dentro do seu contexto particular (núcleo familiar).

## REFERÊNCIAS BIBLIOGRÁFICAS

1. Innes NP, Manton DJ. Minimum intervention children's dentistry - the starting point for a lifetime of oral health. Br Dent J. 2017;223(3):205-13.
2. Glass RL. First international conference on the declining on the prevalence of dental caries. J Dent Res. 1982;61(Sp Iss):1304-83.
3. Lauris JRP, Bastos RD, Bastos JRD. Decline in dental caries among 12-year-old children in Brazil, 1980-2005. Int Dental. 2012;62(6):308-14.
4. Peres MA, Peres KG, Barbato PR, Höfelmann DA. Access to fluoridated water and adult dental caries: a natural experiment. J Dent Res. 2016;95(8):868-74.
5. Iheozor-Ejiofor Z, Worthington HV, Walsh T, O'Malley L, Clarkson JE, Macey R, et al. Water fluoridation for the prevention of dental caries. Cochrane Database Syst Rev. 2015(6):CD010856.
6. Bratthall D, Hansel-Petersson G, Sundberg H. Reasons for the caries decline: what do the experts believe? Eur J Oral Sci. 1996;104(4 (Pt 2)):416-22; discussion 23-5, 30-2.
7. Walsh T, Worthington HV, Glenny AM, Marinho VC, Jeroncic A. Fluoride toothpastes of different concentrations for preventing dental caries. Cochrane Database Syst Rev. 2019;3:CD007868.
8. Watt RG, Daly B, Allison P, Macpherson LMD, Venturelli R, Listl S, et al. Ending the neglect of global oral health: time for radical action. Lancet. 2019;394(10194):261-72.
9. Rose G. Sick individuals and sick populations. Int J Epidemiol. 1985;14(1):32-8.
10. Dean T, Arnold FA, Elvolve E. Domestic water and dental caries. Additional studies of the relation of fluoride domestic waters to dental caries experience in 4,425 white children aged 12-14 years in 13 cities in 4 states. Public Health Reports. 1942;57:1155-79.
11. Narvai PC. Cárie dentária e flúor: uma relação do século XX. Ciência & Saúde Coletiva. 2000;5(2):381-92.
12. Frazão P, Narvai PC. Cobertura e vigilância da fluoretação da água no Brasil: municípios com mais de 50 mil habitantes. São Paulo: Faculdade de Saúde Pública da USP; 2017. 202 p.
13. Mariño R, Zaror C. Economic evaluations in water-fluoridation: a scoping review. BMC Oral Health. 2020;20(1):115.
14. Moore D, Poynton M, Broadbent JM, Thomson WM. The costs and benefits of water fluoridation in NZ. BMC Oral Health. 2017;17(1):134.
15. Burt BA. Fluoridation and social equity. J Public Health Dent. 2002;62(4):195-200.
16. Buzalaf MAR. Review of fluoride intake and appropriateness of current guidelines. Adv Dent Res. 2018;29(2):157-66.
17. Bastos RD, Olympio KPK, Bijella VT, Buzalaf MAR, Bastos JRD. Trends in dental caries prevalence in 12-year-old schoolchildren between 1976 and 2001 in Bauru, Brazil. Public Health. 2005;119(4):269-75.
18. Buzalaf MA, Moraes CM, Olympio KP, Pessan JP, Grizzo LT, Silva TL, et al. Seven years of external control of fluoride levels in the public water supply in Bauru, São Paulo, Brazil. J Appl Oral Sci. 2013;21(1):92-8.
19. Marinho VC, Chong LY, Worthington HV, Walsh T. Fluoride mouthrinses for preventing dental caries in children and adolescents. Cochrane Database Syst Rev. 2016;7:CD002284.
20. Baelum V, Watt RG. Preventive strategies: concepts and principles of health promotion. In: Sheiham A, Moysés S, Watt RG, Bönecker M, editors. Promoting the oral health of children: theory & practice. 2. ed. ed. São Paulo: Quintessense Editora; 2014.
21. Peres J, Mendes KLC, Wada RS, Sousa MDLR. Relationship between risk classifications used to organize the demand for oral health in a small city of São Paulo, Brazil. Ciencia Saude Colet. 2017;22(6):1905-11.
22. Lagerweij M, van Loveren C. Chapter 7: Sugar and Dental Caries. Monogr Oral Sci. 2020;28:68-76.
23. Löe H. The gingival index, the plaque index and the retention index systems. J Periodontol. 1967;38(6):Suppl:610-6.
24. Cardoso CAB, Santos NM, Fracasso MLC, Provenzano MGA, Oliveira TM, Rios D. Dental plaque disclosure as an auxiliary method for infants? Oral hygiene. Eur Arch Paed Dent. 2018;19(3):139-45.
25. Hujoel PP, Lingström P. Nutrition, dental caries and periodontal disease: a narrative review. J Clin Periodontol. 2017;44(Suppl 18):S79-S84.
26. Tinanoff N. Individuals who brush their teeth infrequently may be at greater risk for new carious lesions. J Evid Based Dent Pract. 2017;17(1):51-2.
27. Rølla G, Ogaard B, Cruz ReA. Clinical effect and mechanism of cariostatic action of fluoride-containing toothpastes: a review. Int Dent J. 1991;41(3):171-4.
28. Carvalho JC, Schiffner U. Dental caries in european adults and senior citizens 1996-2016: ORCA Saturday Afternoon Symposium in Greifswald, Germany - Part II. Caries Res. 2019;53(3):242-52.
29. Janakiram C, Varghese N, Venkitachalam R, Joseph J, Vineetha K. Comparison of modified Bass, Fones and normal tooth brushing technique for the efficacy of plaque control in young adults - A randomized clinical trial. J Clin Exp Dent. 2020;12(2):e123-e9.
30. Wainwright J, Sheiham A. An analysis of methods of toothbrushing recommended by dental associations, toothpaste and toothbrush companies and in dental texts. Br Dent J. 2014;217(3):E5.
31. Maltz M, Barbachan e Silva B, Carvalho DQ, Volkweis A. Results after two years of non-operative treatment of occlusal surface in children with high caries prevalence. Braz Dent J. 2003;14(1):48-54.
32. Affairs ADACoS. Fluoride toothpaste use for young children. J Am Dent Assoc. 2014;145(2):190-1.
33. Vilhena FV, Silva HM, Peres SH, Caldana Mde L, Buzalaf MA. The drop technique: a method to con-

33. [...] trol the amount of fluoride dentifrice used by young children. Oral Health Prev Dent. 2008;6(1):61-5.
34. Hujoel PP, Cunha-Cruz J, Banting DW, Loesche WJ. Dental flossing and interproximal caries: a systematic review. J Dent Res. 2006;85(4):298-305.
35. de Oliveira KMH, Nemezio MA, Romualdo PC, da Silva RAB, de Paula E Silva FWG, Küchler EC. Dental flossing and proximal caries in the primary dentition: a systematic review. Oral Health Prev Dent. 2017;15(5):427-34.
36. Guideline: Sugars Intake for Adults and Children. 2015.
37. van Loveren C. Sugar restriction for caries prevention: amount and frequency. which is more important? Caries Res. 2019;53(2):168-75.
38. Feldens CA, Giugliani ER, Vigo Á, Vítolo MR. Early feeding practices and severe early childhood caries in four-year-old children from southern Brazil: a birth cohort study. Caries Res. 2010;44(5):445-52.
39. Crowe M, O'Sullivan M, McNulty BA, Cassetti O, O'Sullivan A. Data mapping from food diaries to augment the amount and frequency of foods measured using short food questionnaires. Front Nutr. 2018;5:82.
40. Lenzi TL, Montagner AF, Soares FZ, de Oliveira Rocha R. Are topical fluorides effective for treating incipient carious lesions? A systematic review and meta-analysis. J Am Dent Assoc. 2016;147(2):84-91.e1.
41. Wright JT, Tampi MP, Graham L, Estrich C, Crall JJ, Fontana M, et al. Sealants for preventing and arresting pit-and-fissure occlusal caries in primary and permanent molars: A systematic review of randomized controlled trials-a report of the American Dental Association and the American Academy of Pediatric Dentistry. J Am Dent Assoc. 2016;147(8):631-45.e18.
42. Ahovuo-Saloranta A, Forss H, Hiiri A, Nordblad A, Mäkelä M. Pit and fissure sealants versus fluoride varnishes for preventing dental decay in the permanent teeth of children and adolescents. Cochrane Database Syst Rev. 2016(1):CD003067.
43. Caries-risk assessment and management for infants, children, and adolescents. Pediatr Dent. 2018;40(6):205-12.
44. Davies KJ, Drage NA. Adherence to NICE guidelines on recall intervals and the FGDP(UK) Selection Criteria for Dental Radiography. Prim Dent J. 2013;2(1):50-6.

# Uso racional do fluoreto para controle da lesão de cárie

8

Marília Afonso Rabelo Buzalaf | Alberto Carlos Botazzo Delbem | Juliano Pelim Pessan

## INTRODUÇÃO

Desde os clássicos estudos epidemiológicos de Dean et al., na primeira metade do século passado, o fluoreto (F) vem sendo amplamente utilizado, com sucesso, para o controle da cárie dentária.[1,2] Entretanto, sua ingestão excessiva, tanto de forma crônica quanto de forma aguda, pode ser tóxica para o organismo. Esses estudos iniciais demonstraram que deveria haver um nível ótimo de exposição a este íon, de forma a proporcionar o máximo de proteção contra a cárie dentária, com um mínimo risco de ocasionar a fluorose dentária, a qual é principal efeito colateral da exposição crônica a níveis excessivos de F.[3]

O conceito de uso racional do F está relacionado ao máximo aproveitamento dos benefícios deste íon para controlar a cárie dentária, com um mínimo risco de desenvolver a fluorose dentária. Com isso em mente, de que forma pode-se fazer uma utilização racional do F, tanto em abordagens individuais quanto em abordagens coletivas? A resposta a essa pergunta reside no conhecimento do mecanismo de ação do F para controlar a cárie dentária, do seu efeito no desenvolvimento da fluorose dentária, bem como das janelas de susceptibilidade para a ocorrência tanto da cárie quanto da fluorose dentária. Essa ocorre quando há ingestão excessiva de F ao longo do tempo durante a formação do esmalte, o que, para a dentição permanente (com exceção dos terceiros molares), ocorre nos primeiros 6-8 anos de vida.[4] A cárie, por sua vez, não apresenta janela específica de susceptibilidade, podendo ocorrer durante toda a vida do indivíduo. Assim, ações para reduzir a fluorose dentária devem ser direcionadas ao *controle da ingestão de F na infância*, enquanto a exposição ao F deve ser *mantida durante toda a vida* para o controle da cárie dentária.[3]

Até a década de 1980, acreditava-se que o F protegeria contra a cárie dentária por uma ação "sistêmica", após ser absorvido pelo trato gastrointestinal e incorporado aos cristais de apatita dos dentes em formação. Esse conceito implicava que era necessário ingerir o F para que se tivesse proteção contra a cárie dentária,[5] ou seja, a fluorose dentária não poderia ser evitada na tentativa de se controlar a cárie dentária. Entretanto, nas décadas de 1980 e 1990 ocorreu uma verdadeira mudança de paradigma em relação ao entendimento dos mecanismos de ação do F no controle da cárie.[6] Essa mudança foi guiada por estudos mostrando que a quantidade de F que poderia ser incorporada aos cristais de apatita (após sua ingestão e absorção) não era suficiente para causar uma proteção da apatita significativa contra sua dissolução.[7] Ao mesmo tempo, observou-se que a presença de baixos níveis de F nos fluidos orais que circundavam o esmalte era efetiva para reduzir a desmineralização. Estabeleceu-se então o conceito de que o F interfere na dinâmica da formação da lesão de cárie principalmente quando está constantemente presente, ainda que em baixas concentrações, nas fases fluidas do ambiente oral, tendo, portanto, uma ação eminentemente "tópica".[8-12]

Essa ação local ocorre pela redução da desmineralização, quando o F presente na solução que circunda os cristais de apatita se adsorve fortemente à superfície dos mesmos, protegendo-os contra a dissolução, mas também pela aceleração da remineralização, quando o íon se adsorve à superfície dos cristais e atrai $Ca^{+2}$, formando uma nova apatita contendo F, que será mais resistente a futuros ataques ácidos. De particular importância no controle da cárie dentária é a formação dos reservatórios de fluoreto de cálcio ($CaF_2$), que se depositam na superfície do esmalte preferencialmente quando são aplicados produtos com alta concentração de F e baixo pH. Essa camada de $CaF_2$ funciona como um verdadeiro reservatório de íons $Ca^{+2}$ e $F^-$, que são liberados em episódios de queda de pH, inibindo a desmineralização e acelerando a remineralização[13] **(Figura 1)**.

Dessa maneira, para o controle da cárie é necessário um suprimento constante de baixos níveis de F nas fases fluidas do ambiente bucal (ação "tópica"), enquanto o F incorporado na estrutura do cristal durante a formação do esmalte (ação "sistêmica") tem um efeito mínimo.[13] Esse conceito não invalida os métodos "sistêmicos" de utilização do F, como é o caso da água fluoretada, reconhecidamente

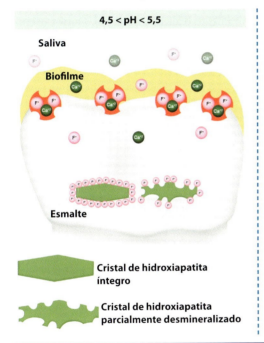
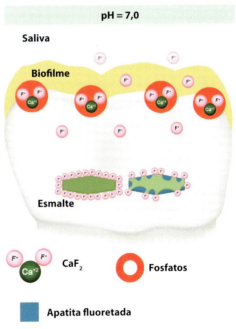

FIGURA 1 Mecanismo de ação do fluoreto no controle da cárie dentária. Mediante um desafio cariogênico (esquerda), os íons fosfato que envolvem a camada de $CaF_2$ recobrindo o esmalte deixam de estabilizar o $CaF_2$, que se dissolve, liberando tanto o cálcio quanto o fluoreto. Este então se adsorve aos cristais de hidroxiapatita, que, quando totalmente recobertos pelo fluoreto, têm sua superfície comportando-se como a fluorapatita e não se dissolvem pelos ácidos bacterianos, ou seja, a desmineralização é inibida. Entretanto, quando os cristais de hidroxiapatita estão parcialmente recobertos por fluoreto, as regiões descobertas são dissolvidas (desmineralização). Após o desafio cariogênico (direita), o pH gradualmente retorna aos níveis basais pela ação dos tampões salivares e os fosfatos voltam a estabilizar o $CaF_2$. Quando o pH estiver acima de 5,5, a remineralização ocorre naturalmente, pois o meio fica supersaturado em relação ao mineral dentário. Na presença de níveis baixos de fluoreto, os fluidos se tornam supersaturados em relação à fluorhidroxiapatita, o que leva à precipitação de apatita fluoretada sobre os cristais parcialmente desmineralizados. Esse novo mineral formado, rico em fluoreto, é mais resistente aos desafios ácidos futuros.

Fonte: Ilustração modificada de ten Cate & Buzalaf.[13]

eficaz para redução na prevalência de cárie,[14,15] conforme será descrito abaixo. Entretanto, o F presente na água tem primariamente uma ação local em dois momentos distintos, sendo o primeiro durante a ingestão propriamente dita (contato da água fluoretada com o ambiente bucal), e o segundo, quando retorna à cavidade bucal após sua ingestão (via saliva).[5] Dessa maneira, considerando que a ingestão do F não é essencial para controlar a cárie dentária, pode-se aproveitar ao máximo seus efeitos benéficos e, ao mesmo tempo, reduzir a prevalência e a severidade da fluorose dentária, desde que as abordagens envolvendo a utilização do íon priorizem o seu aumento constante e em baixos níveis nas fases fluidas orais, minimizando a sua ingestão.

Esse entendimento do mecanismo de ação do F no controle da cárie levou a uma mudança inclusive na classificação dos métodos de utilização desse íon. Enquanto anteriormente as fontes de F eram divididas em "sistêmicas" (quando havia ingestão) e "tópicas" (quando o F não era ingerido, mas agia localmente quando em contato com os dentes), hoje os métodos de utilização do F são classificados de acordo com o seu modo de aplicação, sendo divididos em:

a) **métodos comunitários/coletivos:** são aqueles de alcance populacional. Exemplos incluem água, leite e sal fluoretados;
b) **métodos de aplicação profissional:** são aplicados pelo profissional a intervalos de tempo regulares (em função da idade, risco e atividade de cárie do paciente), apresentando altas concentrações de F em sua formulação. Como exemplo, citamos vernizes, géis, espumas, solução de diamino fluoreto de prata, materiais restauradores que liberam F e dispositivos de liberação lenta de F;
c) **métodos para autoaplicação:** são os veículos utilizados em casa pelo paciente, frequentemente apresentando concentração mais reduzida que os produtos de aplicação profissional, devendo ser utilizados a alta frequência para assegurar a efetividade do método. Exemplos incluem dentifrícios, soluções para bochecho, comprimidos, pastilhas e gomas de mascar.

É importante ressaltar que um mesmo veículo pode se enquadrar em mais de uma modalidade de aplicação. Um exemplo clássico é o uso de géis fluoretados, os quais são tradicionalmente aplicados pelo profissional em consultório, mas também podem ser utilizados em programas escolares (ou seja, coletivos), embora essa prática não seja comumente realizada no Brasil. Outros exemplos são apresentados na **Figura 2**.

O presente capítulo aborda cada um desses métodos, apresentando suas indicações, vantagens, desvantagens, bem como o real benefício na redução da prevalência da cárie dentária. Em relação a esse último aspecto, lançaremos mão de dados obtidos a partir de revisões sistemáticas de literatura (seguidas ou não de metanálises) sempre que disponíveis, uma vez que essas compilam as evidências científicas mais robustas para auxiliar na tomada de decisões clínicas.

## MÉTODOS COMUNITÁRIOS
### Água fluoretada

A fluoretação da água de abastecimento público é reconhecida como uma das 10 melhores medidas de saúde pública no mundo do século passado.[16] Ainda que atualmente diversos produtos contendo F sejam utilizados, a fluoretação da água é ainda a medida mais abrangente e custo-efetiva de utilização do F, já que o benefício econômico excede o custo da intervenção. Estima-se que a fluoretação da água de abastecimento leve a uma redução na prevalência de cárie da ordem de 26 a 35%,[15] com um custo de US$ 0,11 a 4,92 por pessoa/ano e um benefício de US$ 5,49 a 93,19 por pessoa/ano, dependendo do tamanho da comunidade.[17] É importante ressaltar que essa porcentagem é subestimada pois, conside-

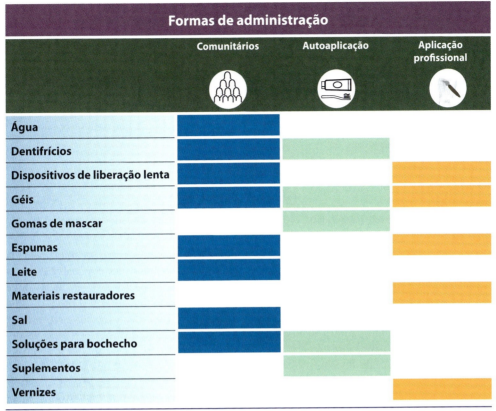

FIGURA 2  Métodos de uso de fluoretos e sua classificação de acordo com a forma de administração.

Fonte: Acervo dos autores

rando que a água fluoretada seja consumida durante toda a vida, o potencial preventivo cumulativo é, provavelmente, muito maior.

Nos últimos anos, algumas revisões sistemáticas relatando a eficácia para o controle da cárie e a segurança da fluoretação da água foram disponibilizadas. Dentre elas destacam-se a de McDonagh e *et al.*, publicada em 2000[14] e a da Colaboração Cochrane, publicada em 2015[15] (Tabela 1). O número de estudos inclusos na revisão de McDonagh e *et al.* foi 214, enquanto a revisão da Cochrane usou critérios de inclusão mais rígidos, incluindo apenas 107 estudos. Ambas as revisões mostraram que a fluoretação da água resulta em uma diferença na proporção de crianças livres de cárie da ordem de 15%. A redução no CPOD de acordo com a revisão de McDonagh e *et al.* foi de 2,25, tendo sido mais baixa na revisão da Cochrane (1,81 para a dentição decídua e 1,18 para a dentição permanente).

O único efeito colateral conhecido advindo do consumo de água otimamente fluoretada é a fluorose dentária[14] que se manifesta, em geral, em graus mais suaves, não afeta a qualidade de vida e não é considerada um problema de saúde pública. Na verdade, as pessoas, em especial os jovens, tendem a reagir positivamente à fluorose dentária de baixa severidade, devido à aparência mais esbranquiçada dos dentes, muito procurada na atualidade.[18,19] Por outro lado, estima-se que 12% das pessoas expostas a água contendo 0,7 a 1 ppm F possam ter fluorose dentária de preocupação estética. Essa porcentagem aumenta para 40 a 48% quando se consideram todos os graus de fluorose dentária,

**TABELA 1** Revisões sistemáticas sobre a eficácia e a segurança da fluoretação da água

| Desfechos | Mc Donagh et al.[14] | Revisão Cochrane[15] |
|---|---|---|
| Número de estudos incluídos | 214 | 107 |
| Diferença na proporção de crianças livres de cárie | 14,6% | 15%: decídua<br>14%: permanente |
| Redução no ceod/CPOD* | 2,25 | 1,81: ceod<br>1,18: CPOD |
| Fluorose dentária de preocupação estética | 1,0 ppm: 12,5 % | 0,7 ppm: 12% |
| Fluorose dentária em todos os graus de acometimento | 1,0 ppm: 48% | 0,7 ppm: 40% |

*CPOD: índice de dentes permanentes cariados, perdidos e obturados (restaurados); ceod: índice de dentes decíduos cariados, extraídos e obturados (restaurados).

sendo, portanto, bem maiores que aquelas reportadas por Dean na década de 40, quando se relatava que cerca de 10% das crianças em áreas otimamente fluoretadas (cerca de 1 ppm) teriam fluorose suave ou muito suave nos dentes permanentes, contra menos que 1% em áreas com baixos teores de F.[1] O aumento na prevalência de fluorose nos estudos mais recentes em todo o mundo indica que as crianças estão ingerindo F de outras fontes que não a água. Nas décadas de 1980 e 1990, este aumento coincidiu com a introdução de vários outros veículos de fluoretação. Na verdade, uma revisão que compilou os resultados de ingestão de F a partir de várias fontes indicou que a maioria da ingestão, em crianças pequenas, vem do uso (e ingestão) de dentifrício fluoretado.[20] Ressalta-se ainda que a água contribui com uma pequena porção da ingestão diária de F e seu maior impacto na prevalência de fluorose é indireto, quando a mesma é utilizada, por exemplo, na reconstituição de fórmulas infantis e no processamento de outros alimentos e bebidas consumidos por crianças.[21]

A fim de minimizar o impacto da fluoretação na água na fluorose dentária, algumas medidas devem ser tomadas. Uma delas é o monitoramento externo da fluoretação da água por um avaliador independente, conhecido como heterocontrole. Essa medida tem tido sucesso em melhorar a consistência da fluoretação[22] e idealmente deveria ser implementada em todas as comunidades nas quais há fluoretação artificial, especialmente naquelas onde se têm detectado flutuações nos níveis de F na água.[23] Outra importante medida é reconstituir as fórmulas infantis de bebês e crianças pequenas com água contendo menos que 0,5 ppm F.[24] Uma metanálise mostrou que cada 1,0 ppm de aumento nos níveis de F na água de abastecimento está associado com 67% de aumento no risco de ocorrência de fluorose dentária associada com fórmulas infantis.[25] Uma alternativa seria a utilização de água engarrafada de baixa concentração de F para a reconstituição da fórmula.[26] Entretanto, nem sempre as informações presentes nos rótulos das águas engarrafadas são corretas em relação à concentração de F, podendo ser encontradas concentrações elevadas a despeito de serem relatadas baixas concentrações nos rótulos.[27] Deveria haver uma maior fiscalização por parte das autoridades competentes em relação a este aspecto.[24]

Diante do exposto, por um lado temos um importante problema de saúde pública, a cárie dentária, que corresponde à doença crônica mais prevalente em todo o mundo, afetando 2,4 bilhões de indivíduos e consumindo recursos consideráveis para o seu tratamento e o de suas sequelas.[28,29] Por outro, temos a fluoretação da água que é abrangente, custo-efetiva, com baixo risco de efeitos adversos, apresentando grande benefício no controle da cárie dentária. Assim, essa medida deve ser mantida em áreas onde já existe e estendida a áreas onde sua implementação é viável.

## Outros métodos comunitários

Em comunidades onde, por motivos técnicos ou legais, a fluoretação da água não pode ser implementada, uma alternativa é adicionar o F a alimentos, sendo os mais comuns o sal e o leite.[30] Uma das vantagens desses métodos em relação à fluoretação da água é que os mesmos permitem que os indivíduos escolham se irão consumir o produto fluoretado ou não, contrariamente à fluoretação da água de abastecimento.

As concentrações de F adicionadas ao sal e ao leite foram determinadas de forma a proporcionar um benefício similar àquele atingido com a fluoretação da água. Entretanto, há poucos estudos clínicos randomizados avaliando a eficácia da fluoretação do sal e do leite para o controle de cárie, e a qualidade dos estudos existentes é baixa.[30,31] Para o sal fluoretado, a qualidade dos estudos existentes até o momento nem permitiu a sua inclusão em revisões sistemáticas.[30] Em relação ao leite fluoretado, apesar do pequeno número e da baixa qualidade dos estudos, duas revisões sistemáticas indicam sua eficácia para o controle da cárie em dentes decíduos,[30,31] chegando a uma fração prevenida de 31%.[31] Para os dentes permanentes também houve redução de cárie, porém o tamanho do efeito foi pequeno devido ao baixo nível de doença no único estudo incluso na revisão sistemática.[31] Dessa maneira, são necessários mais estudos clínicos e de melhor qualidade, a fim de que as evidências para a utilização do sal e leite fluoretados para o controle da cárie possam ser mais sólidas.

## MÉTODOS DE APLICAÇÃO PROFISSIONAL

Conforme descrito anteriormente, os métodos de aplicação de fluoretos realizados pelo profissional incluem vernizes, géis, espumas, soluções, materiais restauradores que liberam F e dispositivos de liberação lenta de F. A alta concentração de F nesses produtos e/ou seu modo de aplicação inviabilizam a utilização doméstica dos mesmos. As modalidades mais utilizadas em consultório odontológico são géis, vernizes, espumas e solução de diamino fluoreto de prata, os quais serão detalhados a seguir.

Quanto aos dispositivos de liberação lenta, as evidências são mais escassas e conflitantes, conforme conclusão de uma revisão sistemática recente,[32] além de não estarem disponíveis para uso clínico. Com relação aos materiais restauradores, a utilização desses na prática clínica não visa ao *controle da doença cárie no indivíduo* (como os géis e vernizes, por exemplo), uma vez que os efeitos do F a partir desses são *localizados* às áreas tratadas e dentes adjacentes. Por essas razões, os dispositivos de liberação lenta e os materiais restauradores não serão abordados.

## Géis

Géis fluoretados são amplamente utilizados na prática clínica para o controle da cárie dentária, visto que sua aplicação se constitui em uma medida de baixo custo, fácil aplicação e relativa boa aceitação por parte do paciente. Géis são produtos viscosos, o que possibilita o tratamento de um arco inteiro ao mesmo tempo, quando aplicados utilizando moldeiras individuais **(Figura 3)**. Isso reduz tanto o tempo de aplicação, como risco de ingestão excessiva de F.[33] A penetração aumentada de géis entre os dentes pode ser conseguida usando produtos tixotrópicos (que fluem sob pressão).

Quando o uso de moldeiras não é possível (por questões logísticas ou considerando a idade e cooperação do paciente), pode-se aplicar o gel com cotonetes ou pincéis, com a ressalva de se tratar um hemiarco por vez (ao invés do arco inteiro), para permitir um adequado isolamento dos dentes e controle da ingestão do produto **(Figura 4)**. Além da aplicação dos géis em consultório, esses podem ser utilizados em programas preventi-

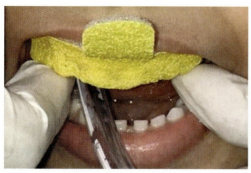 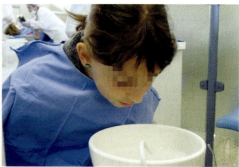

**FIGURA 3** Aplicação de gel utilizando moldeira, tratando um arco inteiro de uma vez (esquerda). Para reduzir a ingestão de fluoreto, dispositivos de sucção devem ser usados durante a aplicação (esquerda) e o paciente deve ser instruído a cuspir várias vezes após a aplicação (direita).

Fonte: Acervo dos autores.

vos em âmbito escolar, embora essa prática não seja comum no Brasil. Nesse caso, os géis podem ser aplicados tanto com moldeiras como utilizando uma escova de dentes.[34]

Uma revisão sistemática recente da Biblioteca Cochrane[34] incluindo dados de aproximadamente 8.500 crianças (25 estudos clínicos randomizados) concluiu que o efeito preventivo da utilização de géis foi de 28% para dentes permanentes (considerando-se o índice CPO-S). Para dentes decíduos, entretanto, apenas 3 estudos randomizados atenderam aos critérios de inclusão (dados de 1.254 crianças), com efeito preventivo de 20%. Além de lesões coronárias, o uso de géis também é efetivo para o controle de lesões de cárie radicular.[35]

O efeito dos géis é influenciado pela frequência com a qual são administrados e intensidade da aplicação (frequência × concentração de F no produto), com índices superiores para autoaplicação (o que poderia ser associado a uma maior frequência de uso). É importante destacar que estudos clínicos mais recentes relatam efeito moderado ou até mesmo ausência de efeito preventivo em populações com baixo risco à cárie ou que recebam outras medidas preventivas.[35] Dessa forma, a recomendação mais amplamente di-

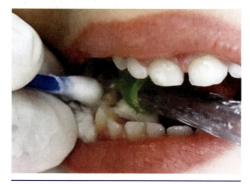 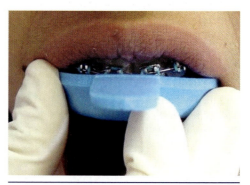

**FIGURA 4** Aplicação de gel fluoretado com pincel/cotonete, por hemiarco, quando o uso de moldeiras não é viável. Assim como para aplicação usando moldeiras, o uso de sugador de saliva é essencial.

Fonte: Acervo dos autores.

**FIGURA 5** Teste de moldeira para aplicação de gel ou espuma em paciente usuário de aparelho ortodôntico fixo. Trata-se de situação de risco à cárie em virtude do maior acúmulo de biofilme ao redor dos bráquetes.

Fonte: Acervo dos autores.

fundida é de aplicação dos géis de 2 a 4 vezes por ano para pacientes que apresentem alto risco e/ou atividade de cárie **(Figura 5)**.[34]

Devido à alta concentração de F em géis (tipicamente 9.000 e 12.300 ppm F, em géis neutros e acidulados, respectivamente), deve-se ter cuidado ao usar esses produtos para evitar efeitos colaterais. Geralmente, os géis são recomendados apenas para crianças maiores de 6 anos de idade, devendo o paciente permanecer sentado durante a aplicação e com a cabeça ligeiramente inclinada para frente. Além disso, dispositivos de sucção devem ser usados durante a aplicação **(Figura 3)** e o paciente deve ser instruído a cuspir várias vezes após a aplicação. Também é contraindicada a aplicação de gel fluoretado em pacientes em jejum, uma vez que o F ingerido é rapidamente absorvido.[36]

Tradicionalmente, tem sido recomendado um tempo de aplicação de 4 minutos para produtos neutros e contendo flúor fosfato acidulado (FFA), devendo o paciente se abster de comer ou beber por, pelo menos, 30 minutos após a aplicação. Entretanto, não existem diferenças significativas entre 1 e 4 minutos de aplicação quanto à formação de $CaF_2$ sobre o esmalte, pelo menos *in vitro*.[37] Além disso, a lavagem do esmalte ou a ingestão de água após a aplicação do gel não influencia seu efeito preventivo (formação de lesões de subsuperfície)[38] ou o seu potencial remineralizador *in situ*.[39]

Embora tais evidências não tenham sido obtidas a partir de estudos clínicos, os dados acima sugerem que essas variáveis (tempo de aplicação do gel, enxágue da boca ou ingestão de água após a aplicação) parecem ter pouca influência no efeito preventivo (proteção contra cárie) e terapêutico (remineralização de lesões ativas) dos géis. Assim, o tempo de aplicação de um minuto parece mais adequado na prática clínica. No entanto, estudos clínicos randomizados deveriam ser realizados para elucidar essas questões, uma vez que influenciam diretamente o tempo de atendimento, cooperação do paciente e possibilidade de ingestão do produto durante a aplicação.

Quanto à necessidade de profilaxia prévia, é consenso na literatura que esse passo não é estritamente necessário para assegurar a eficácia do produto,[40,41] Entretanto, é altamente recomendado considerando os benefícios dessa medida em um programa preventivo que visa não somente ao controle da cárie dentária, mas também de outras afecções bucais causadas por acúmulo de biofilme dentário.

### Espumas ou *mousses*

Espumas fluoretadas (também conhecidas como *mousses*) tornaram-se disponíveis em vários países mais recentemente, apresentando composição (concentração de F e pH) semelhante à do gel de FFA. Podem, portanto, ser consideradas como uma evolução dos géis para administração profissional ou autoaplicação supervisionada de F. Espumas devem ser aplicadas utilizando moldeiras de estoque descartáveis, sendo o paciente instruído a manter os dentes cerrados ("mordendo") durante 4 minutos, observando os mesmos cuidados para os géis (paciente com a cabeça inclinada para frente e utilizando sugador de saliva). O tempo de 1 minuto é também adotado, com base nas mesmas considerações feitas para géis (formação de $CaF_2$, maior controle de ingestão e maior cooperação do paciente)[39] **(Figura 6)**.

A maior diferença entre géis e espumas se relaciona à quantidade de produto utilizada durante a aplicação. Espumas são menos densas que géis por apresentarem grande quantidade de ar em sua formulação, de forma que a *quantidade utilizada* (em gramas) durante sua aplicação é de 4 a 5 vezes menor em comparação ao uso de géis, para se obter *volumes comparáveis* de produto na moldeira **(Figura 6)**. Essa característica tem impacto direto sobre a quantidade de F administrada e, consequentemente, sobre a possibilidade de deglutir o produto durante o uso. Espumas são, portanto, uma opção mais segura

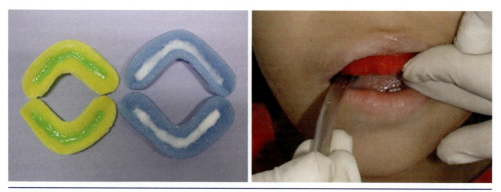

**FIGURA 6** Aplicação de espuma fluoretada utilizando moldeiras de cera. Espumas (moldeira azul) são menos densas que géis (moldeira amarela), possibilitando a redução da quantidade de produto utilizada. O uso de sugador de saliva é essencial para minimizar ingestão de fluoreto durante a aplicação.

Fonte: Acervo dos autores.

em comparação aos géis quanto a possíveis efeitos colaterais (toxicidade aguda).

Por se tratar de materiais disponíveis no mercado há menos tempo que os géis fluoretados, o número de estudos clínicos atestando a efetividade do uso de espumas é ainda reduzido. Uma metanálise recente identificou apenas 3 estudos elegíveis, com validade externa limitada, atestando efetividade de 24% na redução de lesões em dentes decíduos, 41% para faces livres de primeiros molares permanentes, e 76% para lesões de mancha branca ao redor de bráquetes ortodônticos.[35] Uma revisão posterior da Colaboração Cochrane também encontrou baixo nível de evidência acerca da efetividade clínica da aplicação de espumas de APF 1,23% (12.300 ppm F) sobre o desenvolvimento de lesões de mancha branca em pacientes sob tratamento ortodôntico.[42]

Apesar do baixo grau de evidência (devido ao reduzido número de estudos clínicos), especialistas acreditam que géis e espumas apresentam efetividade clínica semelhante quanto à prevenção e reversão de lesões cariosas em crianças e adolescentes. Assim, a decisão sobre o tipo de produto deverá considerar aspectos como custo, segurança e aceitabilidade por parte do paciente. De forma geral, géis apresentam custo reduzido e são facilmente encontrados, mas espumas são opções mais seguras e apresentam gama maior de agentes flavorizantes e aromatizantes, o que pode ter impacto na aceitabilidade pelo paciente.

## Vernizes

Vernizes fluoretados são produtos viscosos, contendo altas concentrações de F, sendo de uso exclusivo pelo profissional. Os vernizes mais amplamente disponíveis no mercado apresentam concentração de 22.600 ppm F (5% NaF ou 2,26% de íons F-) em uma base de resina natural (colofônia), embora formulações com outros sais fluoretados, concentrações de F (variando entre 1.000 e 56.300 ppm F), pH e tipos de resina utilizado também estejam disponíveis. Mais recentemente, vernizes contendo outros princípios ativos em associação ao F foram desenvolvidos, incluindo adição de CPP-ACP e fosfato tricálcico. Esses não serão abordados no presente capítulo por envolverem mecanismo de ação diferente daquele descrito para formulações tradicionais (contendo apenas F). A **Tabela 2** apresenta uma listagem de produtos comercialmente disponíveis, seus princípios ativos, concentração de F e coloração.

A principal vantagem dos vernizes se relaciona ao tempo de contato prolongado entre o F e as superfícies dos dentes, o que favorece tanto a absorção lenta deste íon pelos tecidos duros dentários (F fortemente

| TABELA 2 | Vernizes fluoretados disponíveis no mercado brasileiro, princípios ativos utilizados, concentração de fluoreto e coloração do produto.* |

| Verniz | Fabricante | Princípio ativo | Concentração total de fluoreto (ppm) | Coloração |
|---|---|---|---|---|
| Bifluorid 12 | Voco | 6% NaF + 6% CaF$_2$ | 56.300 | Transparente |
| Biophat | Biodinâmica | 6% NaF + 6% CaF$_2$ | 56.300 | Amarelado |
| Duofluorid XII | FGM | 6% NaF + 6% CaF$_2$ | 56.300 | Transparente |
| Duraphat | Colgate | 5% NaF | 22.600 | Amarelado |
| Enamelast | Ultradent | 5% NaF | 22.600 | Transparente |
| Fluor protector | Ivoclar Vivadent | 0,9% difluorsilano | 1.000 | Transparente |
| Fluorniz | SS White | 5% NaF | 22.600 | Amarelado |
| Profluoride | Voco | 5% NaF | 22.600 | Branco/transparente |

* Vernizes disponíveis apenas no exterior ou contendo princípios ativos adicionais à fonte de fluoreto não estão listados na tabela.

ligado), como a formação de reservatórios de CaF$_2$ (F fracamente ligado), o que ocorre pela liberação lenta do F da matriz do verniz para o ambiente bucal. Outro diferencial é a possibilidade de usar quantidades reduzidas do produto, o que minimiza o risco de ingestão excessiva de F durante e após a aplicação. Assim como para os géis, os vernizes devem ser aplicados 2 a 4 vezes/ano em pacientes de risco e atividade de cárie identificados, para se maximizar os benefícios dessa medida quanto à prevenção de novas lesões.[43] Quanto à remineralização de lesões de mancha branca ativa, protocolos variam de acordo com instruções do fabricante, mas geralmente envolvem quatro aplicações localizadas, a intervalos semanais.

As evidências da Colaboração Cochrane[43] indicam efeito substancial na redução da prevalência da cárie dentária tanto em dentes permanentes (redução de 43% no índice CPO-S) como em dentes decíduos (redução de 37% no índice ceo-s), considerando dados de 22 estudos clínicos randomizados (9.595 pacientes). Não foi verificada associação entre o efeito do verniz com realização de profilaxia prévia (embora seja recomendada pelas mesmas razões descritas para os géis e espumas), concentração de F no produto e frequência de aplicação. Com relação à prevenção do desenvolvimento de lesões em dentina, a aplicação semestral de verniz fluoretado (5% NaF) se mostrou igualmente efetiva em comparação ao uso de um selante de fóssulas e fissuras resinoso, de acordo com um estudo clínico randomizado recente.[44]

Apesar de ter maiores concentrações de F, os vernizes podem ser considerados como uma opção mais segura quando comparados aos géis, devido à pequena quantidade utilizada durante a aplicação sobre lesões de mancha branca, o que ocorre usualmente visando a um efeito terapêutico (ou seja, remineralização). No entanto, até mesmo para crianças recebendo aplicação de verniz em todos os dentes da boca (visando, portanto, a um efeito preventivo), os níveis de F na urina resultantes dessa aplicação são inferiores aos valores considerados como tóxicos,[45] confirmando a segurança dessa medida. Por essa razão, os vernizes são os únicos produtos indicados para crianças abaixo de 6 anos de idade e para aquelas com necessidades especiais, sendo também considerados como produto de escolha para crianças de 6 a 12 anos de idade.[46]

A aplicação dos vernizes deve ser realizada após profilaxia, sobre os dentes secos com jatos de ar, sob isolamento relativo **(Figura 7)**.

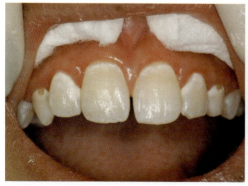 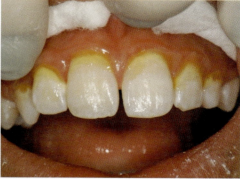

**FIGURA 7** Aspecto da lesão de mancha branca ativa (ICDAS 2) nos incisivos antes (esquerda) e após (direita) aplicação de verniz fluoretado. A pequena quantidade utilizada possibilita o uso em pacientes de todas as idades.

Fonte: Acervo dos autores.

Em seguida, remove-se o isolamento e solicita-se ao paciente que feche a boca. O produto endurece após contato com a saliva, formando uma fina película sobre a região. Para se potencializar o efeito do produto, usualmente recomenda-se que o paciente faça ingestão de alimentos de consistência mais mole e que não escove os dentes nas 12 horas seguintes à aplicação do verniz.

Ressalta-se, entretanto, que alguns produtos comerciais indicam que a liberação de F ocorra entre 2 e 8 h após a aplicação, de forma que as recomendações pós aplicação devam ser individualizadas de acordo as instruções de cada fabricante. Além do tempo de contato necessário entre verniz e superfície dentária, fatores como custo e coloração do produto também devem ser considerados. O aspecto amarelado de alguns vernizes pode interferir na cooperação de alguns pacientes, especialmente quando aplicados na região anterior **(Figura 7)**.

### Solução de diamino fluoreto de prata

Popularmente conhecido como "solução cariostática" ou simplesmente "cariostático", o diamino fluoreto de prata (DFP) é um líquido incolor, com pH alcalino, o qual associa as propriedades antimicrobianas do nitrato de prata aos efeitos do F sobre os processos de des/remineralização. Estudos sobre o DFP iniciaram há mais de 8 décadas, no Japão, com resultados promissores considerando seu baixo custo, simplicidade de aplicação e efetividade clínica. Essas características popularizaram a terapia com DFP em várias partes do mundo, mas o escurecimento da estrutura dentária decorrente de sua aplicação levou a uma gradual redução em seu uso.

Apesar dessa desvantagem estética (escurecimento), o DFP tem ganhado espaço novamente na prática clínica nos últimos anos, em virtude de seu maior diferencial entre os veículos fluoretados de uso profissional, que é a possibilidade de paralisar o desenvolvimento de lesões cavitadas em dentina. Essa característica, somada às demais vantagens citadas anteriormente, torna o DFP uma proposta interessante no tratamento de pacientes de pouca idade, não colaboradores e/ou atendidos em serviços de saúde com recursos financeiros limitados.[47]

O DFP é encontrado em concentrações variando entre 10 e 38%, e apresenta em sua composição hidróxido de amônia, nitrato de prata, hidróxido de cálcio, ácido fluorídrico e solvente. O DFP interage com componentes orgânicos e inorgânicos da estrutura dentária, além de bactérias e seus subprodutos, resultando em um mecanismo multifatorial. Em resumo, íons F e prata, em pH alcalino, atuam sinergicamente na paralisação de lesões em dentina, por meio de: (1) interação da prata com a parede celular e enzimas bacterianas, bem como com a hidroxiapatita, promovendo efeito antimicrobiano; (2) alcalinização do pH e inibição de catepsinas e da degradação de colágeno; (3) inibição de metaloproteinases de matriz (MMPs); e (4) endurecimento da estrutura dentária, por meio da deposição de fluorhidroxiapatita. Apesar de estudos apontarem a deposição de $CaF_2$ e fosfato de prata como possíveis fatores envolvidos no endurecimento da estrutura dentária, as baixas quantidades desses sais indicam que tal efeito é, provavelmente, de pequena magnitude.[48]

A técnica de aplicação é bastante simples, com pequenas variações entre protocolos, de acordo com diferentes formulações comerciais. Os passos envolvem: (1) limpeza ou profilaxia da cavidade; (2) proteção de tecidos moles com vaselina; (3) secagem da cavidade e aplicação do DFP por 1-4 minutos; (4) remoção dos excessos com gaze ou algodão; (5) lavagem da cavidade.[49] A proteção de tecidos moles (mucosa, lábios, gengiva e língua) com vaselina é essencial para evitar manchamento ou reações irritantes. É essencial discutir com o paciente e/ou seus responsáveis sobre o escurecimento da estrutura dentária, o qual inevitavelmente ocorrerá **(Figura 8)**.

Além da alta taxa de paralisação de lesões ativas em dentina (ou seja, efeito terapêutico), o DFP também é efetivo na redução do número de novas lesões (ou seja, efeito preventivo), atingindo níveis muito superiores quando comparados a outros veículos, incluindo vernizes fluoretados.[47] A frequência de aplicação mais comumente descrita na literatura é de 1 a 2 vezes ao ano, com melhores resultados com aplicação bianual.[50,51] No entanto, alguns protocolos clínicos tradicionalmente preconizam 3 a 4 aplicações com intervalo semanal como "tratamento de choque", com aplicações semestrais ou anuais para "terapia de manutenção". Soluções de DFP a 38% são as mais efetivas, de acordo com estudos clínicos.

## MÉTODOS PARA AUTOAPLICAÇÃO

Ao contrário dos produtos fluoretados de uso profissional (aplicados a altas concentrações e com menor frequência), os veículos disponíveis para autoaplicação apresentam como características principais o uso de concentrações mais reduzidas de F e a necessidade de alta frequência de exposição. Tais características estão em conformidade com o conhecimento atual sobre o mecanismo de ação do F no controle da cárie, o qual, como visto anteriormente, pressupõe a manutenção frequente de baixos níveis de F na cavidade bucal.[13]

As modalidades mais comumente utilizadas são soluções para bochecho, denti-

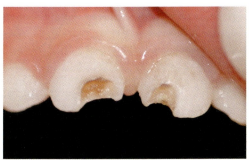
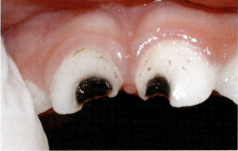

FIGURA 8  Aspecto clínico antes (esquerda) e após (direita) a aplicação de solução de diamino fluoreto de prata. O escurecimento da estrutura dentária deve ser discutido com o paciente (ou seu responsável) antes da aplicação.

Fonte: Acervo dos autores.

frícios fluoretados e suplementos, os quais serão apresentados e discutidos em detalhes a seguir. Esses veículos podem ser adotados tanto em nível individual (caseiro), como coletivo (escolas), cuja eficácia e segurança são atestadas por um grande número de estudos clínicos controlados e revisões sistemáticas da literatura.

Além desses veículos, géis e espumas fluoretados podem ser aplicados em programas escolares, sob supervisão profissional, utilizando moldeiras ou escovas. Apesar da elevada concentração de F nesses produtos, estes também podem se enquadrar como métodos de autoaplicação (caseiro) e métodos coletivos (em programas escolares) (Figura 2), apesar de ser prática pouco comum no Brasil. Para maiores detalhes acerca da efetividade e modo de aplicação, *vide* tópicos "géis" e "espumas e *mousses*" no presente capítulo.

### Soluções para bochecho

Estes produtos têm sido utilizados em odontologia há quase 7 décadas, tanto como método de autoaplicação caseiro como em programas preventivos coletivos. Apresentam, como principais vantagens, eficácia, simplicidade de uso e possibilidade de aplicação por um profissional que não seja cirurgião-dentista, o que apresenta grande impacto sobre o custo dessa medida.[36]

Soluções de NaF são as mais utilizadas, embora também existam formulações contendo outros compostos de F, incluindo $SnF_2$ e FFA. Normalmente, as soluções apresentam concentração de ~230 ppm F (0,05% NaF), para uso diário, e ~900 ppm de F (0,2% NaF), destinadas para uso semanal/quinzenal em programas comunitários. Concentrações inferiores (~100 ppm F ou 0,02% NaF) também podem ser encontradas para uso caseiro duas vezes ao dia.

O modo de aplicação é simples, essencialmente envolvendo a administração de 10 mL da solução, a ser bochechada por 1 minuto. A solução é, então, cuspida, não devendo o paciente enxaguar a boca com água posteriormente, a fim de se maximizar o efeito da medida sobre os níveis intrabucais de F. No caso de crianças, tanto em programas escolares como em uso caseiro, essas devem sempre ser supervisionadas por um adulto, a fim de minimizar a ingestão do produto. Nesse sentido, ressalta-se que soluções fluoretadas não devem ser indicadas para pacientes menores de seis anos de idade, devido à formação dos dentes permanentes e, consequentmente, risco de desenvolvimento de fluorose dentária.

A revisão atualizada da Colaboração Cochrane incluiu dados de 35 estudos clínicos randomizados (15.305 participantes) e atestou uma fração prevenida de 27% em relação ao índice CPO-S.[52] Ao contrário do que seria esperado, essa revisão não encontrou associação entre o efeito da medida e a frequência de exposição e concentração de F no produto, indicando que o modo de aplicação depende de preferências pessoais (quando usado em casa) e da disponibilidade de pessoal para supervisionar o uso da soluções (em programas escolares). Outra revisão sistemática recente enfatizou o potencial uso de soluções para bochecho tanto para o controle de cárie coronária, como de lesões radiculares, apesar da baixa qualidade de evidência dos estudos.[35] As revisões não encontraram dados disponíveis para dentes decíduos.

Com o advento dos dentifrícios fluoretados como medida de autoaplicação de fluoretos e consequente redução dos índices de cárie em diversas partes do mundo, as soluções fluoretadas tornaram-se gradativamente menos populares. Atualmente, são mais frequentemente prescritas para indivíduos considerados de alto risco à cárie, incluindo pacientes sob tratamento ortodôntico com aparelho fixo, situações de redução de fluxo salivar transitória ou permanente e para aqueles com lesões de cárie radicular. Nessas situações, recomenda-se que as soluções sejam utilizadas em horário diferente daqueles nos quais o paciente utiliza dentifrício fluoretado, com o objetivo de promover um maior número de elevações nas concentrações intrabucais de F durante o dia.

## Dentifrícios

Estratégias visando à remoção ou controle do biofilme acumulado sobre as superfícies dentárias são altamente efetivas no controle da cárie dentária, visto que a presença de biofilme dentário é condição essencial para o desenvolvimento de lesões cariosas. Entre as modalidades de aplicação de F, a escovação com dentifrício fluoretado é a única que combina a desorganização periódica do biofilme com a administração frequente de F ao ambiente bucal. Além do efeito sobre a cárie dentária, os dentifrícios possibilitam a incorporação de agentes com finalidade cosmética e/ou terapêutica (*e.g.*, controle da halitose e da formação de cálculo, efeitos sobre a formação de biofilme e remoção de manchas extrínsecas). Essas características contribuem muito para a popularidade dessa medida, a qual é utilizada por mais de 1,5 bilhão de pessoas no mundo inteiro.[53]

### Compostos fluoretados utilizados

Vários compostos de F podem ser utilizados, isoladamente ou em associação, sendo fluoreto de sódio (NaF), monofluorofosfato de sódio (MFP), fluoreto de amina (AmF) e fluoreto estanhoso ($SnF_2$) os mais comumente utilizados. Cada composto possui mecanismo de ação específico:

- **NaF e $SnF_2$:** são sais fluoretados inorgânicos altamente solúveis, conferindo liberação imediata de íons F ao meio bucal. O estanho liberado a partir do $SnF_2$ tem ação antibacteriana, mas pode causar manchamento da estrutura dentária. São incompatíveis com o carbonato de cálcio ($CaCO_3$, agente abrasivo);
- **AmF:** é um composto orgânico com ação anticárie (fluoreto) e antibacteriana (amina). É incompatível com $CaCO_3$;
- **MFP ($Na_2FPO_3$):** o fluoreto está covalentemente ligado ao íon fosfato e requer hidrólise enzimática (fosfatases presentes na saliva e no biofilme) para liberar os íons F. Embora essa liberação seja mais lenta em comparação aos compostos supracitados, a maior vantagem do MFP é a compatibilidade com o $CaCO_3$, permitindo formulações com menor custo.

Entre estes, a fonte de F mais frequentemente empregada é o NaF, havendo evidências de que sua eficácia clínica é ligeiramente superior à de formulações contendo MFP. No entanto, é geralmente aceito que dentifrícios contendo qualquer um dos compostos supracitados são efetivos no controle da cárie.

### Efetividade clínica e efeitos colaterais

A concentração mais usual de F nos dentifrícios varia entre 1.000 e 1.500 ppm, apesar de concentrações superiores e inferiores também estarem disponíveis no mercado, conforme veremos a seguir. Um número expressivo de estudos clínicos conduzidos desde a década de 1950 atesta a efetividade clínica dos dentifrícios no controle da cárie dentária. Apresentamos, abaixo, os resultados de revisões sistemáticas da Colaboração Cochrane, com ênfase na efetividade clínica, efeitos colaterais e concentração de F.

De forma geral, os dentifrícios fluoretados apresentam eficácia de 24% na prevenção de novas lesões de cárie (dados de 70 estudos, 42.300 pacientes).[54] É importante ressaltar que essa porcentagem é subestimada pela curta duração do acompanhamento dos pacientes (geralmente 1 a 3 anos). Considerando que dentifrícios são usados durante toda a vida, o potencial preventivo cumulativo é, provavelmente, muito maior.

Essa revisão também demonstrou que o efeito preventivo dos dentifrícios é influenciado pela concentração de F, havendo forte evidência a favor do uso de concentrações de 1.000 ppm F ou mais. Esses achados estão em concordância com o conhecimento atual sobre o mecanismo de ação do F, visto que a formação de $CaF_2$ é diretamente relacionada à concentração de F aplicada, conforme visto anteriormente. Tal observação poderia levar à conclusão de que dentifrícios com concentrações de F elevadas deveriam ser sempre preferidos em relação aos produtos convencionais (1.000-1.500 ppm F), o que não é verdadeiro, conforme discutido abaixo.

O uso de dentifrícios fluoretados em idade em que os dentes permanentes estão em formação está associado ao desenvolvimento de fluorose dentária nestes, especialmente para concentrações acima de 1.000 ppm F,[55] o que possivelmente está associado à ingestão de F durante a escovação. Quanto mais nova a criança, menos desenvolvidos são seus reflexos de deglutição e expectoração, de forma que a ingestão de dentifrício durante a escovação é inversamente relacionada à idade da criança e diretamente relacionada com a quantidade de produto colocada na escova.[56]

Consequentemente, a ingestão diária de F é grandemente influenciada pelo uso de dentifrício fluoretado em crianças na idade de risco para o desenvolvimento de fluorose dentária (abaixo de 7 anos de idade).[3] Em crianças na faixa de risco para fluorose nos incisivos permanentes (abaixo de 3 anos de idade), que são os dentes com maior acometimento estético, o dentifrício sozinho pode chegar a contribuir, em média, com 80% da ingestão total de F.[57] Nesse sentido, formulações especialmente desenvolvidas para crianças (com cor, sabor e embalagens diferenciados) merecem atenção especial, visto que podem estimular a deglutição em virtude de seu sabor mais agradável em comparação a produtos convencionais.[56] Além disso, embalagens de dentifrícios muito semelhantes, de um mesmo fabricante, frequentemente contêm concentrações variáveis de F, dificultando a escolha do melhor produto por parte dos pais/responsáveis pelas crianças.

### Influência da concentração de fluoreto

Apesar de o uso de dentifrícios fluoretados acarretar em graus leves/moderados de fluorose dentária, sem grande comprometimento estético e sem afetar a qualidade de vida do paciente, há uma preocupação crescente quanto à exposição sistêmica ao F a partir de múltiplas fontes, o que tem motivado o uso crescente de formulações com concentração reduzida de F por crianças na idade de risco para o desenvolvimento de fluorose dentária. Dados da revisão atualizada da Colaboração Cochrane endossam essa prática,[58] cujos achados principais são sumarizados na **Figura 9**.

Entretanto os dados da **Figura 9** devem ser interpretados com cautela, visto que o número de estudos avaliando formulações com concentrações reduzidas de F é muito menor que o de formulações convencionais, o que compromete o grau de certeza dessas evidências. Assim, a análise do risco e da atividade de cárie, bem como da expectativa em relação à prevenção da fluorose dentária, podem fornecer dados importantes na determinação da melhor terapia para o paciente.

Considerando as janelas de risco à cárie (durante toda a vida) e à fluorose (primeiros 6 a 8 anos de vida para a dentição permanente toda e primeiros 3 anos para os incisivos permanentes), dentifrícios contendo 550 ppm F podem ser recomendados para crianças menores de três anos de idade, desde que apresentem baixo risco e/ou atividade de cárie. Essa recomendação tem por base dados clínicos atestando equivalência entre dentifrícios contendo 550 ou 1.100 ppm F em crianças sem lesões ativas,[59,60] além de acarretar em menor ingestão de F durante a escovação. A recomendação acima é especialmente válida em âmbito individual, uma vez que possibilita a discussão de riscos e benefícios com os pais/responsáveis, além do monitoramento frequente do paciente, o que possibilita mudanças no protocolo em função de alterações no risco/atividade de cárie.

Para crianças menores de três anos cárie-ativas, entretanto, dentifrícios contendo 550 ppm F apresentam efeito anticárie inferior,[9,60] de forma que a recomendação de formulações contendo 1.000-1.100 ppm F é mais adequada. Apesar do maior risco de

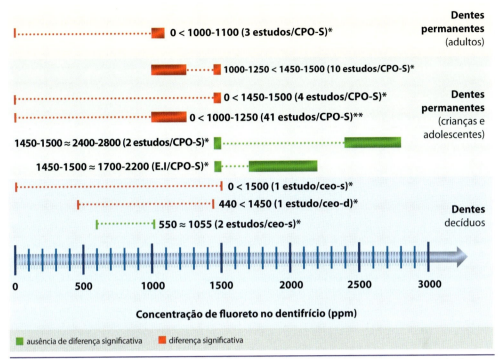

FIGURA 9 Principais comparações entre dentifrícios contendo diferentes concentrações de fluoreto na prevenção de lesões de cárie dentária em dentes decíduos e permanentes, a partir da revisão sistemática de Walsh et al.[58] Os dados apresentados incluem apenas as comparações com grau de evidência considerado como moderado (*) ou alto (**), excluindo-se as 17 comparações com grau de evidência considerado como baixo ou muito baixo. A cor verde indica ausência de diferença significativa; a cor vermelha indica diferença significativa. Informações entre parênteses indicam número de estudos incluídos em cada comparação e o índice de cárie empregado. E.I. = evidência indireta.

fluorose, cabe ressaltar que a experiência de cárie na dentição decídua tem impacto direto sobre o desenvolvimento de lesões em dentes permanentes,[61] de forma que o risco/atividade de cárie terão peso maior na decisão da concentração de F no dentifrício do que o risco de fluorose.

Para crianças acima de três anos, independentemente do risco e atividade de cárie, formulações contendo 1.000-1.100 ppm F devem ser recomendadas, por conferirem proteção adicional nos casos de lesões ativas, além do maior controle dos reflexos de deglutição/expectoração em comparação a crianças mais novas. Para indivíduos acima de seis anos (incluindo adultos), concentrações entre 1.000-1.500 ppm F podem ser recomendadas de rotina. Considerações quanto à quantidade de dentifrício a ser colocada na escova são apresentadas abaixo, visando a obter o máximo benefício com o menor risco.

Quanto a formulações contendo concentrações elevadas de F (acima de 1.500 ppm), essas devem ser prescritas apenas para pacientes de alto risco e/ou atividade de cárie transitória (como uso de aparelho ortodôntico fixo) ou permanente (com hipossalivação), desde que o paciente seja capaz de expectorar adequadamente o dentifrício após a escovação. Portanto, esses produtos estão contraindicados para crianças e pacientes com necessidades especiais. Há forte evidência de que dentifrícios contendo 5.000 ppm F são eficazes no controle de lesões de cárie radiculares, razão pela qual sua recomendação foi recentemente endossada pela Associação Dentária Americana.[51]

### TABELA 3 — Concentrações de fluoreto em dentifrícios indicadas de acordo com faixa etária, ingestão de dentifrício durante escovação, risco à fluorose e risco à cárie.

| Idade | < 3 anos | | 3 a 6 anos | | 6 a 8 anos | | > 8 anos | |
|---|---|---|---|---|---|---|---|---|
| Ingestão de F pelo dentifrício[a] | Alta | | Moderado | | Baixa | | Baixa | |
| Risco à fluorose[b] | Alto | | Moderado | | Baixo | | Não se aplica | |
| Risco à cárie[c] | Baixo | Alto | Baixo | Alto | Baixo | Alto | Baixo | Alto |
| Concentração de fluoreto no dentifrício (ppm) | 550 | 1.000-1.100* | 1.000-1.100* | 1.000-1.100* | >1.000** | >1.000** | >1.000** | >1.000** |

[a] Inversamente relacionada à idade[56]
[b] Risco diminui com a idade em virtude do aumento da massa corporal e do controle sobre reflexos de deglutição e expectoração do dentifrício durante a escovação[3]
[c] Variável durante toda a vida do indivíduo[3]
* Não exceder 1.100 ppm F nesta faixa etária devido ao risco de fluorose
** Concentrações até 1.500 ppm F podem ser recomendadas para uso regular nesta faixa etária; concentrações superiores indicadas em caso de maior risco e para controle de lesões de cárie radicular[51]

Em âmbito coletivo, considerando que estratégias preventivas geralmente abrangem toda a família (e não somente a criança), parece ser mais sensato recomendar, como via de regra, dentifrícios contendo F acima de 1.000 ppm. Considerações sobre aspectos socioeconômicos e epidemiológicos poderão auxiliar na determinação da terapia mais efetiva em nível coletivo. A Tabela 3 sumariza as recomendações referentes à concentração de dentifrício de acordo com a faixa etária e risco à cárie e fluorose.

### Outros fatores que influenciam a efetividade clínica

Apesar das evidências favoráveis à utilização de dentifrícios contendo concentrações reduzidas de F (550 ppm F), várias sociedades científicas, no Brasil e no exterior, não endossam essa prática, mesmo em âmbito individual. A recomendação mais comumente feita é quanto ao uso de dentifrícios contendo concentrações acima de 1.000 ppm F tão logo o primeiro dente decíduo irrompa, com a ressalva de que devem ser aplicados em quantidades muito pequenas para crianças menores de três anos, visando a reduzir a ingestão de F a partir dessa fonte. Deve-se enfatizar, no entanto, que tal recomendação tem base empírica, não havendo dados científicos para embasá-la.

Pelo contrário, estudos recentes demonstraram que a redução na quantidade de dentifrício aplicada na escova reduz significativamente os níveis de F na saliva[62-65], biofilme dental e fluido de biofilme,[66] com efeito direto sobre o desenvolvimento de lesões de cárie em um modelo *in situ*.[62,66] Mais importante, ainda, o uso de quantidades adequadas de um dentifrício contendo 550 ppm de F (como o obtido pela técnica transversal) pode levar a um efeito superior ao obtido após uso de uma formulação convencional (1.100 ppm de F) aplicado em uma quantidade reduzida.[62,66] Embora esses estudos sejam de curta duração e, portanto, não avaliaram o controle da doença ao longo do tempo, esses indicam a necessidade de se revisarem as recomendações acima à luz de estudos com protocolos científicos apropriados. Assim, parece sensato indicar que quantidades muito reduzidas (como um "borrão" ou "grão de arroz") devem ser utilizadas a partir da irrupção dos primeiros dentes, aumentando

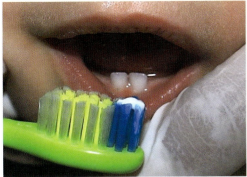 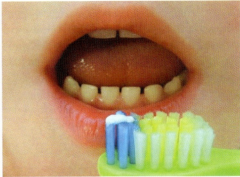

**FIGURA 10** Dentifrício aplicado sobre a escova em quantidade semelhante a um "grão de arroz". Embora o uso de quantidades muito reduzidas possa ser ideal para crianças com poucos dentes irrompidos (esquerda), essa medida pode reduzir o efeito preventivo/terapêutico do dentifrício em outras situações.[62-66]

progressivamente com a irrupção dos demais dentes decíduos, sem exceder o tamanho de um grão de ervilha até os seis anos de idade, independentemente da concentração de F no dentifrício **(Figura 10)**.

Além da concentração de F e da quantidade de dentifrício, outros fatores também afetam o efeito dessa medida no controle da cárie. Estes incluem (1) frequência de escovação, (2) supervisão da criança durante a escovação, (3) exposição a outras fontes de F e (4) número de lesões de cárie no indivíduo ou população; para esses fatores, o grau de evidência é atestado por revisões sistemáticas de estudos clínicos randomizados. Outros fatores incluem (5) o momento para realizar a escovação, (6) a idade para início da escovação e (7) o padrão de enxágue da boca após a escovação; estes não são embasados em revisões sistemáticas da literatura e, portanto, apresentam menor grau de evidência científica.[67]

De forma geral, um efeito preventivo significativamente maior é observado em pacientes que escovam duas vezes/dia ou mais em comparação a uma única vez. O momento mais importante para escovar os dentes é antes de dormir, considerando a redução no fluxo salivar durante o sono, demandando, portanto, proteção adicional nesse momento. Quanto ao enxágue da boca após a escovação, o uso de grandes volumes de água reduz significativamente a quantidade de F na cavidade bucal, consequentemente afetando o efeito anticárie do dentifrício. No entanto, enfatiza-se que todo o dentifrício deve ser cuspido após a escovação, para se minimizar a ingestão de F. Assim, a supervisão de crianças é aconselhável tanto para assegurar a escovação correta dos dentes (impacto no efeito preventivo) como para estimulá-la a expelir o dentifrício após a escovação (impacto na exposição sistêmica).

Além disso, é fundamental orientar pais e cuidadores a iniciarem a escovação dos dentes de crianças assim que o primeiro dente decíduo irromper na cavidade bucal, levando-se em conta os cuidados em relação à concentração de F, quantidade de dentifrício e supervisão da criança, conforme apresentado anteriormente. Também há evidência de que o efeito do dentifrício é aumentado quando este é utilizado em associação a outra fonte de F, bem como em indivíduos/populações com maior índice da doença.

Por fim, ressalta-se que o presente capítulo abordou apenas formulações de dentifrícios tradicionais, ou seja, aquelas sem adição de agentes terapêuticos em associação à fonte de F, ou fatores que modifiquem propriedades do produto (como o pH, por exemplo), visto que essas envolvem mecanismos de ação muito específicos, distintos dos descritos para formulações convencionais. No entanto, é importante ressaltar que os dentifrícios são produtos intensamente estudados, considerando sua importância preventiva e comercial. No Brasil, formulações com concentração reduzida de F (550 ppm) com pH acidulado[59,68] ou com adição de sais de fosfato[69] foram desenvolvidas recentemente, com eficácia clínica semelhante ou até mesmo superior à de formulações convencionais (1.100 ppm F).

### Suplementos

Suplementos fluoretados foram introduzidos no final da década de 1940 como uma alternativa à água fluoretada, em áreas nas quais a fluoretação artificial da água de abastecimento não era uma alternativa acessível ou viável. Com a introdução de modalidades de administração de fluoreto que não pressupunham ingestão, o uso de suplementos fluoretados diminuiu gradativamente no mundo inteiro, sendo seu uso restrito a situações pontuais, como veremos a seguir.

As formas de administração de suplementos incluem soluções (gotas), comprimidos (consumidos inteiros ou mastigados) e pastilhas (para dissolução na boca), utilizando FFA e NaF como as principais fontes de F. Diferentes protocolos quanto à posologia estão disponíveis, os quais variam em função do risco de cárie, idade e país. De forma geral, considerando faixas etárias de 6-36 meses, 3-6 anos e 6-16 anos, as doses correspondentes são de 0,25, 0,5 e 1,0 mg F/dia (em área com < 0,3 ppm F na água) e 0, 0,25 e 0,5 mg F/dia (em áreas com 0,3-0,6 ppm F na água). Suplementos não devem ser indicados para menores de 6 meses ou para indivíduos de qualquer idade residentes em área com > 0,6 ppm F na água.[70]

Quanto aos benefícios dessa medida, revisões sistemáticas indicam que o consumo de suplementos por crianças promove efeito preventivo de 24% para dentes permanentes, com evidência conflitante acerca da dentição decídua.[71] Além disso, a exposição pré-natal a suplementos não mostrou ter efeito preventivo sobre dentes decíduos.[72] Quanto aos efeitos colaterais, é consenso na literatura de que o uso de suplementos é um importante fator de risco para o desenvolvimento de fluorose dentária.[24] Assim, considerando conjuntamente riscos e benefícios, suplementos devem ser prescritos apenas para indivíduos/comunidades isoladas sem acesso a outras fontes coletivas de exposição ao F, especialmente quando apresentam alto risco à cárie.[70]

## ASSOCIAÇÃO DE MEIOS

Considerando as diferentes modalidades de administração de F existentes, questionamentos sobre a eficácia de diferentes veículos quando comparados entre si são relativamente comuns. Embora clinicamente relevante, trata-se de uma pergunta de difícil resposta, considerando que estudos clínicos avaliando efetividade apresentam características intrínsecas próprias quanto à população estudada (aspectos socioeconômicos e culturais), modo de aplicação, concentração de F, época da realização do estudo, duração do acompanhamento, nível de cárie na população estudada, exposição simultânea a outras fontes de F, entre outras. A heterogeneidade entre os estudos, associada à exposição a múltiplas fontes de F, dificulta sobremaneira a comparação entre diferentes modalidades.

Assim, apesar de o grande número de estudos clínicos avaliando a efetividade de diferentes modalidades de administração de F, dados comparativos entre diferentes veículos são mais escassos. Uma revisão sistemática comparando a efetividade de dentifrícios, soluções para bochecho, vernizes e géis fluoretados concluiu apenas que dentifrícios e géis parecem ter efetividade comparável.[73] Não há evidência conclusiva sobre a superioridade de vernizes em relação a soluções para bochecho, semelhantemente a comparações entre vernizes e dentifrícios, vernizes e géis, e géis e soluções para bochecho. A heterogeneidade entre os estudos desta revisão foi um dos principais problemas identificados.

Outra questão importante refere-se ao uso simultâneo de duas ou mais modalidades de aplicação de F. Trata-se de uma realidade frequente na prática clínica, especialmente quando se considera o uso de veículos de aplicação profissional em indivíduos que fazem uso regular de dentifrício fluoretado (método de autoaplicação) e, possivelmente, expostos a algum veículo de aplicação comunitário. No entanto, ao contrário do que muitos profissionais acreditam, os resultados de uma revisão sistemática indicam que o uso de soluções para bochecho, géis ou vernizes em associação a um dentifrício fluoretado promove apenas um pequeno efeito adicional (em torno de 10%) na redução de lesões cariosas cavitadas.[74]

No entanto, deve-se ressaltar que os resultados da revisão supracitada foram obtidos a partir de estudos que não levaram em consideração o risco de cárie nas populações estudadas. Ou seja, indivíduos de risco baixo, moderado e alto à cárie foram analisados conjuntamente, o que poderia "diluir" o efeito geral das associações. Com base no conhecimento atual do mecanismo de ação do F, a associação entre veículos de autoaplicação e de aplicação profissional pode ser benéfica, especialmente para pacientes de alto risco e/ou atividade de cárie: enquanto veículos de autoaplicação contribuem para a manutenção de níveis relativamente constantes de F no meio bucal (protegendo contra a desmineralização), a aplicação menos frequente de altas concentrações de F promove a deposição de reservatórios de $CaF_2$ **(Figura 1)**.

Assim, levando-se em conta riscos e benefícios, é possível fazer as seguintes recomendações:[46]

- **Pacientes de baixo risco à cárie:** pouco/nenhum benefício adicional alcançado pelo uso de veículos de aplicação profissional; apenas a utilização de água

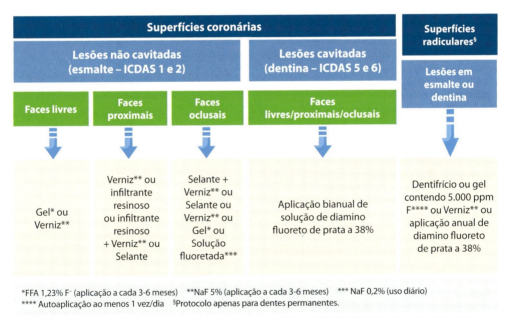

*FFA 1,23% F⁻ (aplicação a cada 3-6 meses)   **NaF 5% (aplicação a cada 3-6 meses)   *** NaF 0,2% (uso diário)
**** Autoaplicação ao menos 1 vez/dia   §Protocolo apenas para dentes permanentes.

FIGURA 11   Fluxograma de aplicação de fluoreto e outras abordagens preventivas em lesões cavitadas ou não cavitadas, em dentes decíduos e permanentes. A ordem das abordagens em cada situação clínica representa a escala de prioridades recomendada pelos autores, considerando efetividade, aplicabilidade, valores e preferências do paciente e recursos utilizados no procedimento. Cada opção deve ser discutida com o paciente e/ou seu responsável, incluindo efeitos colaterais.

Fonte: Ilustração adaptada de Slayton et al.[51] e Urquhart.[75]

fluoretada e dentifrício fluoretado já conferem a proteção necessária.

- **Pacientes de risco moderado à cárie:** aplicação de vernizes ou géis a intervalos semestrais.
- **Pacientes de alto risco à cárie:** aplicação de géis ou vernizes a intervalos trimestrais ou semestrais.

Ressalte-se ainda que pacientes acima de 6 anos de idade de alto risco à cárie, além de receberem os métodos de aplicação profissional acima descritos, podem se beneficiar também da autoaplicação de bochechos semanais com 900 ppm F.[46]

Mais recentemente, a Associação Dentária Americana publicou um guia para tratamento não restaurador de lesões cariosas em dentes decíduos e permanentes, conforme sumarizado na Figura 11. Este propõe uma ordem de tratamentos para lesões de cárie (cavitadas e não cavitadas), de acordo com sua localização no dente (face oclusal, proximal ou vestibular/lingual) e considerando efetividade, aplicabilidade, valores e preferências do paciente e recursos utilizados no procedimento.[51] Assim como as recomendações quanto ao risco à cárie, cabe ao profissional, em concordância com o paciente e/ou seu responsável, a decisão pelo tratamento mais adequado para cada situação, sendo este guia uma ferramenta auxiliar neste processo.

Independentemente da modalidade de administração de F utilizada, o entendimento da etiologia da cárie dentária como doença biofilme-sacarose dependente permite concluir que as estratégias mais efetivas no controle da doença são as que visam à remoção ou desorganização periódica do biofilme dentário, associada à redução da disponibilidade de açúcares fermentáveis no ambiente bucal. Assim, a administração de fluoretos deve ser considerada como uma estratégia coadjuvante, utilizada de forma racional e considerando as evidências científicas mais atuais quanto aos riscos e benefícios. Fatores como custo, acessibilidade e preferências do profissional e do paciente também devem ser considerados para a determinação da melhor terapia, tanto em âmbito privado como coletivo.

## REFERÊNCIAS BIBLIOGRÁFICAS

1. Dean HT, Arnold FA, Elvolve E. Additional studies of the relation of fluoride domestic waters to dental caries experience in 4,425 white children aged 12-14 years in 13 cities in 4 states. Public Health Rep. 1942;57:1155-79.
2. Bratthall D, Hansel-Petersson G, Sundberg H. Reasons for the caries decline: what do the experts believe? Eur J Oral Sci. 1996;104(4 ( Pt 2)):416-22; discussion 23-5, 30-2.
3. Buzalaf MAR. Review of fluoride intake and appropriateness of current guidelines. Adv Dent Res. 2018;29(2):157-66.
4. Bhagavatula P, Levy SM, Broffitt B, Weber-Gasparoni K, Warren JJ. Timing of fluoride intake and dental fluorosis on late-erupting permanent teeth. Community dentistry and oral epidemiology. 2016;44(1):32-45.
5. Buzalaf MAR, Pessan JP, Honorio HM, ten Cate JM. Mechanisms of action of fluoride for caries control. Monographs in oral science. 2011;22:97-114.
6. Fejerskov O, Thylstrup A, Larsen MJ. Rational use of fluorides in caries prevention. A concept based on possible cariostatic mechanisms. Acta Odontol Scand. 1981;39(4):241-9.
7. Weatherell JA, Deutsch D, Robinson C, Hallsworth AS. Assimilation of fluoride by enamel throughout the life of the tooth. Caries research. 1977;11(Suppl 1):85-115.
8. ten Cate JM, Duijsters PP. Influence of fluoride in solution on tooth demineralization. I. Chemical data. Caries research. 1983;17(3):193-9.
9. ten Cate JM, Featherstone JD. Mechanistic aspects of the interactions between fluoride and dental enamel. Crit Rev Oral Biol Med. 1991;2(3):283-96.
10. Ogaard B, Rolla G, Ruben J, Dijkman T, Arends J. Microradiographic study of demineralization of shark enamel in a human caries model. Scand J Dent Res. 1988;96(3):209-11.
11. Ogaard B, Rolla G, Dijkman T, Ruben J, Arends J. Effect of fluoride mouthrinsing on caries lesion de-

velopment in shark enamel: an in situ caries model study. Scand J Dent Res. 1991;99(5):372-7.
12. Featherstone JD. The science and practice of caries prevention. J Am Dent Assoc. 2000;131(7):887-99.
13. ten Cate JM, Buzalaf MAR. Fluoride mode of action: once there was an observant dentist. J Dent Res. 2019;98(7):725-30.
14. McDonagh MS, Whiting PF, Wilson PM, Sutton AJ, Chestnutt I, Cooper J, et al. Systematic review of water fluoridation. BMJ. 2000;321(7265):855-9.
15. Iheozor-Ejiofor Z, Worthington HV, Walsh T, O'Malley L, Clarkson JE, Macey R, et al. Water fluoridation for the prevention of dental caries. The Cochrane database of systematic reviews. 2015(6):CD010856.
16. CDC. Achievements in public health. 1900-1999: fluoridation of drinking water to prevent dental caries. Morb Mort Wkly Rep. 1999;48(41):933-40.
17. Ran T, Chattopadhyay SK, Community Preventive Services Task F. Economic Evaluation of Community Water Fluoridation: A Community Guide Systematic Review. American journal of preventive medicine. 2016;50(6):790-6.
18. Chankanka O, Levy SM, Warren JJ, Chalmers JM. A literature review of aesthetic perceptions of dental fluorosis and relationships with psychosocial aspects/oral health-related quality of life. Community dentistry and oral epidemiology. 2010;38(2):97-109.
19. Do LG, Spencer A. Oral health-related quality of life of children affected by dental caries and fluorosis experience. J Public Health Dent. 2007;67(3):132-9.
20. Clarkson J, Watt RG, Rugg-Gunn AJ, Pitiphat W, Ettinger RL, Horowitz AM, et al. Proceedings: 9th World Congress on Preventive Dentistry (WCPD): "Community Participation and Global Alliances for Lifelong Oral Health for All", Phuket, Thailand, September 7-10, 2009. Adv Dent Res. 2010;22(1):2-30.
21. Burt BA. The changing patterns of systemic fluoride intake. J Dent Res. 1992;71(5):1228-37.
22. Ramires I, Maia LP, Rigolizzo Ddos S, Lauris JR, Buzalaf MA. [External control over the fluoridation of the public water supply in Bauru, SP, Brazil]. Rev Saude Publica. 2006;40(5):883-9.
23. Buzalaf MA, Granjeiro JM, Damante CA, Ornelas F. Fluctuations in public water fluoride level in Bauru, Brazil. J Public Health Dent. 2002;62(3):173-6.
24. Buzalaf MA, Levy SM. Fluoride intake of children: considerations for dental caries and dental fluorosis. Monographs in oral science. 2011;22:1-19.
25. Hujoel PP, Zina LG, Moimaz SA, Cunha-Cruz J. Infant formula and enamel fluorosis: a systematic review. J Am Dent Assoc. 2009;140(7):841-54.
26. Buzalaf MAR, Granjeiro JM, Damante CA, de Ornelas F. Fluoride content of infant formulas prepared with deionized, bottled mineral and fluoridated drinking water. ASDC J Dent Child. 2001;68(1):37-41, 10.
27. Ramires I, Grec RH, Cattan L, Moura PG, Lauris JR, Buzalaf MAR. [Evaluation of the fluoride concentration and consumption of mineral water]. Rev Saude Publica. 2004;38(3):459-65.
28. Kassebaum NJ, Bernabe E, Dahiya M, Bhandari B, Murray CJ, Marcenes W. Global burden of untreated caries: a systematic review and metaregression. J Dent Res. 2015;94(5):650-8.
29. Peres MA, Macpherson LMD, Weyant RJ, Daly B, Venturelli R, Mathur MR, et al. Oral diseases: a global public health challenge. Lancet. 2019;394(10194):249-60.
30. Cagetti MG, Campus G, Milia E, Lingstrom P. A systematic review on fluoridated food in caries prevention. Acta Odontol Scand. 2013;71(3-4):381-7.
31. Yeung CA, Chong LY, Glenny AM. Fluoridated milk for preventing dental caries. The Cochrane database of systematic reviews. 2015(9):CD003876.
32. Chong LY, Clarkson JE, Dobbyn-Ross L, Bhakta S. Slow-release fluoride devices for the control of dental decay. The Cochrane database of systematic reviews. 2018;3:CD005101.
33. Pessan JP, Buzalaf MAR. Historical and recent biological markers of exposure to fluoride. Monographs in oral science. 2011;22:52-65.
34. Marinho VC, Worthington HV, Walsh T, Chong LY. Fluoride gels for preventing dental caries in children and adolescents. The Cochrane database of systematic reviews. 2015(6):CD002280.
35. Twetman S, Keller MK. Fluoride rinses, gels and foams: an update of controlled clinical trials. caries research. 2016;50(Suppl 1):38-44.
36. Pessan JP, Toumba KJ, Buzalaf MAR. Topical use of fluorides for caries control. Monographs in oral science. 2011;22:115-32.
37. Delbem AC, Cury JA. Effect of application time of APF and NaF gels on microhardness and fluoride uptake in vitro enamel caries. Am J Dent. 2002;15(3):169-72.
38. Delbem AC, Carvalho LP, Morihisa RK, Cury JA. Effect of rinsing with water immediately after APF gel application on enamel demineralization in situ. Caries research. 2005;39(3):258-60.
39. Delbem AC, Danelon M, Sassaki KT, Vieira AE, Takeshita EM, Brighenti FL, et al. Effect of rinsing with water immediately after neutral gel and foam fluoride topical application on enamel remineralization: An in situ study. Arch Oral Biol. 2010;55(11):913-8.
40. Bijella MF, Bijella VT, Lopes ES, Bastos JR. Comparison of dental prophylaxis and toothbrushing prior to topical APF applications. Community Dent Oral Epidemiol. 1985;13(4):208-11.
41. Johnston DW, Lewis DW. Three-year randomized trial of professionally applied topical fluoride gel comparing annual and biannual applications with/without prior prophylaxis. Caries research. 1995;29(5):331-6.
42. Benson PE, Parkin N, Dyer F, Millett DT, Germain P. Fluorides for preventing early tooth decay (demineralised lesions) during fixed brace treatment. The Cochrane database of systematic reviews. 2019;2019(11).
43. Marinho VC, Worthington HV, Walsh T, Clarkson JE. Fluoride varnishes for preventing dental caries in children and adolescents. The Cochrane database of systematic reviews. 2013;7:CD002279.
44. Chestnutt IG, Playle R, Hutchings S, Morgan-Trimmer S, Fitzsimmons D, Aawar N, et al. Fissure seal or fluoride varnish? A randomized trial of

relative effectiveness. Journal of Dental Research. 2017;96(7):754-61.
45. Pessan JP, Pin ML, Martinhon CC, de Silva SM, Granjeiro JM, Buzalaf MAR. Analysis of fingernails and urine as biomarkers of fluoride exposure from dentifrice and varnish in 4- to 7-year-old children. Caries research. 2005;39(5):363-70.
46. Weyant RJ, Tracy SL, Anselmo TT, Beltran-Aguilar ED, Donly KJ, Frese WA, et al. Topical fluoride for caries prevention: executive summary of the updated clinical recommendations and supporting systematic review. Journal of the American Dental Association. 2013;144(11):1279-91.
47. Oliveira BH, Rajendra A, Veitz-Keenan A, Niederman R. The effect of silver diamine fluoride in preventing caries in the primary dentition: a systematic review and meta-analysis. Caries research. 2019;53(1):24-32.
48. Mei ML, Lo ECM, Chu CH. Arresting dentinecaries with silver diamine fluoride: what's behind it? Journal of Dental Research. 2018;97(7):751-8.
49. Horst JA, Ellenikiotis H, Milgrom PL. UCSF protocol for caries arrest using silver diamine fluoride: rationale, indications and consent. J Calif Dent Assoc. 2016;44(1):16-28.
50. Crystal YO, Niederman R. Silver diamine fluoride treatment considerations in children's caries management. Pediatr Dent. 2016;38(7):466-71.
51. Slayton RL, Urquhart O, Araujo MWB, Fontana M, Guzman-Armstrong S, Nascimento MM, et al. Evidence-based clinical practice guideline on nonrestorative treatments for carious lesions: A report from the American Dental Association. Journal of the American Dental Association. 2018;149(10):837-49 e19.
52. Marinho VC, Chong LY, Worthington HV, Walsh T. Fluoride mouthrinses for preventing dental caries in children and adolescents. The Cochrane database of systematic reviews. 2016;7:CD002284.
53. FDI Annual Report. 2015. Available at http://www.fdiworlddental.org/sites/default/files/media/resources/2015-fdi_annual_report.pdf.
54. Marinho VC, Higgins JP, Sheiham A, Logan S. Fluoride toothpastes for preventing dental caries in children and adolescents. The Cochrane database of systematic reviews. 2003(1):CD002278.
55. Wong MC, Clarkson J, Glenny AM, Lo EC, Marinho VC, Tsang BW, et al. Cochrane reviews on the benefits/risks of fluoride toothpastes. Journal of dental research. 2011;90(5):573-9.
56. Kobayashi CA, Belini MR, Italiani Fde M, Pauleto AR, Araujo JJ, Tessarolli V, et al. Factors influencing fluoride ingestion from dentifrice by children. Community dentistry and oral epidemiology. 2011;39(5):426-32.
57. de Almeida BS, da Silva Cardoso VE, Buzalaf MAR. Fluoride ingestion from toothpaste and diet in 1- to 3-year-old Brazilian children. Community dentistry and oral epidemiology. 2007;35(1):53-63.
58. Walsh T, Worthington HV, Glenny AM, Marinho VC, Jeroncic A. Fluoride toothpastes of different concentrations for preventing dental caries. The Cochrane database of systematic reviews. 2019;3:CD007868.
59. de Almeida Baldini Cardoso C, Mangueira DF, Olympio KP, Magalhaes AC, Rios D, Honorio HM, et al. The effect of pH and fluoride concentration of liquid dentifrices on caries progression. Clinical oral investigations. 2014;18(3):761-7.
60. Lima TJ, Ribeiro CC, Tenuta LM, Cury JA. Low-fluoride dentifrice and caries lesion control in children with different caries experience: a randomized clinical trial. Caries research. 2008;42(1):46-50.
61. Saethre-Sundli HB, Wang NJ, Wigen TI. Do enamel and dentine caries at 5 years of age predict caries development in newly erupted teeth? A prospective longitudinal study. Acta Odontol Scand. 2020:1-6.
62. Zero DT, Creeth JE, Bosma ML, Butler A, Guibert RG, Karwal R, et al. The effect of brushing time and dentifrice quantity on fluoride delivery in vivo and enamel surface microhardness in situ. Caries research. 2010;44(2):90-100.
63. Creeth J, Zero D, Mau M, Bosma ML, Butler A. The effect of dentifrice quantity and toothbrushing behaviour on oral delivery and retention of fluoride in vivo. Int Dent J. 2013;63(Suppl 2):14-24.
64. Hall KB, Delbem AC, Nagata ME, Hosida TY, Moraes FR, Danelon M, et al. Influence of the amount of dentifrice and fluoride concentrations on salivary fluoride levels in children. Pediatric Dentistry. 2016;38(5):217-22.
65. Sampaio C, Delbem AC, Paiva MF, Zen I, Danelon M, Cunha RF, et al. Amount of dentifrice and fluoride concentration influence salivary fluoride concentrations and fluoride intake by toddlers. Caries research. 2020.
66. Paiva MF, Delbem ACB, Danelon M, Nagata ME, Moraes FRN, Coclete GEG, et al. Fluoride concentration and amount of dentifrice influence enamel demineralization in situ. J Dent. 2017;66:18-22.
67. Davies RM, Davies GM, Ellwood RP. Prevention. Part 4: Toothbrushing: what advice should be given to patients? Br Dent J. 2003;195(3):135-41.
68. Vilhena FV, Olympio KP, Lauris JR, Delbem AC, Buzalaf MAR. Low-fluoride acidic dentifrice: a randomized clinical trial in a fluoridated area. Caries research. 2010;44(5):478-84.
69. Freire IR, Pessan JP, Amaral JG, Martinhon CC, Cunha RF, Delbem AC. Anticaries effect of low-fluoride dentifrices with phosphates in children: A randomized, controlled trial. J Dent. 2016;50:37-42.
70. Rozier RG, Adair S, Graham F, Iafolla T, Kingman A, Kohn W, et al. Evidence-based clinical recommendations on the prescription of dietary fluoride supplements for caries prevention: a report of the American Dental Association Council on Scientific Affairs. J Am Dent Assoc. 2010;141(12):1480-9.
71. Tubert-Jeannin S, Auclair C, Amsallem E, Tramini P, Gerbaud L, Ruffieux C, et al. Fluoride supplements (tablets, drops, lozenges or chewing gums) for preventing dental caries in children. The Cochrane database of systematic reviews. 2011(12):CD007592.
72. Takahashi R, Ota E, Hoshi K, Naito T, Toyoshima Y, Yuasa H, et al. Fluoride supplementation (with tablets, drops, lozenges or chewing gum) in pregnant women for preventing dental caries in the primary

teeth of their children. The Cochrane database of systematic reviews. 2017;10:CD011850.
73. Marinho VC, Higgins JP, Sheiham A, Logan S. One topical fluoride (toothpastes, or mouthrinses, or gels, or varnishes) versus another for preventing dental caries in children and adolescents. The Cochrane database of systematic reviews. 2004(1):CD002780.
74. Marinho VC, Higgins JP, Sheiham A, Logan S. Combinations of topical fluoride (toothpastes, mouthrinses, gels, varnishes) versus single topical fluoride for preventing dental caries in children and adolescents. The Cochrane database of systematic reviews. 2004(1):CD002781.
75. Urquhart O, Tampi MP, Pilcher L, Slayton RL, Araujo MWB, Fontana M, et al. Nonrestorative treatments for caries: systematic review and network meta-analysis. Journal of Dental Research. 2019;98(1):14-26.

# Tratamento conservador da lesão de cárie em esmalte e dentina de dentes decíduos e permanentes em crianças

9

Daniela Rios | Fernanda Lyrio Mendonça | Catarina Ribeiro Barros de Alencar | Kelly Maria Silva Moreira | José Carlos Pettorossi Imparato | Soraya Coelho Leal

## INTRODUÇÃO

Nos últimos anos, a Odontologia tem buscado novas estratégias para a prevenção e tratamento da cárie dentária, as quais estão inseridas em um contexto que não se limita à detecção de lesões cariosas e à realização de procedimentos restauradores, mas sim na compreensão da necessidade em reconhecer e atuar nos fatores de risco apresentados pelo paciente e que estão diretamente envolvidos na etiologia e desenvolvimento da doença. Dessa forma, fica evidente que a atividade, a extensão e a localização da lesão são parâmetros que devem ser considerados na escolha da melhor abordagem terapêutica, mas o sucesso do tratamento apenas será alcançado se a doença estiver controlada.

A Odontologia ensinada/praticada, até bem pouco tempo atrás, era fundamentada em conceitos hoje considerados desatualizados, tais como a cárie dentária como uma doença infectocontagiosa e em princípios restauradores que foram concebidos na era de preparos cavitários que exigiam retenção mecânica, pois não existiam materiais adesivos. Consequentemente, no momento da tomada de decisão, tendo em vista que o componente bacteriano era compreendido como a principal causa da doença, almejava-se eliminar "por completo" toda e qualquer bactéria presente nos tecidos dentários e realizavam-se preparos cavitários que desgastavam desnecessariamente a estrutura dentária sadia para que o dente pudesse reter o material restaurador. Tais escolhas, infelizmente, ainda hoje tomadas por alguns profissionais, impactam negativamente na sobrevivência dos dentes, uma vez que a realização de uma restauração por si só não trata ou controla a doença cárie instalada e as restaurações podem falhar com o passar dos anos, requerendo novas intervenções, o que resulta em preparos cada vez maiores e remanescentes dentários cada vez mais frágeis.

Em contrapartida, a abordagem atual da Odontologia de Mínima Intervenção (OMI) consiste em uma filosofia de cuidados odontológicos que abrange a prevenção e o manejo da cárie dentária, na intenção de preservar o máximo de estrutura dentária sadia, ou ao menos adiar a realização de tratamentos mais invasivos, com o objetivo de manter dentes funcionais ao longo de toda a vida do indivíduo. Logo, a OMI procura evitar, por meio do diagnóstico precoce, da prevenção e de intervenções não invasivas e microinvasivas **(Figura 1)**, que a doença avance para estágios de maior gravidade. Se isso não for possível e uma intervenção invasiva for necessária, preconiza-se que esta seja feita de forma minimamente invasiva.

Para tal, ressalta-se a importância da correta detecção das lesões de cárie, como mencionado no Capítulo 3. Assim, a tomada de decisão quanto ao tratamento a ser realizado, incluindo a necessidade de medidas não invasivas para o controle da lesão como, por exemplo, o uso de verniz fluoretado até o estabelecimento das visitas de retorno, depende do diagnóstico inicial. Porém, é fundamental que esse diagnóstico seja mais abrangente, ou seja, vá além dos dentes e da boca. Em se tratando do paciente infantil, o perfil do núcleo familiar é preponderante para a tomada

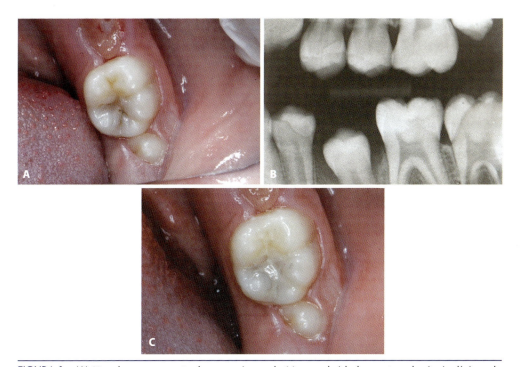

FIGURA 1 (A) 1º molar permanente de uma criança de 11 anos de idade mostrando sinais clínicos de lesão de cárie com sombreamento em dentina (ICDAS 4); (B) confirmação radiográfica da extensão da lesão cariosa; (C) com o objetivo de paralisar a progressão da lesão cariosa, o tratamento de escolha foi o selamento.

Fonte: Acervo dos autores.

de decisão e contribui para o sucesso de abordagens mais conservadoras (quando houver adesão às medidas de controle dos hábitos de dieta e higiene bucal, bem como comparecimento aos retornos clínicos periódicos) ou pode apontar para a necessidade de abordagens mais invasivas (que embora demandem maior desgaste da estrutura dentária, tem uma taxa de sucesso mais previsível, por meio da qual a progressão da lesão é menos esperada). Aspectos como nível educacional dos pais, em especial da mãe, nível socioeconômico da família, e como a família está organizada, devem ser levados em consideração para a escolha de uma intervenção mais ou menos invasiva, principalmente para situações nas quais existe pouca evidência quanto ao melhor tratamento. Vamos utilizar a **Figura 1** como exemplo. A opção apresentada para uma lesão cariosa que já atinge a junção-amelodentinária, porém sem cavitação óbvia em dentina foi o selamento **(Figura 1C)**, pois havia colaboração da família. Apesar de ainda não haver consenso na literatura, alguns trabalhos mostram que a taxa de sobrevivência do selante é menor que de restaurações, e caso o selante seja perdido, existe uma chance real de progressão da lesão. Assim, numa situação na qual a família seja pouco colaboradora e por esta razão não seja possível acompanhar o tratamento realizado, a intervenção invasiva (restauração) pode ser considerada a abordagem terapêutica mais adequada para esse caso específico.

Por outro lado, considerando a crescente expectativa de vida do ser humano e a necessidade de manter os dentes funcionais ao longo de toda a vida do indivíduo, mesmo que tentativas de controle da doença por métodos mais conservadores venham a falhar ao longo do tempo, o fato de a primeira intervenção invasiva ter sido postergada é de extrema importância para a sobrevivência do dente. De acordo com o último levantamento do IBGE, a expectativa média de vida de um brasileiro é de 76,3 anos. Dessa forma, o 1° molar permanente como o da **Figura 1**, que irrompe por volta dos 6 anos de idade, deverá funcionar em boca por ao menos 70 anos. Contrariamente, se ao primeiro sinal de lesão de cárie, o profissional decidir por um tratamento invasivo, baseado em conceitos ultrapassados de remoção total do tecido cariado, acredita-se que a chance de manutenção desse dente em função ao longo de toda a vida do paciente seja baixa, visto o número de reintervenções cada vez mais complexas que serão necessárias nos anos subsequentes, as quais podem contribuir para a perda de vitalidade do dente e, presumivelmente, a perda do próprio dente.

Tendo ciência de tais aspectos, este capítulo abordará as possíveis decisões de tratamento para as lesões de cárie em esmalte e dentina conforme a filosofia de mínima intervenção.

## BASES PARA A PRÁTICA CLÍNICA

Atualmente tem-se à disposição uma série de abordagens para as lesões de cárie que podem ser divididas didaticamente em não invasivas, microinvasivas, invasivas e mistas. As estratégias que não envolvem a remoção de tecido dentário são denominadas não invasivas e englobam controle da dieta cariogênica e do biofilme dentário, além do uso de agentes que potencializam a remineralização e/ou inibam a desmineralização. Os tratamentos microinvasivos se caracterizam pelo uso de condicionamento ácido ou tratamento de superfície que acarretam em perda de micrômetros de tecido e/ou mudanças nas propriedades superficiais da estrutura dentária, fazendo parte deles os selantes e os infiltrantes resinosos. As terapias invasivas englobam a remoção de estrutura dentária associada à restauração. Por fim, a abordagem mista corresponde à associação entre os métodos previamente descritos, por exemplo, a técnica de Hall que será abordada neste capítulo associa o tratamento não invasivo, por meio do controle do biofilme, com o restaurador pelo uso de coroas de aço, classificado como invasivo. Dessa forma, para se determinar o melhor tipo de abordagem, a correta detecção e a determinação das características da lesão de cárie são fundamentais. Nesse sentido é importante definir a atividade da lesão (Capítulo 3), pois a realização de tratamento se justifica apenas quando uma lesão se apresenta ativa. Assim, com fins didáticos, as opções de tratamento serão apresentadas de acordo com os diferentes níveis de extensão das lesões de cárie, partindo do pressuposto de que elas se apresentem ativas.

Cabe ressaltar ainda que a presença de lesão de cárie ativa é um importante indicador da probabilidade de o indivíduo continuar desenvolvendo a doença no futuro, assim sendo, associada a todas as estratégias de tratamento descritas a seguir é fundamental uma atuação no processo da doença com cuidados preventivos personalizados voltados para os principais fatores causais. Ou seja, as ações para o controle da doença considerando o paciente, e não apenas os dentes, devem estar sempre presentes.

Dessa forma, em associação com as abordagens das lesões de cárie, o tratamento deve englobar preponderantemente a escovação dentária com dentifrício fluoretado (contendo pelo menos 1.000 ppm de F),[1,2] o uso de fio dental[3] e a redução da frequência da ingestão de açúcar.[4,5] No entanto, a implementação efetiva dessas medidas depende muito da colaboração do paciente, bem como da capacidade do profissional de incentivar a mudança de hábitos, empoderando o paciente e seus responsáveis ao "autocuidado" (ver Capítulo 7).

## ALTERNATIVAS DE TRATAMENTO DE ACORDO COM AS CARACTERÍSTICAS DE PROGRESSÃO DA LESÃO DE CÁRIE TENDO COMO REFERÊNCIA O ICDAS

Uma importante característica comum aos tratamentos relatados a seguir é a necessidade de vitalidade pulpar dos dentes a serem tratados, ou seja, não pode haver necrose ou pulpite irreversível. Maiores informações quanto ao diagnóstico das condições pulpares poderão ser encontradas no Capítulo 6. Vale ressaltar, ainda, que, para todos os tratamentos, o acompanhamento regular do paciente é fundamental para avaliação da inatividade da lesão (abordagens não invasivas), integridade do selamento (abordagens microinvasivas) ou material restaurador (abordagem invasiva), bem como controle dos hábitos e comportamentos relacionados à doença cárie.

## Lesões não cavitadas em esmalte (ICDAS 1 e 2)
### Fluoretos

O uso do fluoreto é considerado uma importante estratégia não invasiva para o controle de lesões de cárie não cavitadas ativas em esmalte. A maior parte do seu efeito é decorrente do seu uso tópico, o qual está relacionado com a remineralização das lesões e redução da progressão da desmineralização do esmalte, nos casos em que os desafios cariogênicos se mantêm presentes.[1] Para informações mais detalhadas em relação ao mecanismo de ação do flúor sobre as lesões de cárie, ver o Capítulo 8.

Vários veículos são capazes de disponibilizar o fluoreto de forma tópica, destacando-se os dentifrícios, soluções, géis e vernizes. A vantagem dos dentifrícios é que seu uso está associado à remoção mecânica do biofilme dentário. Uma revisão sistemática recente mostrou que enxaguatório bucal com NaF a 0,2% associado à escovação supervisionada, ou gel de flúor fosfato acidulado a 1,23% ou verniz fluoretado (NaF a 5%), aumentou 2 a 3 vezes a chance de interromper ou reverter lesões de cárie de superfícies oclusais em esmalte em comparação com a ausência de tratamento (evidência moderada para todas as comparações).[6] Nas superfícies proximais o efeito isolado do fluoreto parece ser limitado, não apresentando evidência científica, nem mesmo para os vernizes fluoretados.[6] Por outro lado, nas superfícies lisas a aplicação do verniz fluoretado (NaF a 5%) ou gel de flúor fosfato acidulado a 1,23% mostrou um efeito 2 a 3 vezes maior que nenhuma intervenção ou apenas educação em saúde bucal (evidência moderada).[6] O uso de géis tem sido questionado em crianças, entretanto, mais estudos são necessários para avaliar os efeitos adversos provenientes da deglutição do gel durante sua aplicação. De qualquer forma, seu uso em crianças menores de 6 anos de idade não é recomendado.[7] Já os vernizes fluoretados são considerados mais seguros mesmo apresentando uma maior concentração de fluoreto, pois normalmente uma pequena quantidade do verniz é utilizada (Figura 2).[8] Além disso, os vernizes aderem à superfície dentária e apresentam uma substantividade de 12 horas, funcionando como um reservatório de fluoreto que vai sendo liberado lentamente.[8] Cabe ressaltar que ainda não existe um consenso em relação ao protocolo de aplicação ideal para a remineralização das lesões de mancha branca (ICDAS 1 e 2),[9] de modo que a frequência de aplicação deve ser individualizada conforme necessidade de cada paciente, até que a lesão apresente características de inatividade.

### CPP-ACP

O fosfopeptídeo de caseína e fostato de cálcio amorfo (CPP-ACP) é um nanocomplexo derivado do leite, que tem sido sugerido como agente remineralizante para o tratamento de lesões cariosas não cavitadas em esmalte. Seu mecanismo de ação baseia-se na formação de um reservatório de íons cálcio e fosfato biodisponíveis, que mantém um estado de supersaturação em relação ao esmalte, diminuindo a desmineralização e potencializando a remineralização.[10]

Nos últimos anos, esse composto foi incluído em alguns produtos, tais como o Tooth Mousse ou MI Paste Plus® (GC Corporation, Tóquio, Japão) e Tooth Mousse Plus ou MI

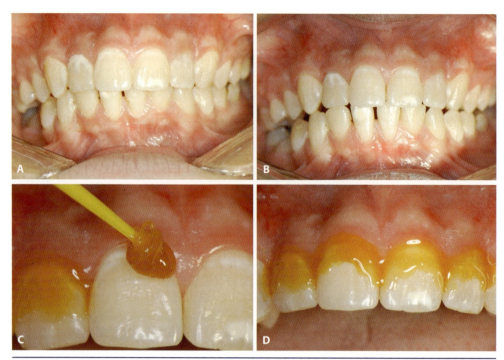

**FIGURA 2** (A) presença de biofilme visível na região cervical dos incisivos; (B) após realização de profilaxia profissional, observa-se presença de lesão de mancha branca (ICDAS 2) ativa; (C) optou-se pela aplicação do verniz fluoretado (NaF a 5%) sob isolamento relativo; (D) aspecto final após aplicação do verniz, que tem por objetivo paralisar a progressão e remineralizar as lesões de cárie.

Fonte: Acervo dos autores.

Paste Plus® (GC Corporation, Tóquio, Japão), pastas para aplicação tópica, que não devem substituir a escovação dentária, pois não são consideradas dentifrícios. No entanto, não há evidência científica que suporte a eficácia deste recurso terapêutico e mais ensaios clínicos randomizados bem delineados devem ser realizados antes da recomendação generalizada desses produtos.[6] Além disso deve-se tomar cuidado, pois esse produto não deve ser utilizado em crianças que apresentam alergia ao leite. Assim, a literatura aponta não haver razões substanciais para justificar o uso do CPP-ACP em substituição ao fluoreto.

### Selamento

#### Superfícies oclusais (cicatrículas e fissuras)

O selamento de lesões de cárie não cavitadas com selantes resinosos tem sido relatado como eficaz na interrupção e reversão de lesões oclusais de dentes permanentes de crianças, por promover uma barreira mecânica entre a superfície dentária e o biofilme[11] **(Figura 3)**. No entanto, o sucesso desse procedimento requer a manutenção clínica do material selador. Nesse contexto questiona-se o uso do cimento de ionômero de vidro para realização do selamento devido às suas reduzidas propriedades mecânicas.[12] Por outro lado, os selantes à base de resina são tecnicamente sensíveis à contaminação pela saliva, a qual pode resultar em falhas adesivas comprometendo sua retenção.[12] Assim, principalmente nos casos de dentes parcialmente irrompidos, em que há dificuldade de controle da umidade, o cimento de ionômero de vidro (CIV) pode ser uma alternativa adequada devido às suas características hidrofílicas.[12] Revisão sistemática recente mostrou

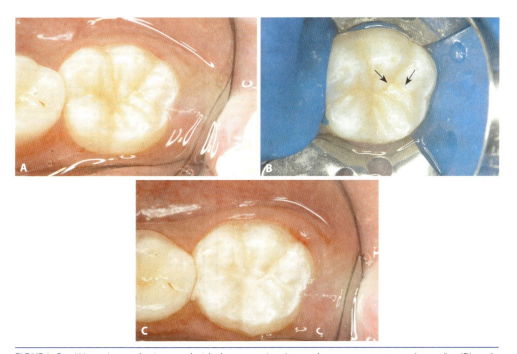

FIGURA 3 (A) paciente de 6 anos de idade com primeiro molar permanente em irrupção; (B) após profilaxia profissional, iluminação e secagem do dente é possível observar lesão de mancha branca na região das cicatrículas e fissuras (ICDAS 1) ativa (setas); (C) o tratamento instituído foi o selamento com selante resinoso.

Fonte: Acervo dos autores.

que os selantes de CIV são efetivos.[13] Entretanto não há evidência científica suficiente para afirmar que um material (CIV vs. resina) seja melhor que o outro.[11] Destaca-se ainda que a combinação de selante resinoso e verniz fluoretado demonstrou ser a terapia mais eficaz para reversão de lesão não cavitada em superfícies oclusais.[6]

### Superfícies proximais

O tratamento restaurador convencional das lesões de cárie proximais contraria os princípios da OMI, uma vez que a abordagem convencional muitas vezes requer a remoção da crista marginal intacta para alcançar o tecido cariado, gerando uma perda considerável da estrutura dentária.[14] As abordagens microinvasivas, com destaque para o selamento e o uso de infiltrante resinoso, têm se mostrado vantajosas e eficazes.

Tecnicamente, para a realização do selamento, duas sessões clínicas são necessárias, uma para a colocação de elásticos separadores para garantir acesso à região interproximal e a outra para a aplicação do selante (Figura 4). Na técnica do selamento, o material adesivo é aplicado sobre a superfície de esmalte cariada, formando uma barreira de proteção externa à superfície dentária[14] (Figura 4).

### Infiltrante resinoso

A técnica da infiltração consiste na utilização do ácido clorídrico para remoção na camada superficial da lesão e aplicação de um material resinoso de baixa viscosidade (Icon®, DMG América, New Jersey, EUA) que penetra nas porosidades do corpo da lesão cariosa no esmalte por meio de forças capilares, preenchendo seu interior e formando uma barreira mecânica ácido-resistente que impede a penetração de ácidos bacterianos no local[15] (Figura 5). Pode ser utilizada em superfícies lisas ou proximais, nestas últimas a infiltração

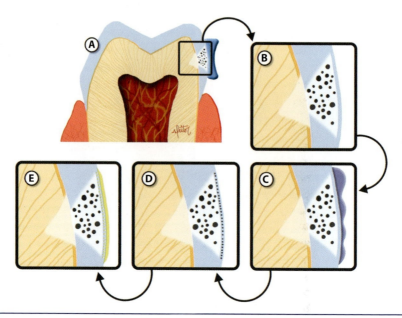

FIGURA 4  (A) lesão proximal não cavitada em esmalte após afastamento com elástico ortodôntico por 1-3 dias; (B) aspecto aproximado da lesão; (C) aplicação de ácido fosfórico; (D) desmineralização da camada superficial criando uma superfície porosa; (E) selamento da lesão de cárie com a presença de material sobre a lesão.

Fonte: Ilustrações realizadas pelo Prof. Dr. Heitor Marques Honório.

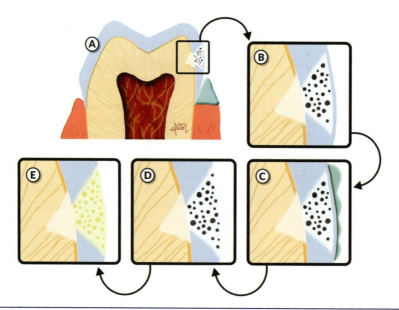

FIGURA 5  (A) lesão proximal não cavitada em esmalte após afastamento com cunha do kit do material; (B) aspecto aproximado da lesão; (C) aplicação de ácido clorídrico; (D) remoção da camada superficial da lesão; (E) infiltração da lesão de cárie com material resinoso, que penetra dentro da lesão.

Fonte: Ilustrações realizadas pelo Prof. Dr. Heitor Marques Honório.

resinosa não exige separação interproximal prévia, pois o próprio kit do sistema Icon® disponibiliza uma cunha plástica que possibilita a aplicação do material em sessão única. Nessa técnica o material permanece dentro da lesão, preenchendo a porosidade que se formou pela desmineralização cariosa, sendo diferente do selamento, em que o material fica superficialmente sobre a lesão.

Essa técnica está indicada quando é observada no exame radiográfico interproximal imagem radiolúcida na metade externa (E1), interna do esmalte (E2) ou no terço externo da dentina (D1), mas não pode haver cavitação **(Figura 6)**. Nos casos de dúvidas em relação à presença ou não de cavidade, a separação dentária deverá ser previamente realizada para uma melhor avaliação clínica. Diante da constatação de cavidade, o infiltrante resinoso não constitui uma opção terapêutica.

Recentemente, um estudo clínico randomizado avaliou a eficácia da infiltração resinosa no controle da progressão de lesões cariosas interproximais não cavitadas (na metade interna do esmalte e no terço externo da dentina) comparativamente à medida não invasiva pelo uso de fio dental. Após dois anos de acompanhamento, a progressão da lesão no grupo que recebeu a infiltração resinosa foi de 24% enquanto no grupo não infiltrado foi de 55,2%, demonstrando a eficácia da infiltração resinosa em molares decíduos mesmo em pacientes com alto risco de cárie.[16] Adicionalmente uma revisão sistemática recente da base de dados Cochrane concluiu que a aplicação de infiltrante resinoso é significativamente mais eficaz do que o tratamento não invasivo (aplicação profissional de verniz fluoretado ou uso de fio dental pelo paciente), mas enfatiza que ainda existe

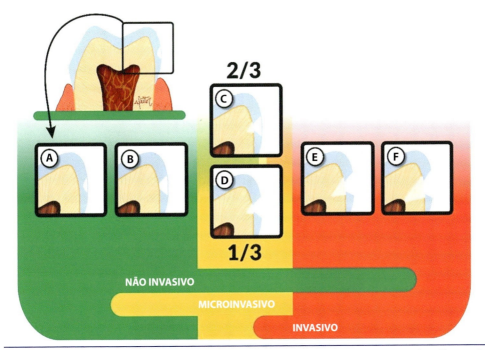

FIGURA 6 Características de profundidade e cavitação das lesões de cárie proximais. (A e B) metade externa e interna de esmalte (geralmente não cavitadas); (C e D) terço externo de dentina, 1/3 dessas lesões apresenta-se cavitado; (E e F) terço médio e interno de dentina, geralmente essas lesões se encontram cavitadas.

Fonte: Ilustrações realizadas pelo Prof. Dr. Heitor Marques Honório.

a necessidade da realização de mais estudos com maior tempo de acompanhamento para avaliar os resultados em longo prazo.[14] Entretanto, considerando que a taxa média de falha dessa técnica é baixa,[15] sua indicação vem sendo incentivada como uma das principais opções antes de um tratamento restaurador, porém cabe aqui destacar o alto custo do produto comercialmente disponível no mercado.

### Diamino fluoreto de prata

O diamino flureto de prata (DFP) é uma solução contendo fluoreto, prata iônica e amônia, que atua impedindo o desenvolvimento e a progressão da lesão de cárie. Embora estudos *in vitro*[17] demonstrem que o DFP é eficaz na prevenção e controle das lesões de cárie no esmalte, o seu mecanismo de ação ainda é muito discutido, sendo atribuído aos efeitos do fluoreto, bem como às propriedades antibacterianas dos íons de prata.[18] O seu mecanismo foi apresentado no Capítulo 8.

Estudo prévio mostrou que o DFP foi eficaz no controle de lesões de cárie em esmalte de superfícies oclusais de molares permanentes em erupção.[19] No que diz respeito à superfície proximal, estudos clínicos estão sendo realizados para avaliar o seu desempenho no controle de lesões de cárie incipientes nesta área, mas ainda não há resultados.[20] Embora o DFP apresente boa eficácia, facilidade de aplicação e baixo custo, a presença de compostos de prata promove o escurecimento da superfície dentária e dos tecidos moles adjacentes, sendo essa a principal desvantagem dessa estratégia não invasiva.[21] Assim, previamente a sua aplicação, deve ser realizada a proteção da gengiva e região perioral com vaselina (para evitar irritação e pigmentação tecidual acidental)[21] e o dente a ser tratado deve ser limpo, seco e isolado com roletes de algodão para que a solução seja aplicada **(Figura 7)**. Esse processo simples de aplicação, que requer pouco equipamento, e seu baixo custo tornam o material ideal para intervenções comunitárias.

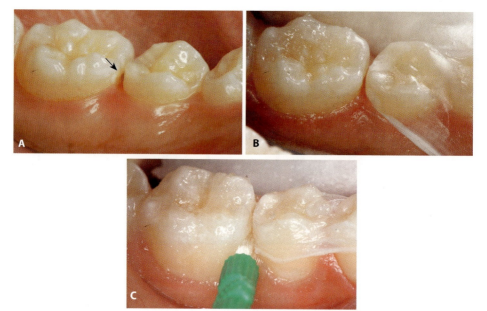

**FIGURA 7** (A) observe lesão de mancha branca não cavitada (ICDAS 2) ativa na região interproximal do molar permanente; (B) após isolamento relativo, proteção dos tecidos moles com vaselina e proteção do dente vizinho; (C) o tratamento instituído foi a aplicação de diamino fluoreto de prata a 38%.

Fonte: Acervo dos autores.

## Lesões microcavitadas em esmalte (ICDAS 3)
### Selamento de cicatrículas e fissuras

A indicação do selamento de cicatrículas e fissuras com selante resinoso estende-se para as lesões nas quais há ruptura localizada ou microcavitações do esmalte, sem exposição visível da dentina (ICDAS 3).[22] Não há evidência científica forte para direcionar a escolha entre selantes resinosos e cimento de ionômero de vidro (Figura 8). Entretanto, um estudo clínico randomizado recente mostrou que ambos os tipos de material foram eficazes em impedir a progressão de lesões microcavitadas (ICDAS 3), sem diferenças entre eles.[12] Chama-se a atenção para a necessidade de novos estudos com acompanhamento prolongado para confirmar a semelhança de comportamento clínico dos ionômeros e resinas neste tipo de abordagem terapêutica.

## Lesões de sombreamento em dentina (ICDAS 4)
### Selamento de cicatrículas e fissuras

A abordagem recomendada para lesões não cavitadas com envolvimento dentinário em superfícies de cicatrículas e fissuras, nas quais se observa clinicamente um sombreamento (ICDAS 4) é a técnica microinvasiva de selamento resinoso.[14,22] Essa estratégia é considerada capaz de controlar a progressão da lesão mesmo em dentina, uma vez que forma uma barreira mecânica que inviabiliza o suprimento nutritivo necessário para que as bactérias presentes no interior da lesão metabolizem carboidratos fermentáveis. Consequentemente, com o selamento da lesão de cárie, não haverá mais a produção de ácidos bacterianos responsáveis pela desmineralização dentária, de modo que a lesão

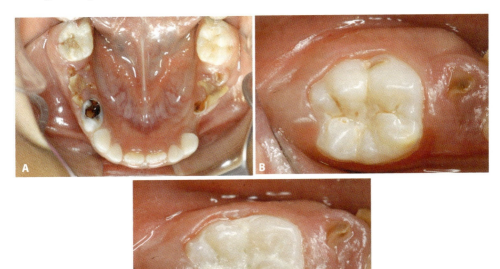

FIGURA 8 (A) Paciente com 7 anos de idade apresentando múltiplas lesões de cárie em dentes decíduos e permanentes; (B) primeiro molar permanente com lesão microcavitada (ICDAS 3) ativa em esmalte nas cicatrículas e fissuras; (C) o tratamento instituído foi o selamento das cicatrículas e fissuras com cimento de ionômero de vidro de alta viscosidade.

Fonte: Acervo dos autores.

é paralisada. Após detecção da lesão com sombreamento em dentina (Figura 1A) é recomendado o exame radiográfico interproximal para verificação da sua profundidade (Figura 1B), pois o selamento é recomendado para lesões localizadas até metade/terço externo de dentina.[23] Nos casos em que a lesão adentra a metade interna de dentina, a restauração é indicada.[23]

Para essa técnica, os selantes resinosos bem como as resinas *flow* são bastante utilizados.[11] Uma vez que a adesão do material à superfície selada é essencial para que haja o sucesso dessa abordagem conservadora, a utilização de sistema adesivo, particularmente do tipo convencional, previamente à aplicação do selante resinoso tem se mostrado promissora para promover uma maior retenção do material.[24]

### Infiltrante resinoso em superfícies proximais

Para o tratamento de lesões de sombreamento em dentina em superfícies proximais a técnica microinvasiva com infiltrante resinoso mostrou uma chance duas vezes maior de interromper ou reverter as lesões de cárie tanto em dentes decíduos quanto permanentes, em comparação com nenhum tratamento,[6] comprovando a sua indicação para essas situações (Figura 6). O mecanismo de ação e a técnica são exatamente os mesmos relatados anteriormente para as lesões não cavitadas em esmalte (Figura 5). Cabe ressaltar mais uma vez que não pode haver cavitação (Figura 6).

## Lesões cavitadas em dentina (ICDAS 5)
### Selamento de cicatrículas e fissuras

O selamento de lesões cavitadas em dentina segue o mesmo princípio da formação de uma barreira mecânica que inviabiliza o suprimento nutritivo para progressão da lesão, agora em dentina.[25,26] Existem dois estudos clínicos randomizados em dentes decíduos em que se realizou o selamento de lesões ICDAS 5 com comprometimento até metade externa de dentina de cavidades de até 1,5 mm[25] ou 3,0 mm[26] de diâmetro e este foi comparado ao tratamento com remoção seletiva de tecido cariado e restauração com resina composta. Em ambos os estudos o selamento promoveu controle da lesão de forma similar às restaurações,[25,26] sendo que a taxa de sucesso das restaurações foi maior comparativamente aos selantes resinosos no estudo de Hesse *et al.* (2014)[26] e similar no estudo de Dias *et al.* (2018),[25] no qual foi utilizada resina *flow* no selamento. Não existem estudos que tenham realizado o selamento em cavidades ICDAS 5 com abertura maior que 3 mm ou utilizado cimento de ionômero de vidro como material selador (Figura 9). Ressalta-se ainda que independentemente do uso de selante resinoso ou resina *flow*, utiliza-se sistema adesivo e não apenas o condicionamento ácido (Figura 10).

## Lesões cavitadas em dentina (ICDAS 5 e 6)
### Remoção seletiva de tecido cariado

O mesmo raciocínio de selamento da lesão de cárie para cessar a ação de ácidos, produzidos pelo metabolismo bacteriano, responsáveis pela desmineralização dentária, vale para o vedamento de uma lesão com o material restaurador. Dados de uma revisão sistemática asseguram que a manutenção de bactérias sob restaurações além de não implicar em progressão da lesão, não repercute em efeitos adversos como pulpite ou necrose pulpar.[27] Esses conceitos e constatações suportam a remoção seletiva de tecido cariado.

Para melhor compreensão da estratégia de remoção seletiva do tecido cariado é preciso que as distintas apresentações da dentina cariada sejam diferenciadas (ver Capítulo 10). Da periferia para o interior da cavidade existem 4 espectros de dentina: 1. Amolecida ou infectada (aparência de tecido necrótico, úmido, facilmente removido por instrumentos manuais); 2. Coriácea ou afetada (também pode ser removida sem esforço, mas não se deforma quando pressionada); 3. Firme

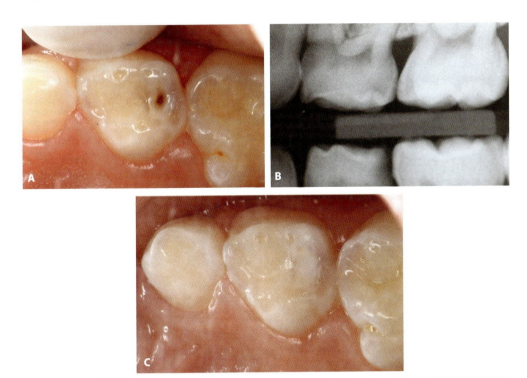

FIGURA 9 (A) paciente com 4 anos de idade com lesão de cárie cavitada em dentina (ICDAS 5) ativa na região de cicatrículas e fissuras do primeiro molar decíduo; (B) o tratamento instituído foi o selamento devido à abertura da cavidade menor que 1,5 mm, para preservar estrutura dentária; (C) aspecto final da superfície oclusal selada com cimento de ionômero de vidro.

Fonte: Acervo dos autores.

(ligeiramente mais resistente à remoção); e 4. Dura (resistente à remoção).[28]

Assim, para lesões cariosas em dentina rasas ou moderadas, sem risco de exposição pulpar (radiograficamente em dois terços ou três quartos externos da dentina), com a finalidade de favorecer a adesão/durabilidade da restauração, realiza-se a remoção de todo tecido cariado nas paredes circundantes até obtenção de uma dentina dura e na parede pulpar realiza-se uma remoção seletiva até que se alcance a dentina firme.[29] Em lesões profundas (terço interno de dentina), segue-se o mesmo tipo de remoção das paredes circundantes para assegurar adesão do material restaurador, no entanto, devido ao risco de agressão à polpa e/ou exposição pulpar, recomenda-se que seja feita a remoção seletiva até a dentina amolecida[29] **(Figura 11)**. Por meio desse procedimento, compreende-se que o melhor material de proteção do órgão pulpar é a própria dentina que, quando em condições favoráveis, é capaz de permitir a produção de dentina terciária e esclerótica como um mecanismo natural de proteção (ver Capítulo 6).

Para que seja feita a remoção de tecido cariado, diferentes métodos podem ser empregados e quando o desfecho considerado é a longevidade da restauração, a literatura não aponta superioridade de nenhum método. No entanto, considerando-se que o parâmetro adotado para selecionar a dentina que deve ser removida da dentina que pode ser mantida na cavidade seja sua consistência, o uso de instrumentos manuais afiados (curetas ou colheres de dentina) parece ser mais apropriado do que instrumentos rotatórios (brocas) no que se refere à preservação de tecido dentinário e conforto para o paciente.

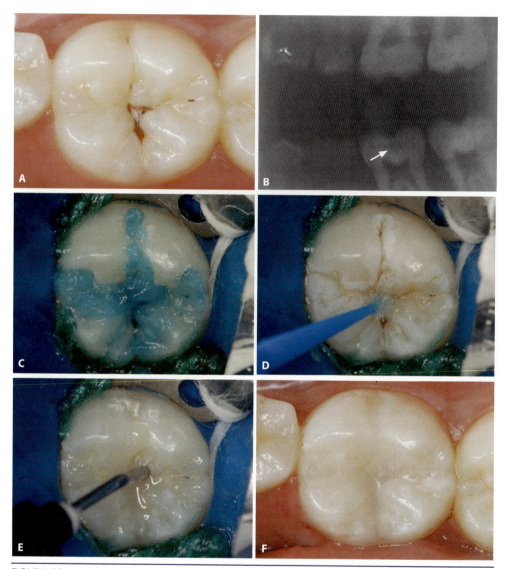

**FIGURA 10** (A) paciente com 11 anos de idade apresentou lesão de cárie cavitada em dentina (ICDAS 5) ativa na região de cicatrículas e fissuras do primeiro molar permanente; (B) o tratamento instituído foi o selamento (devido à abertura da cavidade menor que 3 mm e lesão em metade externa da dentina), para preservar estrutura dentária; (C) foi realizado o condicionamento do esmalte com ácido fosfórico; (D) a seguir foi aplicado sistema adesivo; (E) foi utilizada uma resina *flow*; (F) aspecto final da superfície oclusal selada.

Fonte: acervo dos autores.

A escolha do material restaurador deve ser orientada pela localização e extensão da lesão, pelo risco e atividade de cárie e pelas condições específicas de cada paciente. Não há evidências definitivas para apoiar materiais específicos mais adequados do que outros para restaurar os dentes, após a remoção seletiva de tecido cariado na dentina amolecida ou firme. Todavia, os materiais restauradores adesivos, como as resinas compostas e os cimentos de

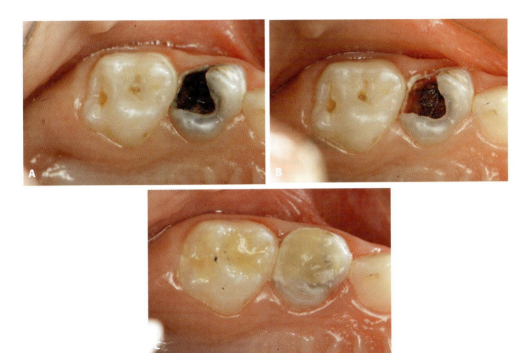

FIGURA 11 (A) paciente com 4 anos de idade com lesão de cárie ativa (tecido amolecido e presença de biofilme dentário) cavitada em dentina (ICDAS 6) com risco de exposição pulpar (profunda) no primeiro molar decíduo; (B) o tratamento instituído foi a remoção seletiva do tecido cariado com instrumento manual até a dentina dura nas paredes circundantes e até a dentina amolecida na parede pulpar; (C) restauração da lesão com cimento de ionômero de vidro de alta viscosidade.

Fonte: acervo dos autores.

ionômero de vidro de alta viscosidade, fornecem um bom selamento marginal.[22]

### Tratamento restaurador atraumático

O Tratamento Restaurador Atraumático (do inglês, *Atraumatic Restorative Treatment*, ART) surgiu como uma alternativa ao tratamento convencional cerca de 30 anos atrás, numa tentativa de restaurar dentes em comunidades nas quais o equipamento odontológico não estava disponível.[30] À época, a técnica representou uma quebra de paradigma, uma vez que se propunha a fazer uma restauração utilizando exclusivamente instrumentos manuais em todas as etapas do procedimento, ou seja, desde a ampliação/limpeza da cavidade até o ajuste oclusal. No presente capítulo, o foco será dado para o componente restaurador do ART, porém a técnica inclui também um componente preventivo, por meio do selamento de cicatrículas e fissuras suscetíveis ao desenvolvimento de lesões cariosas e/ou apresentando lesões iniciais de cárie.

O ART é uma abordagem de manejo da cárie minimamente invasiva que apresenta boa relação custo-efetividade. Entretanto, existem vários **mitos** em relação à técnica, que contribuem para que alguns profissionais apresentem baixa aceitação ao seu emprego na prática clínica, dentre os quais destacam-se:

1. **A anestesia local é contraindicada na técnica do ART:** existe uma compreensão equivocada de que a técnica do ART dispensa o uso de anestesia local. Na verdade, pelos próprios princípios que norteiam a remoção de tecido cariado preconizados pela técnica, quando da

realização do ART, a necessidade de se fazer uma anestesia é bastante reduzida. Acredita-se que isto ocorra em função do uso de instrumentos manuais (curetas), que elimina o estímulo desagradável causado pelas turbinas de alta e/ou baixa rotação (vibração, ar e água). Além disso, a remoção de tecido cariado inicia-se pelas paredes circundantes da cavidade, de maneira que a parede de fundo, anatomicamente próxima à polpa (pulpar ou axial), acaba sendo pouco manipulada.

2. **ART é um tratamento provisório:** este é um equívoco conceitual importante. Estudos que avaliaram a percepção de cirurgiões-dentistas brasileiros inseridos no serviço público a respeito do ART indicam que a grande maioria deles acredita tratar-se de um procedimento temporário,[31,32] quando, de fato, o ART é considerado tão definitivo quanto qualquer outra abordagem restauradora para dentes decíduos e permanentes.

3. **ART é para pacientes carentes e/ou em situação de campo:** é inquestionável que o ART tenha grande aplicação em campo, como, por exemplo, para populações ribeirinhas ou indígenas, para as quais o consultório odontológico não está disponível. Também não se discute que o ART facilita a oferta de tratamento para uma parcela da população (de vulnerabilidade social), cujo acesso ao tratamento convencional é baixo ou inexistente. Entretanto, ao longo dos anos, a indicação da técnica se expandiu, podendo ser aplicada em consultório odontológico, mostrando-se uma excelente alternativa para tratamento de lesões de cárie em pacientes ansiosos, em especial, as crianças, pela amigabilidade dos procedimentos que compõem a técnica.[30]

4. **Restaurações ART apresentam baixa taxa de sobrevivência:** este é um tópico que deve ser avaliado por diferentes perspectivas.

   4.1 **Treinamento do operador:** a literatura mostra que quando a técnica é realizada por profissionais pouco experientes e/ou sem treinamento e por estudantes, a taxa de falha é significantemente maior.[33,34]

   4.2 **Tipo de dente:** se permanente ou decíduo. A maioria dos estudos clínicos de acompanhamento foi realizado em dentes decíduos. Porém, nos últimos anos, publicações têm mostrado que as restaurações tendem a falhar mais em dentes decíduos que em permanentes, independente do material restaurador utilizado.[13]

   4.3 **Tipo de cavidade:** o sucesso de restaurações ART que envolvem uma única superfície é semelhante àquele obtido para a resina composta e amálgama, tanto para dentes decíduos quanto permanentes.[13] Para cavidades tipo classe II ou de múltiplas superfícies, as taxas de sucesso são mais baixas para dentes decíduos e permanentes.[13] Entretanto, uma revisão sistemática mostrou que restaurações ocluso-proximais falham bastante em dentes decíduos, independentemente se o material de escolha for o cimento de ionômero de vidro (ART), amálgama ou resina composta.[35]

   4.4 **Material restaurador:** na teoria, qualquer material restaurador adesivo pode ser empregado na técnica ART, mas como a grande maioria dos estudos sobre a técnica utilizou cimento de ionômero de vidro (CIV), o enfoque será dado para esse material. A primeira revisão sistemática sobre a performance do ART mostrou que aquelas restaurações feitas com CIVs convencionais de alta viscosidade (CIV-AV) se comportaram significativamente melhor que as de baixa e média viscosidade.[36] Nesse contexto, desde então, os CIV-AV (apesar de não haver uma definição clara e pragmática sobre o que são os CIV-AV) tornaram-se o material de escolha para o ART, e os de baixa e média viscosidade estão contraindicados.

A técnica do ART para restaurações está demonstrada na sequência de fotos que compõem a **Figura 12**. Pela facilidade de obtenção de fotos de alta qualidade, o caso apresentado foi realizado em um primeiro molar permanente, entretanto, os passos são os mesmos para dentes decíduos.

Para finalizar, algumas observações em relação à técnica se fazem pertinentes:

1. Para o sucesso da técnica é mandatória a vitalidade pulpar, nos casos de necrose ou pulpite irreversível não há indicação do ART.
2. Sempre utilizar curetas afiadas para remoção adequada do tecido cariado e não deixar tecido cariado nas paredes circundantes, o que influenciará negativamente na adesão do material restaurador ao dente.

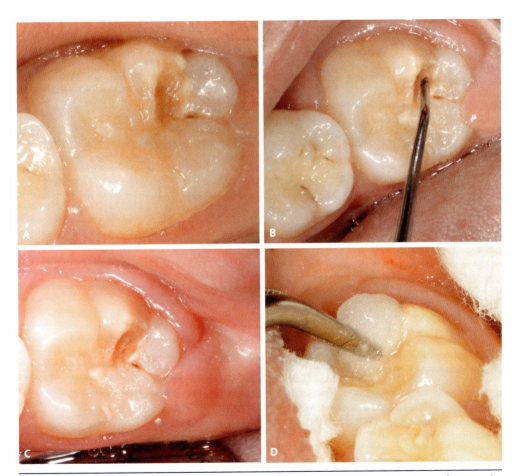

FIGURA 12 (A) imagem inicial evidenciando cavidade em dentina associada a uma fratura pós-eruptiva (dente com hipomineralização molar-incisivo - HMI); (B) remoção de tecido cariado com cureta afiada; (C) aspecto após a limpeza da cavidade; (D) aplicação do ácido poliacrílico por 20 segundos (Cavity conditioner, GC).

*Continua*

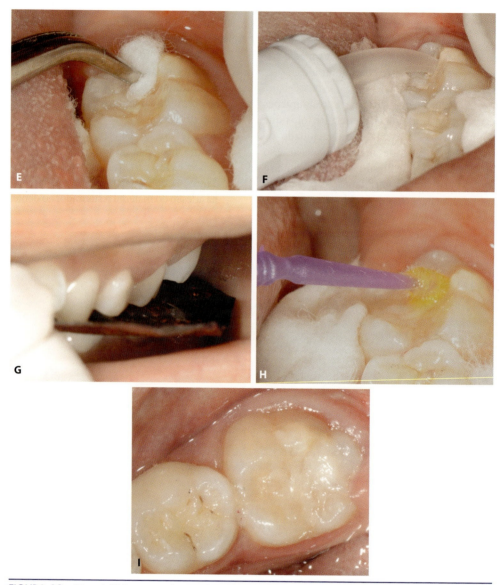

FIGURA 12 (Cont.) (E) lavagem da cavidade com bolinha de algodão umedecida em água e secagem da cavidade com bolinha de algodão; (F) inserção do cimento de ionômero de vidro (Equia Forte, GC) e pressão digital com o dedo enluvado e vaselinado por 40 segundos. (G) checagem da oclusão; (H) aplicação do protetor de superfície (Equia Coat, GC) e fotopolimerização por 40 segundos; (I) aspecto final da restauração.

Fonte: Acervo dos autores.

3. Caso a cavidade seja de média profundidade, a remoção deve ser até a dentina firme. Em casos de risco de exposição pulpar, recomenda-se remoção de tecido cariado até a dentina amolecida apenas na parede de fundo.

4. Deve-se seguir as especificações de uso do material restaurador dadas pelo fabricante. A alteração na proporção pó-

-líquido impactará negativamente nas suas propriedades mecânicas.
5. Sabe-se que CIVs convencionais têm um tempo de reação presa total em torno de 24 horas, sendo crítica as primeiras horas, quando a sinérese e embebição podem ocorrer, caso o material seja exposto ao ar ou à água. Dessa forma, é importantíssimo a proteção do material e a orientação para o paciente não mastigar do lado do dente tratado por ao menos 1 hora.

### Técnica de Hall

A técnica de Hall (*Hall Technique*) foi desenvolvida para dentes decíduos por uma dentista escocesa (Dra. Norna Hall) e tem como base as evidências científicas atuais de que a progressão da lesão de cárie é paralisada quando se interrompe o substrato cariogênico por meio de um selamento marginal eficaz da lesão, no caso, utilizando-se coroa pré-fabricada de aço inoxidável.[37] Além disso tem como objetivo proporcionar um procedimento simples e com boa aceitação pelo paciente infantil e familiares, devido ao conforto da técnica e rapidez.[37] A técnica consiste na colocação de borrachas ortodônticas separadoras (quando houver contato proximal com dentes adjacentes) por tempo necessário para separação dos dentes (varia de acordo com cada paciente); após a remoção das mesmas, seleciona-se a coroa de aço, cujo tamanho deve recobrir toda a coroa do dente, exercendo pressão na região cervical (eventuais adaptações da coroa podem ser realizadas - **Figura 13**). Após isolamento relativo, limpeza

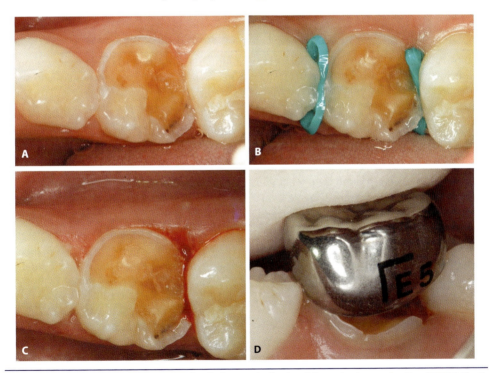

FIGURA 13 (A) paciente com 7 anos de idade com lesão de cárie cavitada em dentina (ICDAS 6) ativa na região oclusal do segundo molar decíduo (tamanho da lesão no limite da indicação, pois essa técnica não é indicada para perdas extensas); (B) utilização de elástico ortodôntico por 1-2 dias para realizar a separação dos dentes; (C) espaço obtido, importante para permitir a inserção da coroa; (D) escolha do tamanho da coroa.

*Continua*

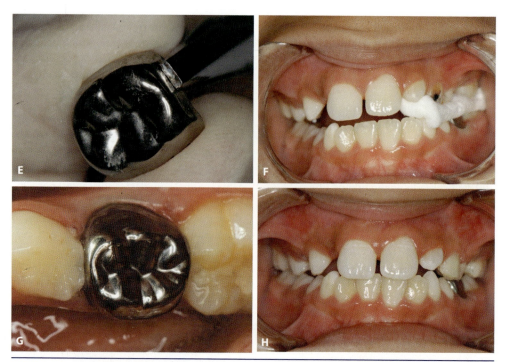

FIGURA 13 (Cont.) (E) adaptação da distância mésio-distal; (F) cimentação da coroa com cimento de ionômero de vidro; (G) aspecto final demonstrando boa adaptação da coroa (sem desgaste do dente ou da coroa); (H) oclusão final do paciente.

Fonte: Acervo dos autores.

da cavidade com escova Robson, a coroa é cimentada com cimento de ionômero de vidro convencional (CIV) e o paciente deve ocluir, mantendo a coroa em posição até o tempo de presa inicial do CIV (aproximadamente 2 minutos) **(Figura 13)**. O excesso de material deve ser removido da região cervical e interproximal. Ao final, o dente pode ficar em desoclusão e, apesar de não se conhecer o mecanismo compensatório, a oclusão é restabelecida após 2 a 10 dias.[37] Notem que essa técnica não requer anestesia local, remoção de cárie ou qualquer tipo de preparo ou desgaste dentário, reduzindo o risco de ansiedade induzida pelo tratamento na criança.[37] Dessa forma é bastante indicada para pacientes de pouca idade ou de difícil manejo do comportamento. Por fim, existem evidências científicas de que a técnica de Hall supera significativamente o método convencional de tratamento de molares decíduos cariados, apresentando uma taxa de sucesso 5 vezes maior.[37]

Inclusive apresenta a melhor taxa de sucesso em superfícies oclusoproximais, quando comparado a outras abordagens terapêuticas, como ART ou tratamento ultraconservador.[35]

### Diamino fluoreto de prata

O DFP também está indicado para o tratamento de lesões cavitadas com envolvimento dentinário (ICDAS 5 e 6) **(Figura 14)**, apresentando efeito superior ao verniz de fluoreto de sódio (NaF 5%).[6] Acredita-se que, ao entrar em contato com a dentina cariada, o DFP iniba enzimas proteolíticas (metaloproteinases da matriz - MMPs) responsáveis pela degradação do colágeno, controlando a progressão da lesão. Além disso, ele também apresenta um efeito dessensibilizante, pois promove a obstrução dos túbulos dentinários, dificultando a difusão dos ácidos bacterianos.[38]

A solução de DFP encontra-se disponível comercialmente em diferentes concen-

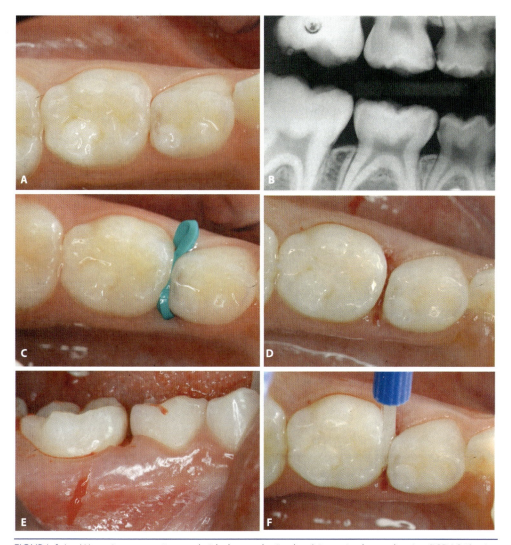

FIGURA 14 (A) paciente com 7 anos de idade com lesão de cárie cavitada em dentina (ICDAS 5) ativa na distal do primeiro molar decíduo; (B) imagem radiográfica comprovando a cavitação do esmalte com lesão em terço externo da dentina; (C) colocação de elástico ortodôntico por 2 dias para afastamento dentário; (D e E) imagens do afastamento obtido após a remoção do elástico, que permitiu confirmação do diagnóstico e acesso para realização do procedimento; (F) o tratamento instituído foi a aplicação de diamino fluoreto de prata a 38%.

Fonte: Acervo dos autores.

trações (12%, 30% e 38%) sendo a de 38% a mais utilizada devido a sua maior efetividade. A solução de DFP a 38%, quando aplicada duas vezes ao ano, foi mais eficaz do que uma solução com concentração de 12% aplicada no mesmo intervalo e que a solução a 38% quando aplicada apenas uma vez ao ano.[6,39]

No que diz respeito ao paciente, o DFP pode ser utilizado para o tratamento de lesões de cárie em crianças com problemas de comportamento e com necessidades especiais, bem como para pacientes que não podem ser submetidos a um tratamento mais invasivo. Além disso, o seu uso está bem indicado nos casos em que o paciente apresenta múltiplas lesões de cárie, necessitando de muitas consultas para a realização do tratamento restaurador.[39]

É importante ressaltar que apenas a aplicação DFP já pode ser considerada o tratamento definitivo, não havendo necessidade de restauração desde que a cavidade seja passível de limpeza. No entanto, caso o profissional opte pela realização da restauração posteriormente à aplicação, é importante destacar que embora alguns estudos mostrem que o uso do DFP pode comprometer a adesão do material restaurador, não existem evidências suficientes que suportem essa relação e, portanto, mais estudos precisam ser realizados.[40]

### Tratamento ultraconservador

Tratamentos mais conservadores para o controle da progressão de lesões cariosas em esmalte são considerados válidos e já demonstraram ser efetivos. Já para lesões cavitadas em dentina, o controle da progressão da cárie é feito, via de regra, por meio de restauração. Entretanto, ao se considerar todo conhecimento que se tem atualmente a respeito da evolução do processo carioso, é inquestionável que uma lesão de cárie só progride, independentemente de estar localizada em esmalte ou em dentina, na presença de um biofilme metabolicamente ativo sobre a superfície afetada. Dessa forma, a remoção regular do biofilme por meio da escovação dentária associada ao uso de dentifrício fluoretado e ao consumo racional do açúcar são estratégias capazes de evitar a progressão da doença, o que pode ser alcançado até mesmo sem a interferência de um profissional, como observado na **Figura 15**.

Uma vez compreendido que é possível paralisar uma lesão de cárie já cavitada, faz-se necessário avaliar a literatura no que se refere à adoção dessa prática clínica como alternativa de tratamento para o manejo de lesões em dentina. Nesse contexto, dois estudos retrospectivos conduzidos na Inglaterra mostraram que lesões de cárie cavitadas em dentes decíduos, que foram deixadas abertas em crianças que frequentavam o dentista ao menos uma vez ao ano, apresentaram o mesmo prognóstico em relação à dor e à infecção

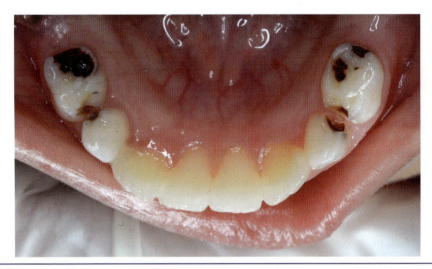

FIGURA 15 Arcada inferior de uma criança com 6 anos de idade apresentando perda precoce dos segundos molares decíduos e lesões cavitadas não tratadas nos dentes 74, 73, 83 e 84. As lesões apresentam características de inatividade, como já abordado no capítulo sobre diagnóstico (ver Capítulo 3).

Fonte: Acervo dos autores.

que aquelas que foram restauradas.[41,42] Adicionalmente a maioria dos dentes decíduos não restaurados permaneceu sem sintomatologia até o momento da exfoliação.[42]

De forma sistematizada, essa alternativa de tratamento foi aplicada em alguns estudos clínicos, apresentando alguma variação de técnica conforme descrito abaixo:

1. **Tratamento não restaurador da cárie (TNRC):** essa abordagem está baseada em três etapas. A primeira (1ª parte) delas refere-se à melhoria da higienização bucal por parte do paciente, incluindo a limpeza adequada da lesão de cárie. Para isso, em alguns casos faz-se necessário ampliar a cavidade (com instrumentos rotatórios/curetas) para permitir adequada remoção do biofilme do interior da lesão (2ª parte). Por fim, a terceira parte (3ª parte) constitui a aplicação de uma terapia de suporte, por meio da aplicação de diamino fluoreto de prata (DFP) a 38% ou verniz fluoretado.[43]
2. **Tratamento ultraconservador (TUC):** essa técnica foi testada em escolas sem o equipamento odontológico convencional. Dessa forma, o protocolo constitui-se em manter lesões cavitadas em dentina abertas e ampliar, com instrumentos manuais, cavidades para as quais não haja acesso para limpeza com a escova de dente. Para as cavidades muito retentivas cujas paredes de esmalte não podem ser quebradas com instrumento manual, para obtenção de um melhor acesso para controle do biofilme, preconiza-se a restauração pela técnica ART. Paralelamente realiza-se um programa de escovação supervisionada, durante os dias letivos na própria escola, após o lanche, enfatizando a necessidade de se colocar a escova de forma transversal na cavidade aberta[44] **(Figura 16)**. Quando o TUC foi comparado a restaurações de amálgama e ao ART em estudo de 3 anos, não foram observadas diferenças entre os três tratamentos no que se refere às complicações pulpares, dor ou perda precoce do elemento dentário.[44]

Apesar de as técnicas apresentarem algumas diferenças, ambas levam em consideração

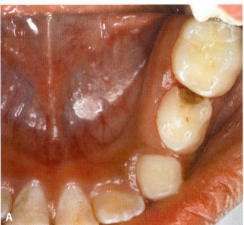
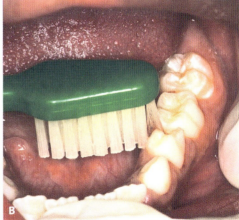

FIGURA 16 (A) cavidade com características favoráveis para o TUC, pois permite facilmente a penetração das cerdas da escova para promover a remoção do biofilme no seu interior; (B) demonstração do posicionamento ideal da escova de dentes (transversal) para uma melhor limpeza do dente em tratamento.

Fonte: Acervo dos autores.

a necessidade de se remover mecanicamente o biofilme do interior da cavidade e destacam a importância do fluoreto nesse processo, quer seja via dentifrício, verniz ou solução de DFP. Essas abordagens são indicadas para dentes decíduos, em especial em crianças pouco colaborativas, ansiosas ou com muitas lesões ativas.[43] Destaca-se que essa abordagem não altera o desenvolvimento da oclusão, uma vez que crianças submetidas ao TUC foram acompanhadas por ortodontistas e, após quatro anos, os resultados mostraram não haver diferenças nas distâncias intra-arco e na ocorrência de maloclusões entre aquelas que receberam restaurações e as que não receberam.[45]

Por fim, as abordagens descritas apresentam como vantagens controlar a progressão de lesões de cárie em comunidades cujo acesso ao tratamento convencional é difícil; postergar ou até mesmo evitar tratamentos invasivos em crianças muito pequenas; evitar o emprego de anestesia geral para realização de tratamentos restauradores em crianças pouco colaboradoras e efetivamente melhorar o padrão de higiene bucal, o que impactará a longo prazo na condição de saúde bucal.

Entretanto, são abordagens que requerem colaboração de pais/cuidadores e/ou apoio da escola, sendo importante que o profissional seja capaz de motivar a família a participar ativamente do tratamento.

## CONSIDERAÇÕES FINAIS

Atualmente, os profissionais dispõem de uma série de estratégias de tratamento capazes de preservar e tratar a estrutura dentária cariada em seus diversos estágios de comprometimento. Como as lesões de cárie apresentam um curso progressivo quando não se adota nenhuma estratégia terapêutica, quanto mais precoce a detecção da lesão, maior a possibilidade de utilização de procedimentos não operatórios e menores são as sequelas ao dente e ao paciente. Entretanto, a realização dessas estratégias de forma isolada, ou seja, só em nível de dente, inevitavelmente levará ao insucesso, pois o controle da cárie dentária se faz em nível de paciente e núcleo familiar, com a atuação direcionada ao controle dos fatores envolvidos com as causas da doença.

## REFERÊNCIAS BIBLIOGRÁFICAS

1. Marinho VC, Higgins JP, Sheiham A, Logan S. Fluoride toothpastes for preventing dental caries in children and adolescents. Cochrane Database Syst Rev. 2003;(1):CD002278.
2. Innes NP, Manton DJ. Minimum intervention children's dentistry - the starting point for a lifetime of oral health. Br Dent J. 2017;223(3):205-13.
3. Kumar S, Tadakamadla J, Johnson NW. Effect of toothbrushing frequency on incidence and increment of dental caries: a systematic review and meta-analysis. J Dent Res. 2016;95(11):1230-6.
4. Worthington HV, Macdonald L, Poklepovic PT, Sambunjak D, Johnson TM, Imai P, et al. Home use of interdental cleaning devices, in addition to toothbrushing, for preventing and controlling periodontal diseases and dental caries. Cochrane Database Syst Rev. 2019;4(4):CD012018.
5. Moynihan P. Sugars and dental caries: evidence for setting a recommended threshold for intake. Adv Nutr. 2016;7(1):149-56.
6. Urquhart O, Tampi MP, Pilcher L, Slayton RL, Araujo MWB, Fontana M, et al. Nonrestorative treatments for caries: systematic review and network meta-analysis. J Dent Res. 2018;98(1):14-26.
7. Marinho VC, Worthington HV, Walsh T, Chong LY. Fluoride gels for preventing dental caries in children and adolescents. Cochrane Database Syst Rev. 2015;(6):CD002280.
8. Marinho VC, Worthington HV, Walsh T, Clarkson JE. Fluoride varnishes for preventing dental caries in children and adolescents. Cochrane Database Syst Rev. 2013; (7):CD002279.
9. Lenzi TL, Montagner AF, Soares FZ, de Oliveira Rocha R. Are topical fluorides effective for treating incipient carious lesions? A systematic review and meta-analysis. J Am Dent Assoc. 2016;147(2):84-91.
10. Cochrane NJ, Saranathan S, Cai F, Cross KJ, Reynolds EC. Enamel subsurface lesion remineralisation with casein phosphopeptide stabilised solutions

of calcium, phosphate and fluoride. Caries Res. 2008;42(2):88-97.
11. Ahovuo-Saloranta A , Forss H, Walsh T, Nordblad A, Mäkelä M, Worthington HV. Pit and Fissure Sealants for Preventing Dental Decay in Permanent Teeth. Cochrane Database Syst Rev. 2017;7(7):CD001830.
12. Muñoz-Sandoval C, Gambetta-Tessini K, Giacaman RA. Microcavitated (ICDAS 3) carious lesion arrest with resin or glass ionomer sealants in first permanent molars: a randomized controlled trial. J Dent. 2019;88:103163.
13. de Amorim RG, Frencken JE, Raggio DP, Chen X, Hu X, Leal SC. Survival percentages of atraumatic restorative treatment (ART) restorations and sealants in posterior teeth: an updated systematic review and meta-analysis. Clin Oral Investig. 2018;22(8):2703-25.
14. Dorri M, Dunne SM, Walsh T, Schwendicke F. Micro-invasive interventions for managing proximal dental decay in primary and permanent teeth. Cochrane Database Syst Rev. 2015;(11):CD010431.
15. Paris S, Bitter K, Krois J, Meyer-Lueckel H. Seven-year efficacy of proximal caries infiltration – Randomized clinical trial. J Dent. 2020;93:103277.
16. Jorge RC, Ammari MM, Soviero VM, Souza IPR. Randomized controlled clinical trial of resin infiltration in primary molars: 2 years follow-up. J Dent. 2019;90:103184.
17. Punyanirun K, Yospiboonwong T, Kunapinun T, Thanyasrisung P, Trairatvorakul C. Silver diamine fluoride remineralized artificial incipient caries in permanent teeth after bacterial pH-cycling in-vitro. J Dent. 2018;69:55-9.
18. Mei ML, Li QL, Chu CH, Lo EC, Samaranayake LP. Antibacterial effects of silver diamine fluoride on ulti-species cariogenic biofilm on caries. Ann Clin Microbiol Antimicrob. 2013;26:12-4.
19. Braga MM, Mendes FM, De Benedetto MS, Imparato JC. Effect of silver diammine fluoride on incipient caries lesions in erupting permanent first molars: a pilot study. J Dent Child. 2009;76(1):28-33.
20. Mattos-Silveira J, Floriano I, Ferreira FR, Viganó MEF, Frizzo MA, Reyes A, et al. New proposal of silver diamine fluoride use in arresting approximal caries: study protocol for a randomized controlled trial. Trials. 2014;19; 15:448.
21. Hu S, Meyer B, Duggal M. A silver renaissance in dentistry. Eur Arch Paediatr Dent. 2018;19(4):221-7.
22. Schwendicke F, Splieth C, Breschi L, Banerjee A, Fontana M, Paris S, et al. When to intervene in the caries process? An expert Delphi consensus statement. Clin Oral Invest. 2019;23(10):3691-703.
23. Schwendicke F, Frencken JE, Bjorndal L, Maltz M, Manton DJ, Ricketts D, et al. Managing carious lesions: consensus recommendations on carious tissue removal. Adv Dent Res. 2016;28(2):58-67.
24. Botton G, Morgental CS, Scherer MM, Lenzi TL, Montagner AF, Rocha RO. Are self-etch adhesive systems effective in the retention of occlusal sealants? A systematic review and metaanalysis. Int J Paediatr Dent. 2016;26(6):402-11.
25. Dias KR, de Andrade CB, Wait TT, Chamon R, Ammari MM, Soviero VM, Fonseca-Gonçalves, A. Efficacy of sealing occlusal caries with a flowable composite in primary molars: A 2-year randomized controlled clinical trial. J Dent. 2018;74:49-55.
26. Hesse D, Bonifácio CC, Mendes FM, Braga MM, Imparato JCP, Raggio DP. Sealing versus partial caries removal in primary molars: a randomized clinical trial. BMC Oral Health. 2018;28;14:58.
27. Ricketts D, Lamont T, Innes NP, Kidd E, Clarkson JE. Operative caries management in adults and children. Cochrane Database Syst Rev. 2013;28;(3):CD003808.
28. Banerjee A, Frencken JE, Schwendicke F, Innes NPT. Contemporary operative caries management: consensus recommendations on minimally invasive caries removal. Br Dent J. 2017;223(3):215-22.
29. Schwendicke F. Contemporary concepts in carious tissue removal: a review. J Esthet Restor Dent. 2017;29(6):403-8.
30. Frencken JE, Leal SC, Navarro MF. Twenty-five-year atraumatic restorative treatment (ART) approach: a comprehensive overview. Clin Oral Investig. 2012;16:1337-46.
31. Busato IVS, Gabardo MCL, França BHS, Moysés SJ, Moysés ST. Evaluation of the perception of the oral health teams of the municipal health department of Curitiba, Paraná State, regarding atraumatic restorative treatment (ART). Cien Saude Colet. 2011;Suppl 1:1017-22.
32. Kuhen M, Buratto G, Silva MP. Uso do tratamento restaurador atraumático na estratégia da família. Rev Odontol UNESP. 2013;42:291-7.
33. Taifour D, Frencken JE, Beiruti N, Hof MA, Truin GJ. Effectiveness of glass-ionomer (ART) and amalgam restorations in the deciduous dentition - results after 3 years. Caries Res. 2002;36:437-44.
34. Franca C, Colares V, Van Amerongen E. Two-year evaluation of the atraumatic restorative treatment approach in primary molars class I and II restorations. Int J Paediatr Dent. 2011;21(4):249-53.
35. Tedesco TK, Gimenez T, Floriano I, Montagner AF, Camargo LB, Calvo AFB, et al. Scientific evidence for the management of dentin caries lesions in pediatric dentistry: a systematic review and network meta-analysis. PLoS One. 2018;13(11):e0206296.
36. van 't Hof MA, Frencken JE, van Palenstein Helderman WH, Holmgren CJ. The atraumatic restorative treatment (ART) approach for managing dental caries: a meta-analysis. Int Dent J. 2006;56(6):345-51.
37. Innes NP, Evans DJ, Bonifacio CC, Geneser M, Hesse D, Heimer M, et al. The Hall Technique 10 years on: questions and answers. Br Dent J. 2017;222(6):478-83.
38. Zhao IS, Gao SS, Hiraishi N, Burrow MF, Duangthip D, Mei ML, et al. Mechanisms of silver diamine fluoride on arresting caries: a literature review. Int Dent J. 2018;68(2):67-76.
39. Seifo N, Cassie H, Radford JR, Innes NPT. Silver diamine fluoride for managing carious lesions: an umbrella review. BMC Oral Health. 2019;19(1):145.
40. Jiang M, Mei ML,Wong MCM,Chu CH, Lo ECM. Effect of silver diamine fluoride solution application

on the bond strength of dentine to adhesives and to glass ionomer cements: a systematic review. BMC Oral Health. 2020;5:20(1):40.
41. Tickle M, Milsom K, King D, Kearney-Mitchell P, Blinkhorn A. The fate of the carious primary teeth of children who regularly attend the general dental service. Br Dent J. 2002;192:219-23.
42. Levine RS, Pitts NB, Nugent ZJ. The fate of 1,587 unestored carious deciduous teeth: a retrospective general dental practice-based study from northern England. Br Dent J. 2002;193:99-103.
43. van Strijp G, van Loveren C. No removal and inactivation of carious tissue: non-restorative cavity control. Monogr Oral Sci. 2018;27:124-36.
44. PMijan M, de Amorim RG, Leal SC, Mulder J, Oliveira L, Creugers NHJ, et al. The 3.5-year survival rates of primary molars treated according to three treatment protocols: a controlled clinical trial. Clin Oral Invest. 2014;18(4):1061-9.
45. Gomide RT, Frencken JE, Faber J, Kuijpers-Jagtman AM, Leal SC. Cavity treatment in primary molars and malocclusion: quasi-randomized clinical trial. Peer J. 2020;8:e8439.

# Abordagem conservadora de lesões cariosas em dentes permanentes e na longevidade de restaurações

Linda Wang | Leandro Augusto Hilgert | Rafael Ratto de Moraes | Luciana Fávaro Francisconi-dos-Rios | Juliana Carvalho Jacomine | Gerson Aparecido Foratori-Junior

## INTRODUÇÃO

O estágio atual do conhecimento sobre a doença cárie dentária permitiu o estabelecimento de novos parâmetros que revolucionaram as condutas de tratamento. A partir de condições efetivas de se realizar o diagnóstico da doença e a detecção precoce de lesões, medidas de prevenção mais eficazes e manejos mais conservadores das lesões decorrentes da doença tornaram-se possíveis.[1,2] O tratamento das lesões cariosas baseia-se em uma abordagem com menor necessidade de intervenção operatória, especialmente considerando os aspectos iniciais detectáveis da lesão no contexto da doença.[1,2]

Avaliar o risco à cárie dentária (ver Capítulo 5) e aspectos específicos da atividade da lesão (ver Capítulo 3) também contribui para a determinação da conduta clínica, que deve incluir a preservação quantitativa e qualitativa do remanescente dentário, além de estabelecer condições para que o tratamento realizado seja longevo. Clinicamente, parâmetros são utilizados para as tomadas de decisões no tratamento dessas lesões. A exemplo, o ICDAS (ver Capítulo 3) é uma ferramenta sistematizada adotada atualmente para se estabelecerem escolhas guiadas das referidas abordagens.

No raciocínio mais conservador, as medidas atualmente disponíveis, na atuação desde o estágio de mancha branca ou com mínimas rupturas em esmalte, podem ser decisivas para conter o avanço em dentina.[3] Uma vez que esta tenha sido atingida, a remoção seletiva do tecido cariado corresponde certamente a um dos avanços mais significativos, permitindo a manutenção da dentina com potencial de se recuperar e desempenhar as funções às quais se destina.[4-7] Essas condutas contam com o avanço de materiais desenvolvidos pensando na capacidade de interagir física e biologicamente com tais substratos, ainda que não sejam mais relevantes que o próprio mecanismo de defesa biológico dentário, que deve ser estimulado.[8]

Compreender melhor as características dos substratos acometidos pelas lesões cariosas ou por outros eventos[9-11] é atualmente uma das bases mais interessantes para avançar na busca por soluções mais eficazes em longo prazo.[4-7]

Em se tratando dessa longevidade, considerar a funcionalidade de procedimentos realizados também é uma meta importante no contexto da Odontologia de Mínima Intervenção, uma vez que se evita ao máximo a remoção, ainda que ínfima, de estrutura dentária.[12-15] Quando se relaciona a falha clínica de uma restauração à doença cárie dentária, é comum o uso de termos como cárie secundária, recorrente ou reincidente, que atualmente são discutidos quanto à melhor forma de se referir à lesão de cárie nas adjacências de uma restauração. Invariavelmente, apesar da falta de consenso sobre a melhor terminologia, em situações em que os fatores determinantes da doença cárie se fizeram presentes em novo momento ou de forma contínua, a estrutura dentária poderá estar suscetível à desmineralização também nessas áreas.[2,3]

Ao serem inevitáveis as medidas operatórias, o controle e a manutenção das restaurações, visando-se à sua máxima longevidade, tornam-se as próximas etapas. Deve-se principalmente evitar condições que favoreçam a continuidade da ação ou o restabelecimento dos fatores causais da doença cárie, sendo imperativo o envolvimento do paciente e do profissional, adicionalmente ao uso de material com propriedades particulares.

Este capítulo tratará dos aspectos relacionados à abordagem de lesões de cárie, desde os estágios iniciais até o avanço em dentina. Além disso, discorrerá sobre a manutenção das restaurações como um dos cenários de maior interesse. Reforça-se que a ação de "fidelizar" o paciente é altamente favorável para o sucesso das condutas mais conservadoras.

O foco deste capítulo será de contribuir com as medidas direcionadas ao paciente e seus dentes permanentes. Como descrito no Capítulo 9, com ênfase na abordagem em crianças, algumas particularidades desses pacientes justificam variações nas tomadas de decisão, muitas vezes específicas para a dentadura decídua, devido aos aspectos já oportunamente descritos.

## ABORDAGEM EM ESMALTE

O acúmulo de biofilme na superfície dentária, associado a constantes desafios cariogênicos impostos pelo consumo de açúcares, resulta em mudanças microbiológicas do biofilme e na produção de ácidos que levam à dissolução lenta e gradual da estrutura mineral do elemento dentário (ver Capítulo 1).

Apesar de ser possível, histologicamente, observar os processos iniciais de desenvolvimento de uma lesão cariosa em estágios subclínicos, clinicamente, a primeira alteração visível em esmalte é a lesão de mancha branca (LMB). Essa lesão é caracterizada por uma camada superficial mais mineralizada em relação ao corpo da lesão subsuperficial, no qual se concentra a maior perda de minerais, tornando-o mais poroso e frágil. Um correto diagnóstico e detecção dessas lesões, bem como do paciente de modo geral, é imperioso para que seja possível controlar o processo

cárioso com mínima intervenção e melhor prognóstico para o dente no longo prazo.

A LMB, se não controlada e inativada, pode evoluir até o momento em que a camada superficial fica sem suporte, frágil e colapsa, clinicamente resultando em uma cavitação. Em tal estágio, é provável que a dentina subjacente ao esmalte já esteja sendo acometida (desmineralizada) pelo processo carioso, inclusive com possível resposta pulpar, como esclerose tubular, formação de dentina terciária e/ou até mesmo sensibilidade dolorosa **(Figura 1)**.

De acordo com a atividade da lesão, a possibilidade ou não de desorganização do biofilme, o risco de cárie do paciente e particularidades ligadas ao estágio de vida (idade) do paciente, podem ser indicadas diferentes abordagens, com distintos graus de invasividade para o controle das lesões cariosas.[3]

De forma geral, lesões inativas não requerem intervenção específica, apenas manutenção das condições de saúde bucal que levaram o paciente a controlar o processo de evolução da cárie dentária. Existindo atividade de lesão, abordagens não invasivas devem ser implementadas, representadas principalmente por controle de dieta, desorganização do biofilme e uso de substâncias que atuem favoravelmente no dinâmico processo de desmineralização/remineralização, como os fluoretos.

Em casos nos quais seja viável a constante remoção do biofilme com o auxílio da escovação com um dentifrício fluoretado, é possível controlar a evolução das lesões cariosas com abordagens não invasivas. Entretanto, de acordo com características das lesões e/ou do paciente, pode ser bem indicada a associação de métodos não invasivos com abordagens microinvasivas, como selantes ou infiltrantes resinosos.

A associação de abordagens não invasivas com intervenções invasivas, como a realização de preparos cavitários e restaurações, deve ficar restrita apenas aos casos de

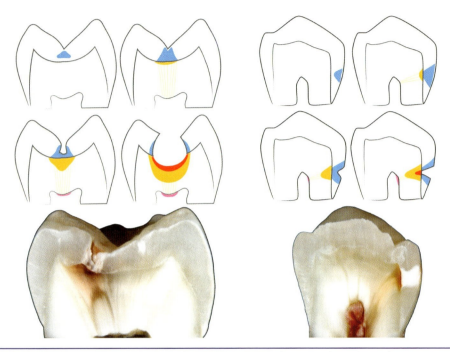

FIGURA 1   Representação esquemática ilustrada por cortes dentários de estágios de progressão de lesões cariosas em superfície de cicatrículas e fissuras oclusal e proximal. Em azul, esmalte desmineralizado; vermelho, zonas de dentina necrótica e contaminada (infectada); laranja, zonas de transição de dentina desmineralizada e translúcida (afetada) à sadia; rosa, dentina terciária.

Fonte: Imagens gentilmente cedidas por Leandro Hilgert.

lesões cariosas ativas que não são passíveis de controle do biofilme e que não podem ser controladas com níveis mais conservadores de intervenção, ou que requeiram a restauração por motivos funcionais e/ou estéticos. As razões para a indicação de crescente invasividade na abordagem de acordo com os estágios de evolução da lesão cariosa são preservar ao máximo a estrutura dentária, promover um verdadeiro tratamento por meio de mudanças que abordem a etiologia da doença e retardar o ciclo restaurador repetitivo ou espiral da morte do elemento dentário.

## Lesões cariosas em superfícies de cicatrículas e fissuras

As superfícies de cicatrículas e fissuras (especialmente em faces oclusais) representam área em que a anatomia do elemento dentário pode favorecer o acúmulo de biofilme e dificultar o acesso à correta higiene e agentes de controle da progressão de lesões, como fluoretos e saliva. Assim, é uma superfície em que há maior incidência de lesões cariosas, especialmente em populações mais jovens (sobretudo nos primeiros molares permanentes), pois, durante o período de irrupção, as regiões de cicatrículas e fissuras ficam vulneráveis à desmineralização, visto que ainda não há uma adequada maturação do esmalte, nem função mastigatória (para induzir à autolimpeza), nem idade para uma fácil higiene pela criança ou por seus cuidadores. Cabe ressaltar que lesões cariosas em cicatrículas e fissuras não são exclusividade de dentes recém-irrompidos, apenas apresentam uma incidência mais elevada nessa fase.

De forma geral, se uma lesão cariosa em esmalte é detectada em superfície de cicatrículas e fissuras, deve-se avaliar sua atividade.

Se inativa, apenas medidas de reforço em promoção de saúde bucal devem ser tomadas. Se houver atividade, abordagens não invasivas devem ser instituídas (controle de dieta, instrução de higiene bucal, utilização de fluoretos). Lesões ativas restritas ao esmalte, sem cavitação (ICDAS 1 e 2) ou com pequenas cavitações (ICDAS 3) passíveis de limpeza, podem ser controladas por métodos não invasivos. Ainda assim, em casos de alto risco de cárie, mesmo lesões restritas ao esmalte podem receber a correta indicação para uma abordagem microinvasiva, no caso, selantes.

Selantes são barreiras de difusão colocadas sobre superfícies dentárias mais suscetíveis às lesões cariosas. Eles podem ser aplicados sobre superfícies sem lesões diagnosticadas e detectadas com um intuito preventivo ou sobre lesões cariosas com finalidade terapêutica. Para evitar sobretratamento e custos desnecessários, é cada vez mais comum uma indicação terapêutica, baseada na identificação de atividade/risco de cárie em relação à superfície dentária e ao paciente.[16] Em outras palavras, sugere-se que há correta indicação quando: cicatrículas e fissuras com lesões ativas são detectadas; o paciente apresenta um alto risco de cárie; cicatrículas e fissuras são profundas e o paciente ou cuidadores não conseguem promover adequada higiene. Cabe reiterar que a função de um selante é ocupar mecanicamente um espaço da superfície dentária suscetível ao acúmulo de biofilme. Mesmo em pacientes de alto risco, desde que promovam uma adequada desorganização do biofilme por bons métodos de higiene bucal (como escovação supervisionada diária com dentifrício fluoretado), selantes podem não ser necessários.[17] Porém, é bom reforçar que selantes têm evidência de eficácia comprovada na prevenção e no controle da cárie dentária.[18]

Os materiais mais utilizados para a realização de selantes são os resinosos e os à base de cimentos de ionômero de vidro. Os selantes resinosos parecem apresentar uma maior retenção do que os selantes ionoméricos em geral. Entretanto, selantes ionoméricos de alta viscosidade (aplicados de acordo com a filosofia do tratamento restaurador atraumático) apresentam não só melhor retenção do que selantes ionoméricos de menor viscosidade[19] mas também efeito preventivo de cárie similar ao dos resinosos.[17,20,21] Como vantagem, selantes com ionômeros de vidro de alta viscosidade são menos sensíveis às dificuldades de isolamento, especialmente em molares permanentes em irrupção, uma das principais indicações dos selantes de cicatrículas e fissuras. Também é preciso entender que selantes aplicados em molares recém-irrompidos acabam por perder total ou parcialmente sua retenção com o tempo, independentemente do material utilizado, e que a retenção inicial (primeiros meses/anos após a aplicação) já cumpre com seu papel. Acredita-se que selantes exerçam função importante no controle das lesões de cárie em momentos específicos da vida. Podem agir como tratamento "temporário" em molares recém-irrompidos ou em fase de irrupção em pacientes jovens com alto risco de cárie. Quando os hábitos tornam-se melhores (por meio de educação em saúde, avanço da idade e maior colaboração e destreza para uma boa higiene) e os dentes entram em oclusão, a retenção do material provavelmente não é tão relevante nas superfícies acessíveis à limpeza. Embora a indicação mais comum de selantes oclusais como abordagem microinvasiva sejam as lesões cariosas ativas ainda não cavitadas (ICDAS 1 e 2) ou com cavitação restrita ao esmalte (ICDAS 3), há dados que mostram que lesões cariosas oclusais com extensão em dentina (ICDAS 4) também podem ter sua progressão paralisada pelo uso de selantes na região de cicatrículas e fissuras onde a lesão se inicia ou apresenta sua microcavitação.[22] Dessa forma, a intervenção invasiva, escavação e restauração convencional de lesões oclusais, pode ser evitada e, na pior das hipóteses, adiada. Na escolha de selantes para essa abordagem terapêutica, sugerem-se os resinosos por sua maior capacidade de retenção. Exames regulares clínicos e radiográficos são necessários para acompanhar a evolução do caso e garantir que o selante esteja intacto e que a extensão da lesão não aumente. Nesses casos, mesmo podendo ser necessária uma intervenção invasiva (restauração) no futuro, o prognóstico individual do dente pode ser melhorado pelo adiamento do tratamento restaurador.[22] Lesões cariosas ativas em cicatrículas e fissuras com cavidades não passíveis de limpeza ou amplas (ICDAS 5 e 6) e/ou em que já se observa claro envolvimento dentinário na imagem radiográfica recebem correta indicação de abordagem invasiva, com preparo cavitário, remoção adequada do tecido cariado e restauração, como será analisado em breve neste capítulo.

### Lesões cariosas em superfícies proximais

Em lesões cariosas proximais inativas, o mesmo conceito de não intervir, e sim acompanhar, se aplica. Nas lesões proximais ativas, há sempre a necessidade de promoção de intervenções não invasivas, porém aqui uma grande dificuldade ocorre, que é o acesso às superfícies proximais tanto para um bom diagnóstico como para a higiene pelo paciente. Nesses casos, a decisão pelo nível de intervenção estará diretamente relacionada à existência de cavitação, visto que lesões cavitadas proximais não são passíveis de limpeza se houver dente adjacente, assim a cavidade proximal é o limite que exige uma intervenção invasiva.

No entanto, obter a certeza clínica de que há ou não cavitação proximal não é algo fácil. Para se examinar clinicamente por exame tátil-visual uma superfície proximal, um afastamento prévio é normalmente necessário, o que nem sempre é possível. Muitas vezes o que há disponível para colaborar com o diagnóstico é uma radiografia interproximal (ver Capítulo 4), que não dá informação sobre atividade da lesão de cárie e pode apenas estimar se há ou não cavitação **(Figura 2)**.

Estudos sugerem que, quando a imagem radiolúcida está confinada ao esmalte (E1, metade externa, ou E2, metade interna),

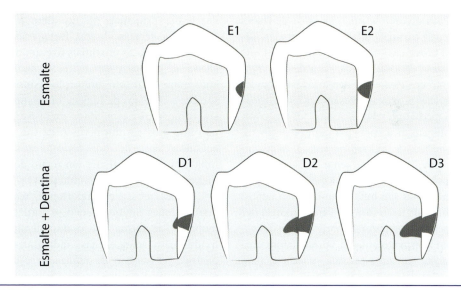

FIGURA 2  Representação esquemática da classificação dos limites de radiolucidez por provável lesão cariosa. E1 = metade externa do esmalte; E2 = metade interna do esmalte; D1 = terço externo da dentina, próximo ao limite amelo-dentinário; D2 = terço médio da dentina; D3 = terço interno da dentina, próximo à polpa.

Fonte: Imagens gentilmente cedidas por Leandro Hilgert.

raramente há cavitação e abordagens não invasivas e/ou microinvasivas devem ser implementadas. Se a lesão se apresenta radiograficamente nos terços médio ou interno de dentina (D2/D3), há normalmente uma cavitação e abordagens invasivas são necessárias. Em lesões radiolúcidas no terço externo de dentina (D1, próximo ao limite amelo-dentinário), a presença de cavitação é incerta.[23] Se mesmo após um exame clínico mais detalhado (com possível afastamento dentário) não for observada cavitação, na dúvida, essas lesões devem ser acompanhadas e tratadas como não cavitadas, com intervenções não invasivas e/ou microinvasivas. O receio de alguns profissionais em ser menos invasivos do que o necessário em lesões proximais com dúvida quanto à cavitação é contrabalanceado pela lenta velocidade de progressão dessas lesões, ou seja, nos casos em que infelizmente ocorrer progressão, apesar das medidas não invasivas e microinvasivas, é grande a chance de esta ser observada em consultas posteriores de retorno e tratada adequadamente, sem maiores consequências.

Para o controle microinvasivo de lesões cariosas proximais ativas não cavitadas, selantes proximais (que selem a região em que há a lesão cariosa) exigem considerável afastamento dos elementos dentários para que as superfícies proximais possam ser condicionadas e recebam o selante. Assim, foi desenvolvida uma técnica, com aplicadores específicos, denominada de infiltração resinosa. A infiltração resinosa, diferentemente do selante, não tem por objetivo recobrir a superfície com um material, mas sim infiltrar uma resina dentro do corpo da lesão cariosa. Para compreender o processo é preciso relembrar que lesões cariosas em esmalte, antes de apresentarem uma cavitação, tem uma camada superficial bem mineralizada e um corpo de lesão mais poroso (parcialmente desmineralizado) subsuperficial. O conceito da infiltração resinosa tem três passos: primeiro, corroer alguns micrômetros da camada superficial para abrir acesso ao corpo da lesão com a aplicação de um ácido clorídrico; segundo, ressecar o esmalte condicionado com um álcool; terceiro, infiltrar por capilaridade uma resina de alto poder de penetração no corpo da lesão para que lá seja polimerizada, criando uma barreira de difusão acidorresistente no interior da lesão cariosa **(Figuras 3 e 4)**.

Não há indicação preventiva de infiltração resinosa em superfícies hígidas proximais, ou seja, é preciso existir uma lesão para que a técnica seja indicada. Ademais, a infiltração não apresenta indicação para as lesões proximais em que já exista cavitação. Assim, o procedimento tem sido pesquisado clinicamente sobretudo em lesões E2 e D1, ou seja, lesões cariosas proximais que radiograficamente envolvem a metade interna de esmalte e o terço mais externo de dentina, casos em que muitas vezes ainda não há cavitação, mas que também não são tão iniciais como lesões E1 (radiolucidez em metade externa de esmalte), na qual o custo da técnica provavelmente não seria justificado.

Há evidência de eficácia clínica do protocolo de infiltração resinosa no controle das lesões proximais.[24-25] Em uma revisão sistemática recente, houve forte evidência que lesões cariosas proximais tiveram menos chance de progredir em dentes permanentes após tratamento com infiltração resinosa associada a medidas de higiene bucal, quando em comparação a métodos exclusivamente não invasivos em um período de três anos, em que a chance de lesões cariosas proximais infiltradas progredirem é em torno de 85% menor do que lesões não infiltradas.[24]

Clinicamente, é importante ressaltar que as lesões infiltradas não se tornam radiopacas, de forma que o tratamento realizado não aparece nas radiografias de controle. O sucesso da infiltração é observado pela não progressão da lesão entre os exames periódicos. Assim, a orientação ao paciente do conceito de microinvasividade utilizado e da necessidade de controle (e, preferencialmente, fidelização) é primordial para que outro profissional desavisado não pense

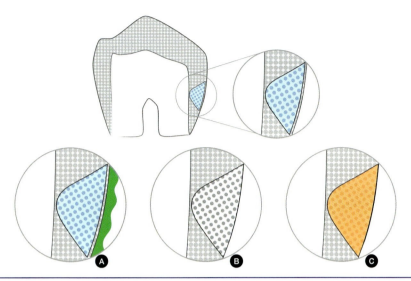

FIGURA 3 Desenho esquemático das etapas da infiltração resinosa revelando a camada superficial e o corpo da lesão, subsuperficial. Etapas da infiltração resinosa são: (A) "corrosão" da camada superficial pela aplicação de ácido clorídrico; (B) acesso ao corpo da lesão e secagem com a aplicação de álcool; (C) infiltração por capilaridade de uma resina fluida no interior do corpo da lesão, onde é fotopolimerizada, formando-se uma barreira acidorresistente. Azul: lesão de subsuperfície porosa. Verde: ácido clorídrico. Branco: álcool deslocando a água interna. Laranja: resina infiltrante incorporada na área antes porosa.

Fonte: Imagens gentilmente cedidas por Leandro Hilgert.

que uma lesão infiltrada radiolúcida requer algum tratamento além de acompanhamento.

### Lesões cariosas em superfícies lisas livres

Superfícies lisas livres se apresentam como áreas de fácil acesso para a desorganização do biofilme. Sendo assim, lesões cariosas ativas em esmalte, cavitadas ou não, geralmente permitem que abordagens não invasivas comuns sejam apropriadas para o controle de progressão das lesões. Exceção se aplica em pacientes que apresentam maior retenção de biofilme e risco de cárie, como é o caso dos que utilizam aparelhos ortodônticos fixos. Há estudos que sugerem abordagens microinvasivas de selamento do esmalte ao redor dos bráquetes com um selante ionomérico modificado por resina.[26]

Em caso de ocorrência de lesões de mancha branca ao redor dos bráquetes, após remoção do aparelho e melhora das condições de higiene, abordagens não invasivas tendem a promover uma rápida inativação delas. No entanto, é comum que a estética das faces vestibulares continue afetada por um longo tempo, visto que a remineralização ocorre na camada mais superficial e o corpo da lesão continua poroso e com aspecto esbranquiçado. Nesses casos (e também em casos de fluorose e algumas outras opacidades), a infiltração resinosa tem sido utilizada com fins estéticos. Ao se infiltrar a resina nas porosidades do esmalte subsuperficial (espaços entre cristais do esmalte que estão majoritariamente ocupados por água e/ou ar), aproxima-se o índice de refração do infiltrante (aprox. 1,52) daquele do esmalte (aprox. 1,62) e a aparência de mancha branca é substancialmente reduzida. A infiltração resinosa de superfícies vestibulares tem sido considerada uma excelente alternativa microinvasiva para o aprimoramento estético de lesões de esmalte em casos de manchas brancas e de fluorose, especialmente nos casos em que a

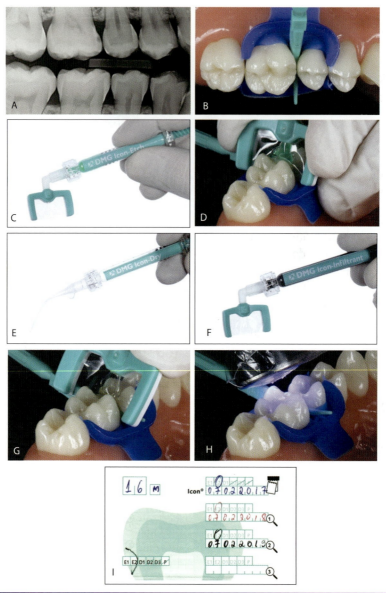

FIGURA 4 Sequência em manequim dos passos da técnica de infiltração resinosa com o sistema comercial disponível no mercado (DMG Icon): (A) lesão cariosa proximal E2 na mesial do 16 sem cavitação; (B) isolamento e obtenção de espaço interproximal com cunha específica do sistema; (C) aplicador interproximal para o ácido clorídrico (DMG Icon-Etch); (D) aplicação do ácido por 2 minutos, seguido de lavagem e secagem; (E) aplicador do álcool (DMG Icon-Dry), que é usado por 30 segundos, seguido de secagem; (F) aplicador da resina infiltrante (DMG Icon-Infiltrant); (G) aplicação da resina infiltrante por 3 minutos, seguida de remoção de excessos com jato de ar e fio dental; (H) fotoativação por 40 segundos, seguida da repetição do passo (G) por mais um minuto e nova fotoativação; (I) cartão de acompanhamento clínico, em que o sucesso é observado pela não progressão da lesão nos exames radiográficos interproximais.

Fonte: Imagens gentilmente cedidas por Leandro Hilgert e Raissa Carneiro Antunes.

des/hipomineralização não é profunda, com elevados índices de sucesso.[27-28] Seu detalhamento no uso estético, entretanto, foge do escopo do presente capítulo, que é voltado ao controle de lesões cariosas.

## ABORDAGEM EM DENTINA

A detecção de lesões de cárie em dentina, quando existentes, pode ser constatada mesmo antes de sua cavitação com ruptura em esmalte (ICDAS 4), podendo esse tecido já se apresentar comprometido em algum nível. Nesses casos, uma ruptura do esmalte com acesso visível ao tecido subjacente ou o sombreamento acinzentado das cúspides são características que determinam essa classificação, que podem evoluir para aquelas de comprometimento de até, ou mais que, metade da superfície dentária (ICDAS 5 e 6), independentemente se é área de má coalescência de esmalte (cicatrículas e fissuras) ou de superfície lisa (proximal ou livre).

Caso a lesão se apresente inativa e com adequado acesso para higienização, há filosofias que abordam a possibilidade de que sejam mantidas "abertas" e limpas; outras, invariavelmente, recomendam o selamento da superfície com um material após limpeza.[22] Em ambas as situações, mesmo que a lesão esteja estacionada, é fundamental que os fatores determinantes da doença cárie sejam eliminados, ou ao menos, controlados.

Em se tratando de grande comprometimento de esmalte e dentina, procedimentos operatórios invasivos e restauradores propriamente ditos podem se tornar necessários, mesmo que fundamentados na maior conservação possível de estrutura dentária remanescente. É possível que tais procedimentos sejam sistematizados de forma a serem menos agressivos, uma vez que há de se considerar o potencial de resposta do complexo dentino-pulpar como ponto de partida ao sucesso da intervenção. Além disso, um bom vedamento marginal e a disponibilidade de materiais que possam estimular a recuperação biológica do elemento dentário tornam a condição mais favorável.

Portanto, desde que o dente apresente vitalidade pulpar clinicamente confirmada, mesmo que relacionada à pulpite reversível (ver Capítulo 6), a máxima preservação da dentina, ainda que com pouca espessura, deve ser estratégia para se determinar maiores chances de sucesso.[29-31] Assim, o foco na preservação da dentina deve ser o parâmetro inicial para as tomadas de decisões intervencionistas.

### Remoção seletiva do tecido cariado

As estratégias clínicas para o manejo da dentina com lesões de cárie cavitadas e ativas sofreram redirecionamentos significativos nos últimos anos, que impactam positivamente na longevidade do elemento dentário: o que se propõe é a máxima preservação de estrutura dentária com potencial de prosseguir exercendo suas funções.

Base para essa proposta foi uma terapia adotada por muitos anos com o intuito de se minimizar a remoção de dentina, sobretudo contaminada, visando-se à não exposição do órgão pulpar: trata-se do tratamento expectante, em que o tecido cariado é removido em duas sessões.[4,6,7,30,31] Na primeira, remove-se o tecido comprometido em virtude de sua condição: a dentina contaminada/infectada, ou seja, clinicamente amolecida, com aspecto sugestivo de comprometimento irreversível (desorganizado, com fibrilas de colágeno desnaturadas) e sem qualquer potencial de remineralização. A dentina subjacente que se apresenta relativamente amolecida, com menor quantidade de mineral e menos contaminada permanece na cavidade (dentina afetada). Na segunda sessão, após 45 a 60 dias, uma limpeza mais acentuada é realizada até se alcançar uma dentina clinicamente mais endurecida e mineralizada.

Nessa lógica, propõe-se a possibilidade de uma única sessão, para os casos em que se indique o tratamento restaurador de lesões de cárie cavitadas e ativas envolvendo dentina. Essa abordagem é denominada de remoção seletiva do tecido cariado.[4-7,30] Há de se reforçar que, em contraponto à remoção total da dentina cariada, essa estratégia é assim denominada como remoção seletiva e não parcial da dentina cariada, uma vez que o profissional tem o conhecimento do motivo pelo qual está removendo determinado tecido e mantendo outro, sendo meticuloso e guiado.

Para implementação bem-sucedida de tal estratégia, alguns pontos devem ser observados:

1. A polpa deve se apresentar em condição de normalidade ou, no máximo, inflamada e em estágio de reversibilidade.
2. A dentina deve permanecer sempre que possível, mesmo delgada e ainda contaminada, constantemente buscando reduzir o risco de exposição pulpar.
3. Um adequado vedamento marginal deve ser proporcionado pela restauração.
4. O paciente deve ser acompanhado e ter a doença controlada, reduzindo-se os riscos de fatores locais atuantes.

Com a compreensão de que a própria dentina oferece condições à reação do complexo dentino-pulpar, cabendo ao profissional apenas favorecê-la, um consenso foi elaborado por *experts* na área, no sentido de reformular e/ou redimensionar as orientações para conduta terapêutica.[5-7,29]

O que se deve observar, clinicamente, quando da remoção seletiva da dentina cariada é, primordialmente, sua consistência, uma vez que cor, profundidade e umidade podem variar e não são aspectos exclusivos e determinantes. Em relação à consistência, o **Quadro 1** e a **Figura 5** oferecem informações relevantes para a conduta clínica.

No tocante à profundidade da cavidade, esta sempre foi considerada como um forte ponto de referência, praticamente mandatório para a conduta clínica. Mesmo que uma cavidade se apresente profunda, caso o remanescente dentinário seja qualitativamente adequado e ofereça suporte biomecânico à restauração, pode-se esperar um excelente potencial clínico de recuperação após o tratamento.

Assim, a remoção seletiva do tecido cariado corresponde à melhor abordagem quando da opção pelo tratamento restaurador diante de uma lesão de cárie cavitada e ativa em dentina. Em virtude do potencial de recuperação do remanescente dentinário, a limpeza cavitária tem função de remover, principalmente, os possíveis detritos da remoção mecânica do tecido, mais usualmente empregada. No caso do uso de agentes para remoção química do tecido cariado, lavá-lo também é bastante importante para que se viabilize melhor interação das paredes cavitárias com o material restaurador.

Quanto à aplicação de um material de proteção pulpar, este nem sempre é necessário: a quantidade de dentina remanescente e a sua qualidade determinam eventual necessidade. Sempre que possível, deve-se contar apenas com o próprio mecanismo de defesa do complexo dentino-pulpar, até para que o material a ser acomodado sobre ela não seja mais um irritante em potencial.[29]

No que se refere ao material restaurador, aqueles com propriedades mecânicas satisfatórias, principalmente com potencial adesivo, são geralmente propostos. Devem permitir o restabelecimento da forma e da função do elemento dentário e, simultaneamente, oferecer condições adequadas para conservação da vitalidade pulpar, favorecer a remineralização da dentina e assegurar a viabilidade e efetividade do tratamento pelo maior tempo clínico possível.[5-6,31] Materiais ionoméricos, bioativos e adesivos são os mais indicados, no intuito de se promover selamento favorável.

A **Figura 6**, a seguir, demonstra alguns aspectos relevantes na indicação da estratégia de remoção seletiva do tecido cariado.

Com base nesses conceitos e evidências apresentadas, a remoção seletiva da dentina cariada permite a aplicação efetiva de métodos mais conservadores no manejo do paciente e de lesões cariosas que tenham atingido o tecido dentinário. Acompanha-

**QUADRO 1** Guia com base nas características da consistência da dentina para reconhecimento de seus principais aspectos clínicos, significados e orientação na conduta clínica quanto ao manejo do tecido dentinário cariado.

| Tipo de dentina (consistência) | Característica clínica / Significado / Proposta de ação |
|---|---|
| **Dentina amolecida** | Clinicamente, corresponde a um tecido de fácil remoção, sem oferecer nenhuma resistência física. Destaca-se facilmente com o uso de uma cureta/colher de dentina |
| | Mostra-se completamente alterada, com zona necrótica, rica em microrganismos ou seus produtos, mas sobretudo se relaciona à desnaturação das fibrilas de colágeno e à incapacidade de se remineralizar |
| | Nas paredes circundantes, é integralmente removida e é considerada uma dentina infectada/contaminada. Na parede pulpar/axial, essa dentina também é indicada para ser removida, devendo-se ter cuidado para não expor a polpa e contaminá-la |
| **Dentina coriácea** | Clinicamente, oferece resistência comparada à consistência de um tecido de couro quando a tentativa de remoção é realizada com o uso de uma cureta/colher de dentina |
| | Esse substrato apresenta potencial de remineralização, podendo conter ainda produtos bacterianos, que, porém, não são suficientes para comprometê-lo irreversivelmente. Grande parte das fibrilas de colágeno continuam íntegras, e os fatores de crescimento e outras proteínas não colagênicas presentes na matriz dentinária são capazes de prover a reversão da condição e a remineralização |
| | Deve ser preservada em paredes de fundo de cavidades profundas, para favorecer o processo natural de reparo biológico do complexo dentino-pulpar, como a remineralização. É considerada uma **dentina de transição** |
| **Dentina firme** | Clinicamente, essa dentina oferece resistência física à remoção |
| | Deve ser sempre mantida nas paredes de fundo. É considerada uma **dentina afetada**, porém com menor grau de desmineralização e maior capacidade de remineralização do que a dentina coriácea |
| | Em parede de fundo de cavidade rasa e médias, é desejável se manter dentina com tal consistência, preservando a capacidade biológica de recuperação sem promover agressões à polpa |
| **Dentina dura** | Clinicamente, essa dentina oferece significativa resistência física à remoção |
| | Deve ser sempre mantida, por ser considerada **dentina sadia** |
| | Corresponde à dentina mais representativa da condição sadia, sendo necessária uma grande força com instrumento rígido para sua remoção, normalmente um instrumento rotatório. Clinicamente, essa é a qualidade de paredes circundantes internas desejável e obtida, o que possibilita melhor interação do material com o substrato dentinário |

## Qualidade da Dentina

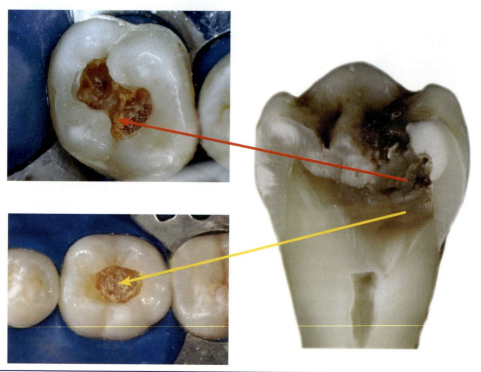

FIGURA 5  Corte longitudinal representativo das condições clínicas de dentina infectada amolecida (não passível de remineralização – seta vermelha) e dentina afetada coriácea (passível de remineralização – seta amarela).

Fonte: Acervo da Disciplina de Dentística da FOB-USP.

mentos clínicos de sucesso têm sido, inclusive, reportados. De certa forma, já o eram, em diferentes circunstâncias, quando o conceito era aplicado à própria Técnica Restauradora Atraumática (TRA ou ART).[19,21] Todas essas evidências suportam o efetivo valor da abordagem proposta para tratamento de lesões de cárie ativas e cavitadas em dentina, de modo a trazer benefícios ao paciente sem receios de aparentar um protocolo provisório ou inacabado. Ao contrário, o que se intenta é o favorecimento da atuação natural do complexo dentino-pulpar, que precisa ter condições asseguradas para exercício de suas atividades de defesa e reconstituição.

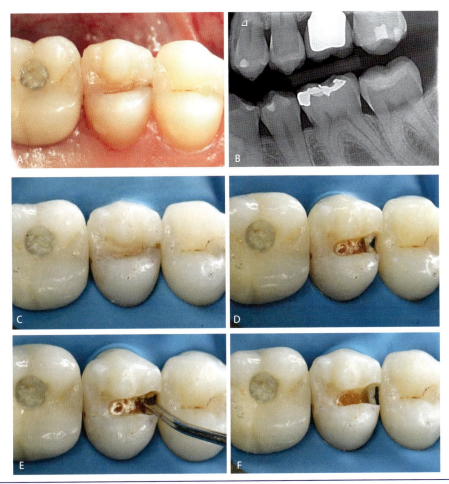

FIGURA 6 (A) Aspecto clínico inicial. Paciente do sexo feminino, 30 anos de idade, bruxista, relatou sensibilidade dolorosa estimulada no dente 25, principalmente durante a mastigação. Notou-se, clinicamente, uma restauração Classe I (O) de resina composta com descontinuidade da interface dente-resina e, adjacente à restauração, observou-se fratura da crista marginal mesial com exposição de dentina e sombreamento da dentina circundante, características compatíveis com ICDAS 5. Após teste térmico (frio), foi confirmada a vitalidade pulpar. (B) Radiografia interproximal digital. Radiograficamente, evidenciou-se alteração com área radiolúcida no terço externo da dentina na face mesial do dente 25. Espessura de dentina favorável foi notada. Adicionalmente, uma microcavitação do esmalte na face distal do dente 24 foi observada, sem alteração perceptível na dentina, sendo acompanhada. Anamnese, exame, clínico e radiográfico determinaram como plano de tratamento remoção seletiva do tecido cariado e restauração. (C) Aparência clínica após isolamento absoluto, evidenciando os pontos analisados inicialmente. (D) Aspecto do tecido cariado. Nota-se a dentina infectada, com consistência amolecida que determina sua remoção. (E) A remoção é completa nas paredes circundantes (dentina dura). Em direção à polpa, é feita a remoção manual do tecido cariado de forma seletiva e segura com colher de dentina (retirada da dentina amolecida e necrótica até a consistência de lascas/coriácea). É primordial que a remoção se inicie pelas paredes circundantes. (F) Aparência da cavidade Classe II (MO) após remoção do tecido cariado até alcançar a consistência coriácea. Coloração castanho-claro é observada. A presença de margem de esmalte em toda a cavidade, inclusive na parede gengival, proporciona bom prognóstico para tratamento restaurador adesivo.

*(Continua)*

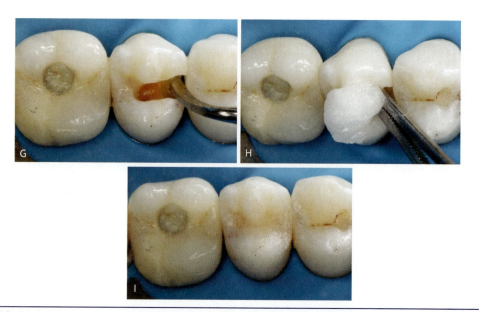

FIGURA 6 (Cont.) (G) Utilização do instrumento recortador de margem gengival para a remoção do esmalte fragilizado na caixa proximal, favorecendo o vedamento marginal restaurador com procedimento adesivo. (H) Limpeza da cavidade com água de cal (hidróxido de cálcio) com ação antimicrobiana. (I) Aspecto restaurador adesivo final. Procedimento realizado com condicionamento ácido seletivo em esmalte – ácido fosfórico 37% (Condac 37, FGM), sistema adesivo autocondicionante – FL-Bond II (Shofu), matriz de aço seccionada – Unimatrix R (TDV), resina composta fluida Beautifil Flow Plus F00 (Shofu) cor A2 como base e resina composta regular Beautifil II LS (Shofu) cor A2, com inserção incremental finalizando a restauração. Ajuste oclusal imediato e acabamento foram realizados ao final de sessão. O polimento final se deu após sete dias. A opção pelo sistema adesivo autocondicionante e a associação de resina composta fluida e regular aliaram adesão ao substrato dentinário, resistência mecânica à estrutura dentária e praticidade de uso, seguindo as questões operacionais desejáveis nessa situação, considerando a longevidade clínica. O acompanhamento da paciente confirma também ausência da sensibilidade dolorosa, indicando o sucesso do tratamento.

Fonte: Imagens gentilmente cedidas por Juliana Carvalho Jacomine, Maria Angélica Silvério Agulhari e Linda Wang da Dentística FOB-USP.

## MONITORAMENTO DE DENTES RESTAURADOS

O avanço no conhecimento e na prática da Odontologia de Mínima Intervenção levou ao entendimento, ao longo dos anos, de que práticas conservadoras também devem ser adotadas quanto ao julgamento de restaurações. Há evidência suficiente para assegurar que procedimentos menos invasivos, como monitoramento e reparo de restaurações, devem ser considerados opções clínicas ao lidar com restaurações antigas **(Quadro 2)**. Reparos e pequenos consertos, antes vistos como procedimentos de qualidade duvidosa, passaram a ser considerados importantes para aumento da longevidade de dentes e restaurações.[12,15,32] De fato, dentistas ainda gastam muito tempo clínico intervindo em restaurações antigas consideradas problemáticas, muitas vezes tomando a decisão de substituir restaurações que poderiam ser monitoradas, consertadas ou reparadas. Técnicas que objetivam aumentar a sobrevida clínica da restauração original estão disponíveis para resina composta, amálgama, ouro, cimento de ionômero de vidro e cerâmicas. A resina composta é o material preferível para procedimentos de reparo de qualquer tipo de material restaurador em virtude de sua capacidade de adesão a diferentes substratos.

**QUADRO 2** Decisões clínicas que visam à máxima conservação da restauração e dentes restaurados.

| Decisão clínica | Indicações |
| --- | --- |
| Monitoramento (sem tratamento) | Quando apenas defeitos menores estão presentes na restauração, como leves alterações de cor, pequenas imperfeições marginais, sem gerar problemas clínicos ou queixa do paciente, se não tratados |
| Conserto | Quando há pequenos defeitos que são ajustáveis sem causar dano à estrutura dentária, como remoção de saliências ou excessos, recontorno de uma ou mais superfícies, remoção de pigmentação, refinamento e/ou polimento de margens ou superfícies, incluindo selamento de poros e pequenos *gaps*. O conserto envolve melhorias sem adição de novo material restaurador, no máximo usando adesivo, selante ou *glaze* se necessários |
| Reparo | Indicado para defeitos localizados que são clinicamente insatisfatórios. O reparo sempre envolve adição de material restaurador (resina composta) e normalmente envolverá preparo e tratamento físico/químico da superfície da restauração e dos tecidos dentários |
| Substituição | Indicada para defeitos generalizados ou severos, em que o reparo não é razoável ou viável. Remoção completa da restauração está sempre associada à remoção de estrutura dentária, mesmo que involuntária |

Diversos estudos clínicos indicam que a taxa média anual de falha de restaurações de resina composta, em dentes anteriores e posteriores, varia entre 1 e 5%.[12,13] Essa taxa de falha depende de diversos fatores relacionados ao paciente e ao profissional que executa as restaurações. O risco de falhas aumenta à medida que as restaurações envelhecem, especialmente considerando o somatório dos desafios químicos, mecânicos e biológicos a que as restaurações são submetidas na boca. Sinais clínicos de envelhecimento vão surgir com o tempo, hábitos do paciente poderão predispor que alguns sinais apareçam precocemente. A Figura 7 apresenta imagens de restaurações antigas em dentes posteriores que foram apenas monitoradas ou reparadas com o tempo. Os sinais de envelhecimento podem incluir imperfeições marginais, manchamento marginal, desgaste superficial da restauração ou da estrutura dentária adjacente, alterações de cor, pequenas lascas e trincas. A presença desses sinais, por si só, não deve ser considerada motivo de intervenção. O monitoramento de restaurações deve ser visto como procedimento importante para longevidade dos tratamentos, permitindo a observação em longo prazo do envelhecimento das restaurações. Técnicas de mínima intervenção para restaurações antigas devem ser ensinadas nos mesmos cursos que ensinam a fazer novas restaurações.

## Dados clínicos sobre reparos

Não há ensaios clínicos randomizados publicados sobre reparos em restaurações.[33] Porém, há, na literatura, evidência advinda de diversos estudos clínicos sobre restaurações consertadas ou reparadas.[34,35] De forma geral, esses estudos indicam que procedimentos de reparo aumentam o tempo de vida útil da restauração em boca, tanto em dentes posteriores como anteriores. Um ponto importante abordado em muitos estudos clínicos é que grande parte dos defeitos em restaurações é observada nas margens ao longo do envelhecimento clínico. Dentistas podem ter a tendência de, ao observarem margens pigmentadas, confundir com a ocorrência de lesão de cárie adjacente à restauração. Entretanto, já está bastante claro que pigmentação marginal e lesão de cárie adjacente a restaurações são eventos bastante distintos. Além disso, algum grau de pigmentação marginal espera-se mesmo que ocorra com o envelhecimento. Dessa forma, obter e manter margens restauradoras bem justapostas e seladas é de fundamental importância na manuten-

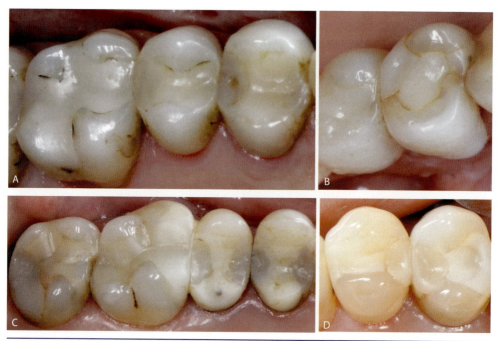

FIGURA 7 (A e B) Restaurações antigas em dentes posteriores mostrando sinais típicos de envelhecimento. Apesar de envelhecidas, as restaurações permanecem em boca por mais de duas décadas porque o dentista não interveio, mesmo observando pigmentação marginal, desgaste e alterações de cor e forma. O termo "restauração infiltrada" não tem significância clínica. As restaurações foram monitoradas anualmente e os pacientes se mantiveram satisfeitos com o tratamento de longa duração. (C) Restaurações que foram reparadas ao longo do tempo, demonstrando satisfatório desempenho clínico. (D) Restaurações reparadas que foram submetidas a profilaxia/polimento, eliminando a pigmentação extrínseca e melhorando, inclusive, a aparência da resina composta.

Fonte: Imagens gentilmente cedidas por Paullo Rodolpho e Rafael Moraes

ção de restaurações, evitando, inclusive, problemas de diagnóstico e detecção por outros profissionais. A troca de dentista é um dos principais fatores que colocam em risco a sobrevivência das restaurações, já que o novo profissional pode confiar mais no seu trabalho do que no colega anterior e refazer todas as restaurações que considerar envelhecidas. Até a decisão de reparar ou substituir uma restauração depende de quem a fez e quem a avaliou.

### Quando intervir?

Uma revisão de 2013[36] e um artigo da *Academy of Operative Dentistry European Section*[32] são os principais guias publicados com instruções do que deve ser considerado na decisão de intervir ou não em restaurações. Há diversos termos não padronizados utilizados para procedimentos alternativos à substituição, como selamento, vedamento, conserto e reparo. As quatro principais opções clínicas de como lidar com restaurações com defeitos são indicadas em ordem crescente de invasividade **(Quadro 2)**. Em todos os casos, a situação ideal envolve retorno do paciente para consultas de acompanhamento clínico, ao menos anuais, para monitoramento do envelhecimento da restauração.

Há diversos motivos que suscitam a reflexão de utilizar procedimentos menos invasivos, incluindo a redução no risco de desgaste de tecido dentário sadio, dano pulpar, dor e necessidade do uso de anestesia local, dano iatrogênico a dentes vizinhos, redução do tempo e custo do tratamento. Podem ser ótimas opções para pacientes menos colaboradores ou que necessitam de atenção especial. Além disso, é natural esperar que nem todas as falhas devam levar à substituição completa da restauração, como defeitos localizados, lascamentos, pequenas fraturas em bordas incisais ou áreas localizadas, desgaste dentário nas margens restauradoras, manchamento marginal e lesão de cárie secundária localizada sem socavar a estrutura. Lembrando que a opção de substituição futura ainda permanecerá aberta. Ao julgar uma restauração, o primeiro passo é decidir se é clinicamente aceitável ou não; não sendo, avaliar a viabilidade de procedimentos menos invasivos, informando o paciente sobre riscos e benefícios associados. A presença de área radiolúcida sob o material restaurador não é motivo para intervenção: essa área pode resultar de procedimentos de remoção seletiva de tecido cariado, da presença de hidróxido de cálcio usado como forrador ou de uma camada espessa de adesivo. A possibilidade de reparo depende da localização e do tamanho do defeito, além da capacidade de acessá-lo para reparar. Além disso, a somatória de defeitos poderá aumentar a razoabilidade da substituição. Igualmente, a substituição poderá ser considerada necessária durante o procedimento de reparo em que novos aspectos passam a ser mais claramente observados. Caso haja histórico de falha de reparo em procedimentos anteriores, a substituição também passa a ser mais viável.

### Como tratar a superfície para consertos e reparos

Apesar de estudos clínicos não testarem protocolos de tratamento de superfície para consertos e reparos, estudos laboratoriais sugerem que uma combinação de tratamentos físicos (como jateamento com óxido de alumínio ou abrasão com ponta diamantada) e químicos (como silano e/ou adesivo) é preferível para união da resina composta nova à antiga.[37] A ideia é somar o aumento da rugosidade da superfície do material restaurador com um agente capaz de infiltrar essa rugosidade e se aderir quimicamente ao compósito novo. A estrutura dentária deve ser tratada com sistema adesivo. Importante lembrar que a interface entre os compósitos antigo e novo deve ficar bem selada, assim como todas as margens restauradoras.

## CONSIDERAÇÕES FINAIS

Primordialmente, deve-se buscar pelo diagnóstico precoce e pelo restabelecimento da saúde bucal. Complementarmente, há que se lidar com as lesões de cárie, em dentes permanentes, de acordo com as particularidades de cada uma delas e do contexto em que se inserem. Apesar do aperfeiçoamento dos materiais odontológicos, nenhum deles substitui a estrutura dentária e, por isso, a melhor estratégia será sempre a que permitir a máxima conservação de tecido capaz de desempenhar suas funções em boca, o célere restabelecimento da homeostasia do complexo dentino-pulpar e, em última instância, a que for a mais longeva possível.

A literatura tem apontado que, no manejo de lesões em esmalte, as alternativas que mais se aproximam de cumprir tais objetivos são: quando inativas, as medidas de reforço em promoção de saúde bucal; quando ativas e não cavitadas ou microcavitadas, especialmente o controle de dieta, a desorganização do biofilme e o uso de substâncias que potencializem a remineralização (fluoretos, por exemplo), e, se necessário, sua associação com abordagens microinvasivas, como o selamento (cicatrículas e fissuras) ou a infiltração resinosa (superfícies lisas, principalmente proximais). Os preparos cavitários e as restaurações só devem ser indicados se houver cavitação e/ou se não for possível desorganizar o biofilme, se intervenções microinvasivas prévias não foram bem-sucedidas, ou por razões funcionais e/ou estéticas. A propósito, lesões cariosas em cicatrículas e fissuras oclusais com pouca extensão em dentina também podem ter sua progressão paralisada pela aplicação de selantes, evitando-se ou adiando-se a indicação de uma restauração.

Em se tratando de envolvimento efetivo da dentina, em menor ou maior grau, a não ser que a lesão seja inativa e passível de higiene (para desorganização do biofilme), a maioria das evidências subsidia, por ora, a indicação de preparo cavitário, removendo-se seletivamente o tecido cariado e realizando-se a restauração propriamente dita. Em todo caso, os preparos cavitários devem ser realizados de forma a serem o menos agressivos possível e a proverem um excelente vedamento marginal, inclusive para se fomentar as típicas e desejáveis reações do complexo dentino-pulpar. Uma vez mais, é essencial que os fatores determinantes da doença cárie sejam eliminados ou, ao menos, controlados.

Adicionalmente, exames clínicos – e, se preciso, radiográficos – periódicos são igualmente imperativos à durabilidade das restaurações. Optar por práticas conservadoras também durante a avaliação/julgamento e/ou monitoramento, conserto, reparo ou substituição, é que provê significativo aumento da longevidade das restaurações e, mais ainda, dos próprios dentes. Evidentemente que sinais clínicos de envelhecimento vão surgir com o tempo; a simples presença desses sinais, contudo, não é determinante da necessidade de intervenção.

Em qualquer situação, a função do cirurgião-dentista deve ir além da abordagem mais conservadora possível de uma lesão cariosa e/ou do monitoramento de uma restauração preexistente. Há que se ter por principais objetivos o restabelecimento da saúde bucal e o bem-estar e a satisfação de cada paciente.

 **REFERÊNCIAS BIBLIOGRÁFICAS**

1. Walsh LJ, Brostek AM. Minimum intervention dentistry principles and objectives. Aust Dent J. 2013;58 Suppl 1:3-16.
2. Leal S, Hilgert LA, Duarte D. Odontologia de mínima intervenção: dentes funcionais por toda a vida. Nova Odessa: Napoleão; 2020.
3. Schwendicke F, Splieth C, Breschi L, Banerjee A, Fontana M, Paris S, et al. When to intervene in the caries process? An expert Delphi consensus statement. Clin Oral Investig. 2019;23(10):3691-703.
4. Innes NP, Frencken JE, Schwendicke F. Don't know, can't do, won't change: barriers to moving knowledge to action in managing the carious lesion. J Dent Res. 2016;95(5):485-6.
5. Frencken JE, Innes NP, Schwendicke F. Managing carious lesions: why do we need consensus on terminology and clinical recommendations on carious tissue removal? Adv Dent Res. 2016;28(2):46-8.
6. Innes NP, Frencken JE, Bjørndal L, Maltz M, Manton DJ, Ricketts D, et al. managing carious lesions: consensus recommendations on terminology. Adv Dent Res. 2016;28(2):49-57.
7. Schwendicke F, Frencken JE, Bjørndal L, Maltz M, Manton DJ, Ricketts D, et al. Managing carious lesions: consensus recommendations on carious tissue removal. Adv Dent Res. 2016;28(2):58-67.
8. Lee MJ, Kwon JS, Kim JY, Ryu JH, Seo JY, Jang S, et al. Bioactive resin-based composite with surface pre-reacted glass-ionomer filler and zwitterionic material to prevent the formation of multi-species biofilm. Dent Mater. 2019;35(9):1331-41.
9. Giacomini MC, Scaffa P, Chaves LP, Vidal C, Machado TN, Honório HM, et al. Role of proteolytic enzyme inhibitors on carious and eroded dentin associated with a universal bonding system. Oper Dent. 2017;42(6):E188-E196.
10. Velo MMAC, Farha ALH, da Silva Santos PS, Shiota A, Sansavino SZ, Souza AT, et al. Radiotherapy alters the composition, structural and mechanical properties of root dentin in vitro. Clin Oral Investig. 2018;22(8):2871-8
11. Oliveira B, Ubaldini A, Baesso ML, Andrade L, Lima SM, Giannini M, et al. Chemical interaction and interface analysis of self-etch adhesives containing 10-MDP and Methacrylamide with the dentin in noncarious cervical lesions. Oper Dent. 2018;43(5):E253-E265.
12. Demarco FF, Corrêa MB, Cenci MS, Moraes RR, Opdam NJ. Longevity of posterior composite restorations: not only a matter of materials. Dent Mater. 2012;28(1):87-101.
13. Demarco FF, Collares K, Coelho-de-Souza FH, Correa MB, Cenci MS, Moraes RR, et al. Anterior composite restorations: a systematic review on long-term survival and reasons for failure. Dent Mater. 2015;31(10):1214-24.

14. Opdam NJ, van de Sande FH, Bronkhorst E, Cenci MS, Bottenberg P, Pallesen U, et al. Longevity of posterior composite restorations: a systematic review and meta-analysis. J Dent Res. 2014;93(10):943-9.
15. Opdam N, Frankenberger R, Magne P. From "direct versus indirect" toward an integrated restorative concept in the posterior dentition. Oper Dent. 2016;41(S7):S27-S34.
16. Splieth CH, Ekstrand KR, Alkilzy M, Clarkson J, Meyer-Lueckel H, Martignon S, et al. Sealants in dentistry: outcomes of the ORCA saturday afternoon symposium 2007. Caries Res. 2010;44(1):3-13.
17. Hilgert LA, Leal SC, Mulder J, Creugers NH, Frencken JE. Caries-preventive effect of supervised toothbrushing and sealants. J Dent Res. 2015;94(9):1218-24.
18. Ahovuo-Saloranta A, Forss H, Walsh T, Nordblad A, Mäkelä M, Worthington HV. Pit and fissure sealants for preventing dental decay in permanent teeth. Cochrane Database Syst Rev. 2017;31;7:CD001830.
19. de Amorim RG, Frencken JE, Raggio DP, Chen X, Hu X, Leal SC. Survival percentages of atraumatic restorative treatment (ART) restorations and sealants in posterior teeth: an updated systematic review and meta-analysis. Clin Oral Investig. 2018;22(8):2703-25.
20. Mickenautsch S, Yengopal V. Caries-preventive effect of high-viscosity glass ionomer and resin-based fissure sealants on permanent teeth: a systematic review of clinical trials. PLoS One. 2016;22;11(1):e0146512.
21. Zhang W, Chen X, Fan MW, Mulder J, Huysmans MC, Frencken JE. Do light cured ART conventional high-viscosity glass-ionomer sealants perform better than resin-composite sealants: a 4-year randomized clinical trial. Dent Mater. 2014;30(5):487-92.
22. Qvist V, Borum MK, Møller KD, Andersen TR, Blanche P, Bakhshandeh A. Sealing occlusal dentin caries in permanent molars: 7-year results of a randomized controlled trial. JDR Clin Trans Res. 2017;2(1):73-86.
23. Wenzel A. Radiographic display of carious lesions and cavitation in approximal surfaces: Advantages and drawbacks of conventional and advanced modalities. Acta Odontol Scand. 2014;72(4):251-64.
24. Chatzimarkou S, Koletsi D, Kavvadia K. The effect of resin infiltration on proximal caries lesions in primary and permanent teeth. A systematic review and meta-analysis of clinical trials. J Dent. 2018;77:8-17.
25. Paris S, Bitter K, Krois J, Meyer-Lueckel H. Seven-year-efficacy of proximal caries infiltration – Randomized clinical trial. J Dent. 2020;93:103277.
26. Shah M, Paramshivam G, Mehta A, Singh S, Chugh A, Prashar A, et al. Comparative assessment of conventional and light-curable fluoride varnish in the prevention of enamel demineralization during fixed appliance therapy: a split-mouth randomized controlled trial. Eur J Orthod. 2018; 6;40(2):132-9.
27. Borges AB, Caneppele TM, Masterson D, Maia LC. Is resin infiltration an effective esthetic treatment for enamel development defects and white spot lesions? A systematic review. J Dent. 2017;56:11-18.
28. Di Giovanni T, Eliades T, Papageorgiou SN. Interventions for dental fluorosis: a systematic review. J Esthet Restor Dent. 2018;30(6):502-8.
29. Meryon SD, Johnson SG. The effect of smear layer removal on the in vitro cytotoxicity of four dental restorative materials. J Dent. 1988;16(5):222-6.
30. Maltz M, Garcia R, Jardim JJ, de Paula LM, Yamaguti PM, Moura MS, et al. Randomized trial of partial vs. stepwise caries removal: 3-year follow-up. J Dent Res. 2012;91(11):1026-31.
31. Corralo DJ, Maltz M. Clinical and ultrastructural effects of different liners/restorative materials on deep carious dentin: a randomized clinical trial. Caries Res. 2013;47(3):243-50.
32. Wilson N, Lynch CD, Brunton PA, Hickel R, Meyer-Lueckel H, Gurgan S, et al. Criteria for the replacement of restorations: Academy of Operative Dentistry European Section. Oper Dent. 2016;41(S7):S48-S57.
33. Sharif MO, Catleugh M, Merry A, Tickle M, Dunne SM, Brunton P, et al. Replacement versus repair of defective restorations in adults: resin composite. Cochrane Database Syst Rev. 2014; 8(2):CD005971.
34. Estay J, Martín J, Viera V, Valdivieso J, Bersezio C, Vildosola P, et al. 12 Years of repair of amalgam and composite resins: a clinical study. Oper Dent. 2018;43(1):12-21.
35. van de Sande FH, Moraes RR, Elias RV, Montagner AF, Rodolpho PA, Demarco FF, et al. Is composite repair suitable for anterior restorations? A long-term practice-based clinical study. Clin Oral Investig. 2019;23(6):2795-803.
36. Hickel R, Brüshaver K, Ilie N. Repair of restorations – criteria for decision making and clinical recommendations. Dent Mater. 2013;29(1):28-50.
37. Loomans B, Özcan M. Intraoral repair of direct and indirect restorations: procedures and guidelines. Oper Dent. 2016;41(S7):S68-S78.

# Índice remissivo

**A**

Acidúricas, 2
Água fluoretada, 135, 136
ALADAIP (do inglês, *As Low As Diagnostically Achievable being Indication-oriented and Patient-specific*, 66
ALARA, do inglês: *As Low As Reasonably Achievable*, 57
Alfabetismo em saúde, 85
Aspecto comportamental familiar, 84
Associação de meios, 152
Atendimento odontológico, 84
Atividade da lesão de cárie, 45, 47, 77

**B**

Bactérias acidogênicas, 2
Biofilme, 76, 78, 147, 150, 154
   dentário, 2
Burnout cervical, 64

**C**

Cárie
   da primeira infância, 84
   dentária, 1, 28, 76, 110, 134
*Caries Care International* (CCI), 44, 45
*Caries Management by Risk Assessment*, 78
*Caries Risk Assessment*, 78
Cariograma, 77
Cariologia, 34
Células-tronco (indiferenciadas), 101
Centrado na pessoa e na família, 89
Cimento de ionômero de vidro, 172, 196
Complexo dentino-pulpar, 91, 97
Comportamentos de higiene bucal, 82

Condição socioeconômica, 77
Condições
   socioeconômicas, 83
   socioeconômico-culturais, 1
Conserto, 197
Consumo de açúcar, 126
CPO-D, 17
Cuidado, 89

**D**

Dentifrício, 138, 146, 147
Dentifrícios, 147
Dentina, 91
   esclerosada, 94
   interbular, 92
   peritubular, 92
   reacional, 95
   reparadora, 95
Desmineralização, 1, 76, 134, 135, 153
Detecção
   das lesões de cárie, 56
   de lesões de cárie, 37, 40
Determinantes sociais, 111
Diagnóstico
   clínico das alterações pulpares, 102
   da doença cárie, 40, 51
   das alterações periapicais, 106
   diferencial das lesões de cárie, 52
   precoce, 199
Diamino fluoreto de prata, 136, 139, 144, 145, 166
Dieta, 76
Disbiose, 2
Dispositivos de liberação lenta, 136, 139
Doença, 76

## E

Educação, 83
Efeito *Mach band*, 64
Emoções, 28
Emprego, 83
Epidemiologia bucal, 17
Escore PUFA, 84
Especificidade e sensibilidade, 59
Espuma fluoretada, 142
Estresse psicossocial, 83
Exame
    complementar radiográfico, 56
    visual-tátil, 38, 40
Experiência de cárie, 77

## F

Fagocitose de bactérias, 99
Fatores
    de risco, 81
    etiológicos, 76
Fibrilas de colágeno, 92
Fluorescência a *laser*, 68
Fluorescência quantitativa induzida por luz (QLF), 70
Fluoretação, 110
Fluoreto, 111, 134
    de amina (AmF), 147
    de cálcio ($CaF_2$), 135
    de sódio (NaF), 147
    estanhoso ($SnF_2$), 147
Fluorose dentária, 28, 134, 136, 137, 138
Fosfopeptídeo de caseína e fostato de cálcio amorfo (CPP-ACP), 161

## G

Gel fluoretado, 140, 141
Gram-negativas, 99
Gram-positivas, 99

## H

Higiene bucal, 78
Hipossalivação, 77
Hipótese da placa ecológica, 13
Hipótese da placa ecológica estendida, 13

## I

Indicador, 17
Índice de
    desenvolvimento humano, 83
    desenvolvimento infantil, 83
    vulnerabilidade social, 83
Índices para avaliação de lesões de cárie, 40, 52
Individual, 110
Infecção do sistema de canal radicular, 102
Infiltrante, 189
    resinoso, 163
Inflamação no tecido pulpar, 99
*International Caries Classification and Management System* (ICCMS), 44, 77
*International Caries Detection and Assessment System* (ICDAS), 42
Interpretações radiográficas, 64

## J

Janelas de susceptibilidade, 134

## L

Leite fluoretado, 139
Lesão
    cariosa, 1
    de cárie, 37, 38, 40, 41, 44, 47, 49
    de mancha branca, 184
Lesões
    cariosas em superfícies de cicatrículas e fissuras, 185
    cariosas em superfícies lisas livres, 189
    cariosas em superfícies proximais, 187
    de cárie, 77
    inativas, 47
    oclusais, 56
    proximais, 56

## M

Mecanismo de ação, 134, 136, 142, 145, 147, 153
Mediadores inflamatórios, 99

Mensuração elétrica da lesão de cárie, 72
Métodos
    comunitários, 136
    de aplicação profissional, 136
    para autoaplicação, 136
Microinvasivo, 188
Monitoramento, 197
Monofluorofosfato de sódio (MFP), 147

## N

Não invasivos, 184

## O

Odontoblastos, 99
Odontologia de Mínima Intervenção, 158, 183

## P

Permeabilidade, 96
Planejamento em saúde, 16
Polarização, 110
População, 16
Populacional, 110
Presença de lesão de cárie ativa, 80
Prevenção, 110
Processo de diagnóstico, 37
Profilaxia profissional, 128
Profundidade da lesão de cárie, 53
Proteólise, 13

## Q

Qualidade de vida, 27

## R

Radiografia, 57
    de subtração, 66
    interproximal ou bitewing, 60
    periapical, 61
Radioterapia de cabeça e pescoço, 80
Raios X, 57
Reações dentino-pulpares, 94

Relacionamento dentista-pessoa, 85
Remineralização, 1, 135, 141, 143, 144
Remoção seletiva do tecido cariado, 168, 191
Renda, 83
    familiar, 83
Reparo, 197
    tecidual, 100
Resina composta, 196
Risco, 76
    à cárie dentária, 76

## S

Sacarose, 1, 154
Sal fluoretado, 136, 139
Saliva, 135, 141, 147
Saúde bucal, 16, 27
Selamento de cicatrículas e fissuras, 168
Selantes, 186
Sensor digital, 58
Soluções para bochecho, 136, 145, 146, 152, 153
Sonda periodontal ou sonda da OMS contendo microesfera de 0,5 mm de diâmetro na ponta (*ball-point*), 38
Substituição, 197
Suplementos fluoretados, 152

## T

Técnica de Hall, 160
Tratamento restaurador atraumático, 171
Tratamento ultraconservador, 178
Túbulos dentinários, 91

## U

Uso de medicamentos, 80

## V

Verniz fluoretado, 143, 144, 158
Vitalidade pulpar, 91